レジリエント・ヘルスケア
複雑適応システムを制御する

エリック・ホルナゲル
ジェフリー・ブレイスウェイト
ロバート・ウィアーズ
編著

中島和江 訳

大阪大学出版会

Copyright © Erik Hollnagel, Jeffrey Braithwaite and Robert L. Wears, November 2013

This translation of Resilient Health Care is published by arrangement with Ashgate Publishing Limited through Japan UNI Agency, Inc., Tokyo

訳者まえがき

　私が「レジリエンス・エンジニアリング」という言葉を最初に耳にしたのは、2009年に公益財団法人航空輸送技術研究センターが主催した航空安全フォーラムでのエリック・ホルナゲル教授（現・南デンマーク大学）の講演でした。安全に対する従来の物の見方とは全く異なる「日常業務の複雑性を理解し、うまくいっていることから学び、先行的な対応をとる」というアプローチに大変な衝撃を受けました。以来、「レジリエンス・エンジニアリングについてもっと理解したい」「このアプローチを医療安全の領域に導入したい」と思うようになりました。

　2013年に本書の原書であるResilient Health Careをホルナゲル先生から贈っていただき、早速勉強しようとしましたが、内容も英語も難解で、すぐに挫折してしまいました。とても斜めに読めるものではなく、理解するにはほど遠い状況でした。「斜めに読めないなら一言一句訳せばいいじゃないか」と、突然、無謀ともいえるアイデアが頭に浮かび、「安全」に関する私のメンターである十亀洋氏（元・全日本空輸株式会社　総合安全推進部部長）に厚かましくも翻訳に関する御指導をお願いしました。十亀氏はこれまでに、「機長、究極の決断（C・サレンバーガー著、静山社）」、「ヒューマンエラーを理解する―実務者のためのフィールドガイド（S・デッカー著、海文堂、共同監訳）」、「現場安全の技術―ノンテクニカルスキル・ガイドブック（R・フリン著、海文堂、共訳）」、「ヒューマンエラー（J・リーズン著、海文堂）」など、安全に携わる者にとっての必読書を数多く翻訳されています。これらの作品は、内容に関する深い理解、日本語訳の正確さ、文章としての読みやすさなど、いずれも細部に至るまで丁寧に仕上げられています。本書を翻訳するにあたっても十亀氏に多くのアドバイスをいただきました。正確かつ読みやすい翻訳を実現することがいささかなりともできたとすれば、十亀氏のお

蔭です。この場を借りて御礼を申し上げます。

　さて、レジリエント・ヘルスケアとは、レジリエンス・エンジニアリングの概念と指針を医療に適用し、高度に複雑化しダイナミックに変化し続けているヘルスケアシステムの様々な現場において、人々の柔軟性のある対応により、医療の安全、質、効率、患者の個別性などのバランスをうまくとりながら、どのような状況においても患者や国民に必要とされる医療サービスを提供し続けることを目指しています。このアプローチは、ヘルスケアが複雑適応システム（complex adaptive system）であることを前提としています。複雑適応システムでは、システムの構成要素である人々やテクノロジー等が様々な相互作用を行い、また、関係するシステム同士も相互作用しています。そして、そこで仕事をしている人々や組織が学習を通じて適応するため、その場の行動や未来の行動に反映されるだけでなく、システム自体がダイナミックに変化し続けています。このようなシステムの中で、日々の臨床業務がうまく行われているのは、医療に携わる人々が、現場の状況に合わせてさまざまな調整や臨機の工夫をしているからです。これらの柔軟な対応によって日々の業務はうまく行われている一方で、これらの調整、別の言い方をすると変動は、様々な相互作用を通じて、システム全体の挙動に影響を与えます。創発として説明されるシステムの挙動は、時として事故という形をとることもあります。

　このように、複雑適応システムにおいては、うまくいくこともうまくいかないことも起源は同じだという前提に立つわけですが、そうすると従来からの還元主義的なアプローチを用いて失敗事例を深く掘り下げて原因究明をするだけでなく、広くシステム全体を見て、うまく行われていることを相互関係性の観点から理解することが必要になります。

　医療をはじめとする社会技術システムはますます複雑化しており、内的、外的要因による想定外の事態に対してシステムはともすれば脆弱になりがちです。その一方で、あらゆる事態を想定してすべてに対応する

ことができるようなシステムをあらかじめ設計し、組み上げることは不可能です。このような脆弱なシステムにおいて医療が機能し続けるためには、個人、チーム、組織の柔軟な対応が不可欠だとされています。レジリエンス・エンジニアリングは、このように創発的で変動するシステムの脆弱性を前提としています。

　本書は2012年に開催された第1回レジリエントヘルスケアワークショップ（デンマーク）での知見や議論をまとめたものです。2013年の第2回ワークショップの成果も、英語ではありますが、すでに「Resilient Health Care, Vol 2: The Resilience of Everyday Clinical Work (Ashgate)」として出版されています。第3回目の「Reconciling Work-as-Imagined and Work-as-Done」も間もなく出版される予定です。この間にレジリエントなシステム（resilient system）の定義も少しずつ進化しています。しかし今あらためて翻訳してみると、レジリエントなシステムについて徹底的に議論された第1回レジリエントヘルスケアワークショップにこそ、すべての始まりがあったと感じさせられます。その時の参加者の熱気や思いを是非とも読者の皆様にも感じ取っていただきたく思います。

　本書を完成させるにあたっては、多くの方々にご支援、ご協力をいただきました。特に、大阪大学医学部附属病院中央クオリティマネジメント部のスタッフであった高橋りょう子氏（集中治療医）、服部高子氏（整形外科医）、吉岡大輔氏（心臓血管外科医）、また、同部の現・副部長である北村温美氏（腎臓内科医）、大阪A&M法律事務所の小島崇宏氏（整形外科医、弁護士）、アトリエトモリッシュの三谷朋氏（看護師）には、多忙な業務の中で、それぞれ第7章、11章、13章、15章、16章の翻訳、本文中の図の作成を手伝っていただき、遅れていた作業をスピードアップすることができました。これからの医療安全および広く医療全般におけるレジリエンス・エンジニアリングという新しいアプローチの重要性

を理解し、出版のご決断をしてくださった大阪大学出版会の岩谷美也子編集長および三成賢次会長に心より感謝申し上げます。最後に、2年もの長きにわたってサポートをしてくれた上間あおい氏（大阪大学医学部附属病院中央クオリティマネジメント部、看護師）には感謝の言葉もありません。日々の仕事に追われる中、彼女の献身的なサポートがなければ本書の出版は実現しませんでした。

　原書の編著者であるErik Hollnagel教授、Robert Wears教授、Jeffrey Braithwaite教授には、「日本語版の出版により、できるだけ多くの日本の方々がこの分野に興味をもち、様々な実践や研究が展開されることを期待しています」と励ましていただきました。複雑適応システムにおいて生ずる出来事は、これまでの因果律では説明することのできないものであり、多くの人にとって未知の世界です。しかし、これからの医療にとって、複雑適応システムにどう対処し、どのように患者や国民に安全な医療を提供するかは避けて通ることのできない道でもあります。本書が医療に対する新しい物の見方の一助になれば幸いです。

2015年10月30日
中島　和江

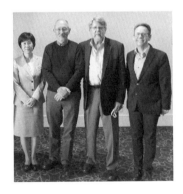

シドニーでのレジリエトヘルスケアワークショップ2015において、書籍"Resilient Health Care"の3名の編著者である（右から）Jeffery Braithwaite教授、Robert Wears教授、Erik Hollnagel教授と共に。

編著者まえがき

　書籍「レジリエント・ヘルスケア」の日本語訳出版にあたり、ご挨拶の機会を頂戴しましたことを嬉しく存じます。本書は、レジリエンス・エンジニアリングの原則をヘルスケアの領域に応用することに関心をもった研究者や臨床家らが2012年にはじめて会議をもった際の議論と成果をまとめたものです。

　レジリエント・ヘルスケアについて考えるようになった背景には、どこの国でも国民や政府から、安全で質の高い医療を提供することが求められており、ヘルスケアに関わる人たちは、これにどのように応えるかということに対して苦労していることがあります。新しい形態の疾病、新規治療方法、新しいテクノロジーはすべて、今日のヘルスケアシステムをますます複雑なものにしています。その中でヘルスケアシステムのマネジメントを適切に行うためには、このような複雑さに対処することができるような概念や方法を見つけて取り入れなければなりません。

　レジリエンス・エンジニアリングは、そうした要求に応えるものであり、予想された状況においても予想されていなかった状況においても、必要とされる業務を維持できるようなシステム全体の能力に着目します。レジリエンス・エンジニアリングに範をとり、レジリエント・ヘルスケアがまず着手することは、日常臨床業務を理解することであり、安全理論や品質の理論から始めるのではありません。実際、システムを全体像として観察すると、安全の視点と質の視点がどのようにして拮抗することなくシナジー効果を生み出していけるかの姿が見えてきます。

　本書は、ヘルスケア、組織論、患者安全、レジリエンス・エンジニアリングに関する国際的な専門家とともに、レジリエント・ヘルスケアの基礎をまとめたものです。本書の日本語訳の出版によって、ここに紹介した内容が多くの方々の目に触れ、より良いヘルスケアシステムを目指し

た未来への挑戦に生かされることを、心から期待しております。最後に、翻訳の労をとってくれた中島和江氏に心から感謝するとともに、読者の皆さんの今後のご活躍を祈念いたします。

2015 年 6 月 1 日
デンマーク国ミゼルファート市にて
Erik Hollnagel

目 次

訳者まえがき　i
編著者まえがき　v
図表一覧　x
執筆者紹介　xi

序章　医療にレジリエンスが必要な理由（わけ）　xxi
　　　Erik Hollnagel, Jeffrey Braithwaite and Robert L. Wears

第1部　複数利害関係者と多重システムの複合体としてのヘルスケア

第1章　ヘルスケアをレジリエントにするために：
　　　Safety-I から Safety-II へ　3
　　　Erik Hollnagel

第2章　レジリエンス、第2の物語、および患者安全の進歩　21
　　　Richard Cook

第3章　ヘルスケアにおけるレジリエンスと安全：
　　　結ばれるか決別か　33
　　　René Amalberti

第4章　Safety-I に対する社会文化的批判から
　　　Safety-II が学ぶこと　47
　　　Justin Waring

第5章　「成功に注目すること」対「失敗の側に注目すること」：
　　　質は安全と同じか？　安全は質のことか？　59
　　　Sam Sheps and Karen Cardiff

第6章　複雑適応システムとしてのヘルスケア　69
　　　Jeffrey Braithwaite, Robyn Clay-Williams,
　　　Peter Nugus and Jennifer Plumb

第2部 レジリエンスが個人、グループ、組織の中で占める位置

第7章 集中治療室におけるレジリエンス：
ジュネーブ大学病院の事例 93
Jean Pariès, Nicolas Lot, Fanny Rome
and Didier Tassaux

第8章 社会技術環境における熟達化、柔軟性、レジリエンス
の調査：ロボット手術に関するケーススタディ 115
Anne-Sophie Nyssen and Adélaïde Blavier

第9章 規制とヘルスケアのレジリエンスを調和させる 131
Carl Macrae

第10章 組織の再編とレジリエントな組織：
ヘルスケアにおける検討 145
Robyn Clay-Williams

第11章 レジリエンスへの依存：過ぎたるは及ばざるがごとし？ 159
Robert L. Wears and Charles A. Vincent

第12章 思慮に満ちた組織化とレジリエント・ヘルスケア 171
Kathleen M. Sutcliffe and Karl E. Weick

第3部 レジリエント・ヘルスケアの特性と実践例

第13章 レジリエンスと成功を切り離して考える 189
Rollin J. Fairbanks, Shawna Perry, William Bond
and Robert L. Wears

第14章 患者安全における適応行動と標準化 199
Sheuwen Chuang

第15章 患者のエンパワーメント促進とヘルスケアシステムの
レジリエンス向上のためのPROMsの活用 215
Alessandra Gorini, Ketti Mazzocco
and Gabriella Pravettoni

第16章 レジリエント・ヘルスケア 223
Rob Robson

第 17 章	現場での Safety-II 思考：日々の活動を支援する 「ジャストインタイム」情報 *Robyn Clay-Williams and Jeffrey Braithwaite*	239
第 18 章	ジョーンズ夫人の呼吸困難： レジリエンスの枠組みで救えないか？ *Patricia H. Strachan*	251
エピローグ	ヘルスケアをレジリエントにする方法 *Erik Hollnagel, Jeffrey Braithwaite and Robert L. Wears*	265

参考文献　281

索引　313

訳者紹介　315

図表一覧

図

1.1	うまくいくこととうまくいかないことの不均衡	6
1.2	Safety-Ⅰにおける失敗と成功の見方	9
1.3	後追い型の安全マネジメント（WHO）	11
1.4	Safety-Ⅱにおける失敗と成功の見方	14
8.1	ロボット手術と従来の内視鏡手術間でのコミュニケーションの比較	121
8.2	術式転換中のコミュニケーションの種類と頻度	122
8.3	資格条件の変更	125
8.4	手術機器の変更	126
10.1	適応サイクル	149
11.1	類似の外観のプロポフォールとペニシリンベンザチン	162
13.1	レジリエンスと結果の切り離し	197
14.1	患者安全の伝統的なシステム成長アプローチ	206
17.1	動的システムにおける安全業務境界線	244

表

7.1	組織的なレジリエンス状態の抽出	101
7.2	レジリエンスでICUを支援できると考えられること	102
7.3	データ収集方法	103

執筆者紹介

René Amalberti: 医学部教授、MD, PhD. 精神科で研修の後、1977 年空軍に入隊して航空医学コースを卒業し、1995 年に医学部教授となる。1990 年代後半、研究の中心を患者安全に移し、2007 年退役。Haute Autorité de Santé（フランスの医療の質・安全・医療機器等に関する第三者機関）の患者安全上級アドバイザー、および民間医療保険会社 MACSF の予防戦略部長。国際学会誌および書籍に 100 以上の論文を寄稿しているほか、単独または共著で様々な業種におけるヒューマンエラー、暴力、リスクマネジメント、システム安全に関する 10 冊の著書がある。

Adélaïde Blavier: 2006 年に心理学 PhD を取得。神経心理学と認知心理学の経験を有し、新しいテクノロジーの導入によって激変する複雑系における視覚、特に眼球運動および奥行き知覚とヒューマンエラーとの関係について研究を行っている。以前は医学分野で、特に低侵襲手術の研究を行っていた。現在はエキスパート活動（自動車の運転、医療画像、美術史、抽象絵画）における視覚記憶と眼球運動の関係について研究を行っている。

William Bond: MD, MS. 米国の Lehigh Valley Health Network（LVHN）多職種向けシミュレーションセンターのメディカル・ディレクター。LVHN 全体にわたって患者安全を向上するためにシミュレーション活動を始め、in-situ（実際の職場環境で同僚らと行う）シミュレーション、手順シミュレーション、多職種シミュレーションなどを行っている。LVHN の ACGME（米国の臨床研修評価団体）の担当。発表論文等として、患者安全、研修医教育、認知エラーおよび鑑別診断を意識した臨床推論に関するものがある。

Jeffrey Braithwaite: BA, MIR (Hops), MBA, DipLR, PhD, FAIM, FCHSM. オーストラリアのニューサウスウェールズ大学の Australian Institute of Health Innovation の創設者で Centre for Clinical Governance Research センター長、医学部教授を務める。ヘルスケアシステムの変化する性質を研究対象として、5,500 万オーストラリアドルの研究基金を得ている。500 件以上の論文等を発表。国内外 500 以上の学会等で講演または座長を務め、60 回以上の基調講演を行っている。研究および教育において多数の受賞歴を有する。詳細はウェブページに記載あり。http://en.wikipedia.org/wiki/Jeffrey_Braithwaite

Karen Cardiff: BScN, MSc, MHSc. カナダのブリティッシュコロンビア大学 School of Population and Public Health のヘルスサービスに関する研究員。研究テーマは、医療に代表される複雑適応システムにおける安全の構築と維持。看護学（ブリティッシュコロンビア大学）、地域保健・疫学（トロント大学）、ヒューマンファクターズ・システム安全（ルンドゥ大学）の学位を有する。

Sheuwen Chuang: 航空宇宙産業、情報通信技術、ヘルスケアにおいて 20 年以上の経験を有する。医療政策・ケアリサーチセンターの最高経営責任者および、台北医科大学医療管理学助教。研究テーマは医療政策、多様な医療システムレベルにおける医療の質・安全管理。学部および大学院でヘルスケアにおけるシステム思考の教育にも従事。

Robyn Clay-Williams: BEng, PhD. ニューサウスウェールズ大学の Australian Institute of Health Innovation 博士研究員として医療におけるヒューマンファクターズについて研究している。オーストラリア空軍で 24 年間にわたり電子技術者、フライトインストラクター、テストパイロットとして勤務。クルー・リソース・マネジメント（CRM）の導入による多職種医療チーム内の態度と行動変容に関する研究で博士号を取得。ヘルスケアにおけるレジリエンス、チームおよびチームワーク、システムダイナミクスモデリング、シミュレーション、医療機器や IT システムのユーザビリティテストと評価に関する研究を行っている。

執筆者紹介

Richard Cook: スウェーデンのストックホルムの School of Technology and Health のヘルスケアシステム安全学教授、患者安全学部学部長。コンピュータ産業界において、スーパーコンピュータのシステム設計、アプリケーション開発に従事した後、1986 年にシンシナティ大学で MD 取得。1987 年から 1991 年まで、オハイオ州立大学において、麻酔科領域のエキスパートヒューマンパフォーマンスおよび、産業システム工学について研究。1994 年 11 月から 2012 年 3 月まで、シカゴ大学麻酔科学・集中治療部門で麻酔科医、教員、研究者として研鑽を積む。医療事故、複雑系の破綻、現場のヒューマンパフォーマンスに関する国際的な権威。これまで都市巨大交通、半導体製造、軍事ソフトウエアシステム等の領域における調査に携わり、また、NPO 組織、政府機関、学術的なグループのコンサルタントを行っている。

Rollin J. (Terry) Fairbanks: MD, MS. ワシントン DC にある、MedStar Institute for Innovation の National Center for Human Factors in Healthcare、およびシミュレーション・訓練環境研究室を率いる。ジョージタウン大学救急医学准教授、ニューヨーク州立大学バッファロー校産業システム工学非常勤准教授。MedStar Washington Hospital Center で救急指導医として臨床に従事している。ヒューマンファクターズエンジニアの専門家であり、安全科学の医療界へ応用に重点的に取り組んでいる。

Alessandra Gorini: MA, PhD. 推論過程の機能的画像診断検査に関する論文で 2001 年に実験心理学の学位候補者資格を得る。2004 年にパドヴァ大学で、臨床神経心理学の修士号を取得。感情神経科学の領域で 2 つ目の修士号（2006 年）と博士号（2010 年）をマースリヒトにて取得。現在はミラノ大学に所属し、認知的視点からの意思決定プロセスの研究に従事。査読付き国際学術雑誌に 40 編以上の科学論文が掲載されているほか、2 つのモノグラフを著している。

Erik Hollnagel: PhD. 南デンマーク行政区品質管理センターのチーフコンサルタント、南デンマーク大学教授、スウェーデンのリンショピン大学名誉教授。デンマーク、英国、ノルウェー、スウェーデン、フランスの大学、研究所、産業界において、原子力発電、宇宙・航空、ソフトウエア工学、地上交通、ヘルスケアなど、様々な専門領域における課題に取り組んできた。専門領域は、産業安全、レジリエンス・エンジニアリング、患者安全、事故調査、大規模社会技術システムの理解である。著者、編者として 20 冊の書籍を出版し、そのうち 4 冊がレジリエンス・エンジニアリングに関するものである。また多数の論文、書籍の章の執筆も行っている。近著に、*FRAM-the Functional Resonance Analysis Method*（邦訳：小松原明哲訳『社会技術システムの安全分析―FRAM ガイドブック』、海文堂出版、2013 年）、*Governance and Control of Financial Systems*、*Resilience Engineering in Practice: A Guidebook*（邦訳：北村正晴・小松原明哲訳『実践レジリエンスエンジニアリング―社会・技術システムおよび重安全システムへの実装の手引き』、日科技連出版社、2014 年）、*The ETTO Principle: Why Things that Go Right, Sometimes Go Wrong* がある。

Nicolas Lot: 組織社会学の PhD（2008 年）。研究テーマは、原子力発電所における曖昧さのダイナミクスであり、8 年以上にわたる様々な状況の観察、分析を実施。専門領域は、原子力セクター、チームの関係に関する集合体信頼性、文化とアイデンティディの考察。現在はフランスの Dédale（コンサルタント会社）に勤務。

Carl Macrae: 社会心理学者。組織における高水準の安全とレジリエンスの実現方法を専門とする。近年は、ヘルスファンデーションの改善科学フェローとして、患者安全の向上における規制の役割を研究している。インペリアルカレッジロンドンの Centre for Patient Safety and Service Quality シニアリサーチフェロー、London School of Economics の Centre for Analysis of Risk and Regulation 研究員。英国 NHS の National Patient Safety Agency 前特別アドバイザー、投資銀行の規制リスク班で勤務経験あり。大手航空会社との共同研究により PhD を取得。

執筆者紹介

Ketti Mazzocco: ミラノのボッコーニ大学意思決定科学部リサーチフェロー、eCancer Medical Science 契約コンサルタント。イタリア、パドゥア大学で心理学学士、認知科学の PhD を取得。また、ミラノ家族療法センターからシステミックセラピーの学位を取得。経済における限定合理性、医療の意思決定、ヘルスプロモーションのためのコミュニケーションに関する研究に従事。主たる研究テーマは、リスクと不確実性下の推論と意思決定、特に、選択と情報処理の予測因子としての感情や個人差に着目。近年は、認知的知見と系統的アプローチを用いた方法論を統合することにより患者のエンパワーメントを研究している。

Peter Nugus: MA 優等学位、MEd, Phd. モントリオールのマギル大学医学教育センター、および家庭医学講座助教。救急部門、急性期・地域医療の様々な場におけるエスノグラフィー研究に取り組む社会学者。職場、組織学習、ケアコーディネーション、複雑組織における文化とアイデンティティの研究を行い、著名な学術雑誌に論文が掲載されている。また、競争的資金やフルブライト奨学金およびオーストラリア政府エンデバー奨学金を取得。PhD を取得したニューサウスウェールズ大学、UCLA、コロンビア大学、Netherlands Institute for Health Services Research で博士研究員を務める。

Anne-Sophie Nyssen: ベルギーのリエージュ大学の認知エルゴノミクスおよび労働心理学教授。2003 年から 2 領域の小研究チームの代表を務め、ヒューマンエラー、人間信頼性評価、認知プロセスの研究、および新技術の実地評価に関する研究を行っている。最近 10 年間は、シミュレーションを開発し、それを用いた医学的専門技術の訓練、研究に取り組む。研究室では、業務システムの複雑さの理解に資するデータ収集のために様々な技術を駆使し、実際の職場、シミュレーション環境、実験環境において、業務の観察やインタビューを行っている。

Jean Pariès: フランス国立民間航空学校を技術者として卒業し、航空安全規制を扱う DGAC (Directorate General for Civil Aviation) に加わった。国際民間航空機関 (ICAO) のヒューマンファクターズ、航空安全研究グループの 1988 年創設時からのメンバー。1990 年、事故調査局 (BEA、

Bureau Enquêtes Accident）の副局長となり、次いで局長を務め、1992年のストラスブール近郊サントディーユ山での航空機事故の技術調査を指揮した。1994 年に BEA を退任し、Dédale 社の創設メンバー（現 CEO）となる。パリとメルボルンを拠点とする同社は、航空、原子力、鉄道、病院、道路、海洋オペレーションのための、安全を人や組織の側面から検討している。レジリエンス・エンジニアリング・コアグループの一員であり、安全におけるヒューマンファクターズに関する多数の論文、書籍の章、短信を執筆。事業用操縦士技能証明（計器飛行証明、陸上多発タービン限定、操縦教育証明）、自家用操縦士（ヘリコプター）技能証明を保有。

Shawna Perry: MD. バージニア・コモンウェルス大学ヘスルケアシステム（バージニア州、リッチモンド）患者システム技術部長。救急医療部准教授、副部長。主要な研究課題は患者安全で、特に、ヒューマンファクターズ／エルゴノミクス、システム事故。これらの領域の他、ケアの移行、IT の臨床業務への影響、自然主義的意思決定（naturalistic decision-making）に関する論文多数。

Jennifer Plumb: 学士（優等）、MSc. シドニーのニューサウスウェールズ大学博士課程に所属。以前は、英国 NHS でメンタルヘルスに関する政策立案およびナレッジマネジメントに従事。専門は医療人類学。現在の研究課題は、メンタルヘルスケア領域の患者安全、日常臨床において、人、物、環境等との相互作用によって創発される多様な形態に関するエスノグラフ的な探求。

Gabriella Pravettoni: 1991 年にイタリアのパドヴァ大学で実験心理学の修士、1995 年にパヴィーア大学で認知科学の PhD を取得後、認知科学の博士研究員として、カリフォルニア大学ロサンゼルス校（米国）に移った。現在、ミラノ大学認知科学部教授であり、意思決定プロセス学際研究センター（Interdisciplinary Research Center on Decision Making Processes）ディレクター、認知科学・意思決定の社会人コースのコーディネーターを務める。主要な研究課題は、認知プロセス、認知エルゴノミクス、意思決定、患者エンパワーメント、健康心理学。国際学術雑誌に科学論文を多数執筆し、意思決定に関する著書がある。

執筆者紹介

Rob Robson: MDCM, MSc, FRCP (C). カナダの Healthcare System Safety and Accountability Inc. 首席アドバイザーであり、近年まで Winnipeg Regional Health Authority の医療安全管理者を6年間務めた。医療メディエーターとしても15年以上活動経験あり。現在も救急専門医として臨床に従事し、マニトバ大学医学部コミュニティヘルスサイエンス科の助教。複雑性科学、コンフリクトエンゲージメント、説明責任および患者安全が混沌ともつれ合う様を解明して解きほぐすことに挑戦している。

Fanny Rome: 1995年に Ecole Centrale de Lyon（工学・技術エリート養成高等教育機関）を卒業し、心理学とエルゴノミクスでPhDを取得（2009年）。研究主題は CREAM および FRAM を用いた航空安全における業務分析。5年以上にわたり、多くの観察、分析を様々な状況（新型航空機の設計、イベント分析、離陸準備、パイロット・管制官シミュレーション）で実施した。2009年からフランスの Dédale 社において、ヒューマンファクターズコンサルタントとして勤務し、最近では3年以上にわたり、航空や医療に関するプロジェクトに関わった。関心領域は、安全マネジメントシステムのモデル化の研究、フィールドにおける観察やインタビューによるデータ収集、安全教育。

Sam Sheps: MD, MSc, FRCP (C). ブリティッシュコロンビア大学 School of Population and Public Health 教授。ヘルスサービスの研究者で、カナダ有害事象研究（Canadian Adverse Events Study）においてデータ収集を担当した同大学チームの一員。この他、患者安全助成プロジェクトとして、非医療産業におけるガバナンスと安全を評価するヘルスカナダプロジェクト、医療における高信頼性に関する研究（Canadian Patient Safety Institute 助成）、近年では、レジリエンス・エンジニアリングの概念を医療に応用した重大インシデント調査に対するアプローチ（Canadian Health Services Research Foundation 助成）がある。

Patricia H. Strachan: PhD. カナダのマックマスター大学看護学部准教授。オンタリオ循環器・脳卒中財団により、循環器看護研究の博士研究員を修了。重症心不全の患者や、終末期医療の計画・ケアなどのコミュニケーションの課題を広く研究対象とする。近年では、これらの領域へ複雑性科学を応用。Canada's Networks of Centres of Excellence の一機関である Technology Evaluation in the Elderly Network の一員として、Canadian Researchers at the End of Life Network（CARENET）とともに調査を行っている。

Kathleen M. Sutcliffe: 米国のミシガン大学 Stephen M. Ross ビジネススクールの経営管理学 Gilbert and Ruth 講座教授、経営組織学教授。組織やその構成員による、不確実性や、予期できない事態への対処方法、複雑な組織の信頼性とレジリエンスの設計方法について研究。これまでに *Academy of Management Journal*、*Organization Science*、*Organization Studies* の編集委員を務め、現在は *International Public Management Journal* の編集委員。Marilynn Rosenthal との共著で *Medical Error: What Do We Know? What Do We Do?*（2002 年）、Karl Weick との共著で *Managing the Unexpected*（2001 年）（邦訳：西村行功訳『不確実性のマネジメント』ダイヤモンド社、2002 年）がある。

Dither Tassaux: MD. 1997 年から、スイスのジュネーブ大学病院の集中治療部に勤務。医療安全管理、特に麻酔科、集中治療における組織的および人的要因に関する研究に従事。Jean Pariès（Dédale SA の CEO）と共同で、スイス最大の集中治療部のレジリエンス特性を明らかにする研究を実施した。同時期に、Institute for an Industrial Safety Culture（ICSI）と Polytechnic National Institute of Toulouse の連携プログラムである医療安全管理の専門職修士課程に進んだ。

Charles A. Vincent: M Phil, PhD. インペリアルカレッジロンドン外科腫瘍学講座の臨床安全学教授。臨床心理士としてトレーニングを受け、英国 NHS で数年間勤務。1995 年にユニバーシティカレッジで臨床リスクユニットを立ち上げ、心理学教授に就任し、2002 年にインペリアルカレッジへ移った。*Clinical Risk Management*（第 2 版、2001 年）の編者、*Patient*

Safety（第2版、2001年）の著者、その他、リスク、安全、医療におけるエラーに関する論文多数。1999年から2003年、英国健康改善委員会コミッショナーを務め、患者安全に関する多くの審問や委員会に助言。2007年、インペリアルカレッジヘルスケアトラストの National Institute of Health Research Centre for Patient Safety and Service Quality ディレクターに就任。

Justin Waring: 英国のノッティンガム大学ビジネススクール組織社会学教授。組織の安全、リスク、学習に関する新しい理論や概念を構築するために、医療社会学と組織学研究の関係性を研究。患者安全の領域で10年以上の経験があり、安全とリスクの社会文化的分析に関する第一線の研究者。

Robert L. Wears: MD, MS, PhD. 救急医、フロリダ大学救急医学教授、インペリアルカレッジロンドン臨床安全研究ユニット客員教授。救急医学患者安全財団の理事であり、*Annals of Emergency Medicine*, *Human Factors and Ergonomics*, *Journal of Patient Safety* および *International Journal of Risk and Safety in Medicine* 等多くの学術雑誌の編集委員を務める。*Patient Safety in Emergency Medicine* および本書 *Resilient Healthcare* の共同編者。研究テーマは、テクニカルワーク、レジリエンス・エンジニアリング、社会運動としての患者安全。

Karl E. Weick: ミシガン大学の組織行動・心理学の Rensis Likert 特別栄誉教授、および心理学名誉教授。テキサス大学、コーネル大学、ミネソタ大学、パデュー大学で教鞭をとった後、1998年にミシガン大学に着任。*Administrative Science Quarterly* 誌の前編集者（1977-1985年）、*Organizational Behavior and Human Performance* 誌の共同編集者（1969-1979年）、*Wildfire* 誌のヒューマンファクターズ領域トピック編集者（1995年）を務めた。著書に *The Social Psychology of Organizing*（1969年、1979年）、*Sense-making in Organizations*（1995年）、Kathleen Sutcliffe と共著で *Managing the Unexpected*（2001年、2007年）（2001年版の邦訳：西村行功訳『不確実性のマネジメント』ダイヤモンド社、2002年）がある。

序章

医療にレジリエンスが必要な理由(わけ)

Erik Hollnagel, Jeffrey Braithwaite
and Robert L. Wears

　レジリエント・ヘルスケア（以下、RHC と呼ぶ）の全体像を描いた書物は本書初めてである。本書の出版時点では、レジリエント・ヘルスケアの意味を明確に理解している人は少ないと思われるので、はじめに少し説明をしておきたい。簡単にいうと、レジリエント・ヘルスケアとはレジリエンス・エンジニアリングの概念と手法をヘルスケア（広く医療、介護、福祉を含む）の分野、特に患者安全に関する問題に応用することである。詳しい説明と具体例は、これ以降の各章で述べる。

　レジリエント・ヘルスケアに期待が寄せられている理由は、以下の段落で詳述するとおり3つある。1つはヘルスケアの「おそまつな状況」である。2つ目は、患者安全を向上させるためにこれまで各種の取り組みが行われてきたが、大した効果を挙げていないことである。3つ目は、安全および安全の管理のために従来とられてきたアプローチに代わってレジリエンス・エンジニアリングがもたらし得る効果の大きさである。

おそまつな状況

　患者安全に関する「おそまつな状況」とは、事態が概して容認できな

いという現実を表現したのものである。医療における安全は、本来あるべき状況になっているとはいえない。シェイクスピアの表現を借りると、「どこかが腐っているぞ、いまのヘルスケアは」（永川玲二訳『ハムレット』集英社文庫、1998年のⅠ幕4場マーセラスの台詞を一部変更）といえる。この見方を裏づける証拠には事欠かないが、当面いくつかの例を挙げるだけで十分だろう。「ヘルスケアの安全は向上しているのか」という的を射た表題で発表されたVincentら（2008）の論文では、英国の病院に入院した患者の10パーセントが医原性の有害事象を経験していることが指摘されている。診療記録の監査やその他の方法を用いた調査が世界各国で行われているが、英国と同程度の頻度で有害事象が発生していることがどの調査でも判明している。医原性の有害事象をどのように測定するかにもよるが、有害事象は入院患者の3人から4人に1件の頻度で見られる（Landrigan et al., 2010）。さらにMcGlynnら（2003）によるRAND studyでは、推奨されている診療ガイドラインの多くはあまり遵守されてないことが示されており、この結果、適切な医療を受けていると見なせる患者はわずか55％であった。RAND studyからほぼ10年後に、舞台は米国から豪州に移って、Runcimanと同僚ら（2012a; 2012b）が、適切なレベルの治療を受けている患者の割合は57％にとどまっていることを示している。控え目にいっても、抜本的な改善を行う余地があることは明らかである。

　この「おそまつな状況」は以前から認識されていた。こういえるのは、米国、英国、豪州で行われたいくつもの大規模な研究（古くは1955年に遡るものもある）が「高度に発達し十分な財源を有するヘルスケアシステムにおいて、医療上のエラーは一般的であり、時には予防できるものもあることの明白な証拠」となったからである（Baker and Norton, 2001）。我々もこの意見に賛同するが、ただし「時には」を「しばしば」に置き換えたい。決定打となった研究が、米国の学術会議医療部会（Institute of Medicine）から出版された「To Err is Human（邦訳：医学ジャーナリスト協会訳『人は誰でも間違える―より安全な医療システム

を目指して』日本評論社、2000年)」(Kohn, Corrigan and Donaldson, 2000)という画期的な報告書であり、有害事象の大多数は、医療従事者個人の能力不足ではなくシステム全体の欠陥により起こっていることが明らかにされた(第2章参照)。

　精緻化され資源に不足のないヘルスケアシステムにおいて、このような状況が発生し、解決できないままになっているのには、多くの重要な要因がある。1つ目は高齢化に伴って医療の需要が増加していることである。また、テクノロジー、診断方法、および治療方法の進歩のような相互に関連した要因によって、医療がますます高度で複雑化していることも背景にある。2つ目は、適切な医療を適切な患者に適切な時期に提供できる割合が、多忙さや医療従事者への様々な要求によって減少傾向にあり、この状況は人手不足や医療従事者の高齢化により悪化していることである。3つ目は多くの国で手がつけられないほどの状況に陥っている医療費の高騰である。OECD(経済協力開発機構)ヘルスデータ[1]とWHO(世界保健機関)のデータに基づく推定によれば、2010年の医療費は国内総生産(GDP)に対する比率で見て、メキシコの6.28%から米国の17.6%まで国により違いがあるものの、OECDの平均は9.5%であり、1年に推定で約4%の増加が認められる。これは世界の資源にとって莫大な重荷であり、国内要因によるものであれ外因によるものであれ、予算削減と緊縮財政の時代においては特にそうである。

　こうした背景のもとで、ヘルスケアシステムはいくつかの相容れない目標を達成することを求められている。顧客の要求、業務水準の向上、業務量と医療従事者数の比率(労働効率)改善、コスト削減などがあり、これらを同時に実現しなければならない。当然のことながら、この相反する要求が、システムに対してもそこで働く人々に対しても緊迫した状況とストレスの高い職場環境を生み出しているのだが、これらは最適からほど遠いばかりか、多くの点で医療従事者にも患者にも弊害をもたら

---

[1] 訳注:2014年より"OECD Health Statistics"に名称が変更された。

している。このようなプレッシャー、不透明性、リスクという条件のもとで、患者にとって安全で、費用対効果が高く、そして質の高い医療を提供することを医療従事者が求められている。そうしたくてもそうする能力が失われつつあることは喫緊の課題であり、多くの研究のきっかけとなったし、また多くの対策の実施につながってきた。しかし、その進歩はあまりにもゆっくりとしたものであった。なぜなら、我々は適切な診断をせずに症状だけを見て、この問題を解決しようとしてきたからである。

砕かれた期待：従来型解決方法の悩み

　システムのパフォーマンスに満足できないのはヘルスケアに限ったことではなく他の産業にも共通であり、実にほぼあらゆるタイプの組織化された人間の活動に見られるものである。他の産業は発展段階において、たえず世間の注目を引く大事故や大災害のような悲惨な出来事や、長期にわたる耐えがたい問題を経験してきたが、やがてはほとんどの場合、ものになる実際的な解決方法を見出した。このため1990年代にヘルスケアシステムの抱える問題に誰もが我慢ならなくなったとき、わかりやすい反応として、人々はうまくやっている産業に注目し、そこで行われていることを模倣すれば万能薬になるだろう、もしくは、少なくとも破綻を遅らせる時間かせぎができるだろうという希望をもった。

　重要な点として指摘したいことは、他の産業（航空、電子チップ製造等）から学ぶことを主導した人々は、これらの産業が何をしてきたのか、なぜそれが機能したのかのいずれか、または両方について、十分に把握できていなかったということである。特効薬の魔力を信じていたと正直に認める人はほとんどいないだろうが、最初の頃は、多くの人たちが、速効性のある治療薬を見つけ、それを展開することができ、それによってすべての問題が解決できるだろうと期待したのは事実である（これを甘

い言い方でいうと「手の届くところに垂れ下がる果物を摘む」となる)。

　1970年代以降、ヘルケアは程度の違いはあっても楽観と確信をもって、解決方法になると考えられることを次々に試行してきた。具体的には監督の強化、QCサークル、品質保証制度、根本原因分析（RCA）、リーン生産方式（トヨタ方式としても知られる効率的生産方式）、診療ガイドラインに従った標準治療プログラム、チームワーク、チェックリストの使用、第三者機関による認証、そして、とりわけ様々な形の情報技術（IT）の導入である。従来これらの解決方法は、信じ込んだ先導者によって、特定の部門やシステムで取り入れられてきた。しかし、このような人たちは熱心さばかり旺盛だが、これらの取り組みの基盤となる原則と価値観や、取り入れた複数の対策の整合性をどのようにとるのか、またそれらが現存の均衡状態にどのような影響を与えるのかについて、ほとんど、もしくは全く考慮しなかった。これらの対策に共通している特徴は、きわめて合理主義的に組み立てられたテイラー方式アプローチ[2]の典型であり、原因と結果の間に予見可能性と、直線的で比例する関係を前提としているということは見過ごされてきた。残念ながら、現実の世界の医療においては、このような関係は存在しない。ヘルスケアシステムは、自動車組み立て工場や鉱物の採掘作業のような単純な生産ラインではないため、そこで行われていることを正確に描写し、特定し、体系化し、機械化し、制御することはできない。他の産業での管理方式を忠実に支持するヘルスケア領域の人々ですら、本当に進歩するためにはテイラー方式のアプローチをやめなければならないことに徐々に気づきはじめている。たとえばBerwick（2003）は、「…現在普及している様々な対策は、作業の管理や標準化に関する時代遅れの理論に広く依拠している」と指摘している。人々が次のように信じている（または信じたがっている）ことが、今の動向の根底にあるように思われる。すなわち、今抱えている問題を解決し、物事を改善し、エラーを減らし、健康被害を低減する

2）訳注：フレデリック・テイラーは、科学的管理の父と呼ばれ、生産管理や経営管理等の方法を提唱した。

ことは可能であって、それには単にあと少しの資源がありさえすれば、もう少し努力さえすれば、賢明な事故調査から一歩進んだ勧告が出さえすれば、発生している有害事象の規模と発生率がもう少しわかりさえすれば、現場の実務を引き締めさえすれば、そして何よりも、間もなく実現する新機軸の IT 技術が揃いさえすればよいということである。

　こうした経験を蓄積することで、次第にものの見方が変わったり、もっと欲をいえば、目に見える形でシステムの改善につながったことが実感できたりするなら、励みになり喜ばしい限りだ。しかし、システム全体に及ぶ改善が見られた経験はほとんどない。その理由は、おそらく、ほとんどの対策が場当たり的に導入され、試行錯誤という「基本的考え方」に基づいた小出しの単発的なものであったからだろう（Hollnagel, 1993）。場当たり的な管理のもとでは、対策が一見良さそうに見えれば、十分に合目的な精査を行うことなく対策が取り入れられることになる。たとえ成功したとしても、それは限定的な効果しかなく、間欠的で局所的なものにとどまる。そのような対策は、益より害の方が多かったり、予期しない結果に苦しめられたり、その過程で多額の費用を無駄にしたりすることがある。もし対策が失敗した場合には、簡単に中止されることになる。なぜなら取り入れられた対策は明確な理由なく選ばれているからであり、その対策が失敗してもそこから学ぶことはほとんどないだろう。実際、プロジェクト崇拝病や流行かぶれは、ヘルスケアに蔓延している。

　IT を利用した対策は、今世紀の初め以来、根拠に乏しいにもかかわらず手放しの楽観的見方をされがちであった。それゆえ、「適切に設計され適切に使用されれば、ヘルス・インフォーメーション・テクノロジー（ヘルスケア IT）はより安全な医療のエコシステム（生態系）を創造する助けになるだろう…と広く信じられている」（Institute of Medicine, 2012）といった声明を目にしてきた。最近、米国保健福祉省から発行された「Health Information Technology Patient Safety Action & Surveillance Plan for Public Comment（ヘルスケア IT 関連の患者安全行動と

サーベイランス計画—パブリックコメント募集に向けて)」では、ヘルスケアIT関連の患者安全について2つの目的が定義されている。すなわち、**医療をより安全にするためにヘルスケアITを用いること、およびヘルスケアITの安全性を継続的に向上させること**である。このことに反対する人はほとんどいないが、ヘルスケアITは単なるうたい文句でしかないにもかかわらず、暗黙の了解として様々な問題の解決策の1つ(または唯一の解決策)になり得ると考えられているのである。これについては、他の産業で経験したことを詳細に観察することが必要であろう。

これまで誰かがその気になりさえすれば学習できたはずだった教訓の1つは、当然の解決策と考えられた施策のほとんどは、とかくヘルスシステムをより複雑でより制御しにくいものにしがちであり、ITの利用も例外ではないということである。ある対策が現在のシステムに新たに加えられる場合でも、現行の一部にとって代わる場合でも、その対策は、予想や想像すらできないような形で、現在行われていることに影響を与える。対策の効果とは中立的なものであり、あるシステムに対策を導入すれば意図した結果だけが生じて意図から外れる結果は何も起こらないという前提は、明らかに間違っている。この点については本書のいくつかの章で述べる。複雑性の増大は、追加されたサブシステム、法令や規則への適合を保証する仕組みに要するコスト(コンプライアンスコスト)、医療の質・安全プログラム、手続きと書類、臨床テクノロジー、IT等において見られる。少なくとも、我々はこのような複雑性が増大し続ける傾向を解きほぐす努力を一丸となって行うとともに、ヘルスケアを「複雑適応システム(complex adaptive system)」として理解するための対策を講じなければならない(第6章を参照のこと)。

レジリエンス・エンジニアリングとは

ヘルスケアにおける隠しようのない多くの問題に対して、すぐに使え

る出来合いの対策を見つけたいと急ぐなかで、他の産業でかつて同様の状況のもとで行われた対策に目が向けられた。しかし、原子力、航空、洋上油田開発をはじめとする多くの産業はすでに、徐々に安全へのアプローチを軌道修正しはじめていたことにはほとんど注目が及ばなかった。その背景には、過去に実施され信頼されていた方法にはもともと限界があり、もはや今日の状況には適合しなくなっており、ましてや未来にはうまくいくはずがないことに気づきはじめたことがある。1つの重要な洞察は、**有害事象は多くの状況が不運な組み合わせとなったものとして説明する必要性が高まっており、ヒューマンエラーをはじめとする単一の機能や構成要素の失敗と捉えるのは不適当ということ**である。もう1つの重要な洞察は、**失敗と成功を表裏一体として見るべきであり、失敗を説明するための特別なメカニズムを引っ張り出す必要はない**という点である。失敗も成功も、個人やシステムレベルでのパフォーマンスの変動に端を発するものである。成功は注意深い計画と勤勉さによるとすること（原因帰属）が誤りであるのと同様に、失敗が無能力やエラーに起因すると考えることも誤りである。むしろ、どちらも、ほとんどは予見できない、しかし想像できなくはないような、多数のシステム特性の組み合わせによって起こっている。

「レジリエンス・エンジニアリング」という用語は、安全に対するこのような新しい考え方を表すものとして提案されたものである（Hollnagel, Woods and Leveson, 2006）。産業安全への確立された手法を補強する有益なアプローチとしてあっという間に認識されるようになり、そして患者安全にも広まった。これに触発された産業界や学術領域の人たちは、レジリエンス・エンジニアリングは、複雑性、相互接続、「複数のシステムの束から成るシステム」、超高信頼性といった現象の謎に挑む上で、明確に記述された拠り所となることを理解するようになった。レジリエンス・エンジニアリングの概念と原則は、航空管制、原子力発電、洋上油井、漁業、事故調査のような領域に適用されることによって洗練され続けてきた。時が経つにつれ、レジリエンスは脅威や混乱を扱うことや、

何か問題が起こりうる場合に限ったものでないということに気づくようになった。今日では、レジリエンスとはもっと広い意味に理解されており、変化や混乱の起こる前でも、その最中でも、その後でも、システムの機能を調整できるようなシステム自体のもつ内的な能力を意味する。つまり、レジリエンスによって、想定内の状況においても想定外の状況においても、求められるオペレーションを維持することができるのである。この定義では、単に混乱に対して反応したり混乱から回復したりする能力というよりも、機能し続けることができる能力ということが大事な点であり、同様に単に脅威を何とか乗り切るというだけでなく、機会があればそれを生かすことのできる能力も重要である。

レジリエント・ヘルスケアを目指して

　このような考え方をふまえると、レジリエント・ヘルスケアというものは、変化や混乱の起こる前や、その最中や、その後に、ヘルスケアシステムがその機能を調整することができ、それによって、想定内の状況でも想定外の状況においても、必要とされるパフォーマンスを維持できる能力と定義することができる。ヘルスケアにおけるレジリエンスを獲得するためには、どのようにヘルスシステムが機能しているのかということを研究し理解することが必要であり、これまで主として行われてきた、どのように失敗するかという近視眼的な注目を続けることではない。このことに気づけば、本書で取り上げる安全に対する2つのアプローチ、すなわちSafety-IとSafety-IIという考え方に至ることになる（この2つの考え方については第1章で述べる）。簡単に説明すると、Safety-Iとは、有害事象（アクシデント、インシデント）がない状態（あるいはほとんどない状態）と定義される。Safety-Iは対症的なアプローチであり、有害事象の原因を発見し、それを除去もしくは減弱させることによって安全は確保されるという前提に基づいている。この考え方とは対照的に、

Safety-Ⅱは、変動する条件のもとで物事をうまく行う能力と定義され、意図した満足なアウトカム（つまり日常業務）ができる限り多くなるようにすることである。Safety-Ⅰがうまくいかないことに着目するのに対し、Safety-Ⅱではうまくいったことに着目し、安全マネジメントの目的はそのような能力を獲得し、維持することにある。この違いを区別することの重要性と実際の影響は、各章で詳しく紹介する。

　この区別をふまえた上で、レジリエント・ヘルスケアの様々な様相を検証するために、本書を3つのパートで構成した。第1部の「複数利害関係者と多重システムの複合体としてのヘルスケア」では、RHCの範囲と奥行きについて述べる。このセクションでは、ヘルスケアの複雑性、適応力、自己組織化の特徴を取り上げる。ここでは、ヘルスケアの特性に関する知識と見方、さらにSafety-ⅠとSafety-Ⅱの違いに基づき、特に複雑性、患者安全、医療の質に重点をおいてヘルスケアの概念について解説する。第2部の「レジリエンスが個人、グループと組織の中で占める位置」では、もう少し焦点をしぼり、レジリエンスが異なるレベルや特徴的な形で現れる具体的な状況について提示する。第3部の「レジリエント・ヘスルケアの特性と実践例」では、それまでの章の内容をふまえ、日常の診療業務において、レジリエントで「あること」およびレジリエンスを「実践すること」の方法について詳しく見ていく。最後に、終章では、ヘルスケアのレジリエンスに関心をもつ様々なステークホルダーのために、重要な学習ポイントと意義をまとめる。

第1部

複数利害関係者と
多重システムの複合体
としてのヘルスケア

第1章

ヘルスケアをレジリエントにするために：Safety−ⅠからSafety−Ⅱへ

Erik Hollnagel

受容できないリスクがゼロとしての安全

　伝統的に、安全とはまずいことが何も起こらない状態として定義されてきた。もっと厳密にいえば、まずいことが起こらないことを保証するのは不可能であるため、「何も起こらない」ではなく、まずいことの起こる回数が、受容できるほど（この意味はさておき）少ない状態と定義されている。しかし、これは間接的かつ、かなり逆説的な定義である。なぜなら安全の定義が、安全でないことによって、また安全が失われたときに起こることを使ってなされており、安全とはそもそも何かということが定義されていないからである。その結果、安全の姿形や安全の質そのものではなく、安全の欠如が生じさせる結果を使って、安全が間接的に測られるようになってしまった。

　人間の活動との関係においては、うまくいかなかった状況に焦点をあてることには実用的な意義がある。なぜなら、そのような状況は当然ながら予想できないことであり、またあわせて、生命や財産に対して意図しない、好ましくない被害や損失をもたらすからである。昔から、安全に対する懸念の出発点は、ある種の有害事象が起こりそうか実際に起こった場合であり、リスク、ハザード、ニアミス、インシデント、アクシ

デントなどに分類されてきた。歴史的には、新しいタイプの事故が起こると、新しいタイプの原因（たとえば、金属疲労、ヒューマンエラー、組織の欠陥）を作り出して説明されてきたが、基本前提としている因果律[1]に疑問をもったり、修正したりすることには手をつけてこなかった。その結果、何世紀にもわたって、事故を原因と結果の関係の観点から（単一要因であれ複合要因であれ）説明することに慣れてしまい、因果律自体の正当性に疑問をもつことはない。このため、事故を因果律に基づいて説明することがますます現実ばなれしてきているにもかかわらず、我々はこの伝統にいまだかたくなに固執している。

馴化

うまくいかなかったことと関連づけて安全を説明したことにより、うまくいっていることに対して無関心になってしまうという結果が意図せずして必然的にもたらされた。これは心理学的には馴化（じゅんか）と呼ばれ、非連合学習[2]といわれる適応行動の様式の１つである。馴化によって、我々はいつも起こっていることに対して、単にいつもそうだからという理由で注意を払わなくなる。学術的には、馴化は神経心理学の領域として研究されており、通常、そのレベルで説明されている（Thompson and Spencer, 1966）。

一方、日々の人間の行動（活動や反応）のレベルで馴化について説明することも可能である。これは1890年にまで遡るが、心理学の創始者の１人である William James は、「習慣は我々の動作を遂行するのに必要な意識的注意を減じる」（今田寛訳『心理学』上巻 p.194、岩波文庫、

---

1) 訳注：すべての現象が原因をもち、原因なくしてはいかなる現象も起こらないという関係のこと（『哲学辞典』平凡社、1971年）。
2) 訳注：非連合学習 non-associative learning とは単一種の刺激に対する反射行動が、刺激の反復によって強度や頻度が変化することで、馴化と鋭敏化がある。

1992年）と書いている（James, 1890: 112）。現代風にいうと、我々はあることに慣れると、それに対して注意を払うことを止めてしまうという意味である。しばらくすると、我々はスムーズにいっていることに気づかなくなり、気づく必要性すら考えなくなってしまう。このことは、行動にもその結果に対してもあてはまるし、また自分たちがやっていることにも他の人たちがやっていることにもあてはまる。

　進化の観点からも、効率と完璧性のトレードオフ（Hollnagel, 2009a）の観点からも、馴化は大いに理にかなっている。予期しないことや日常的でないことに注意を払うことには十分な理由があるが、日常的なことや同様のことに多くの注意を払うのは時間と努力の無駄遣いであろう。Jamesの言葉を再び引用すると、「習慣的行動は確実であり、目標をはずす危険性もないので、外からの応援も必要としない（James, 1890: 142）」。注意の低下がまさに起こるのは、行動がいつでも意図した予想どおりの結果を生んでいるときや、物事が「とにかく」うまくいっているときである。物事がうまくいっているときには、予想と実際との間に認識できるような違いがないため、注意を喚起したり覚醒反応を起こしたりするようなものが何もない。また、物事がなぜうまくいったのかを理解しようとする気には全くなれない。ということは、システム、つまり人々やテクノロジーが決められたとおりに機能したから、また厄介なことが何1つ起こらなかったから、物事がうまくいっただけと受け止めてしまうのである。たしかに、1つ目の点、つまり予想と実際との間に認識できるような違いがないと注意が低下するとの主張はもっともだが、2つ目の、決められたとおりに機能したから物事がうまくいったという筋書きには致命的な欠陥がある。その理由は以下を読めば明らかになるだろう。

「うまくいったこと」よりも「うまくいかなかったこと」に注目するとは

　物事がうまくいったことよりも、うまくいかなかったことに注目するということが、どういうことなのかについて図1.1で説明する。ここでは失敗が起こる統計的確率を10,000回に1回（$p=10^{-4}$と記載）とする。これは、物事がうまくいかないことが1回起こる（細い線）ということは、言い換えると9,999回は物事がうまくいって、望むような結果になる（灰色の部分）ということである。1：10,000という比率は、パフォーマンスを重視しているシステムや組織にあてはまる（Amalberti, 2006参照）。この比率は超安全システムではもっと極端に小さい。ヘルスケアではこの比率は長年にわたってほぼ1：10とされている（例：Carthey, de Leval and Reason, 2001）。

　うまくいかなかったことに注目するクセは、いろいろな方法で後押しされている。そうすることは、しばしば規制当局や監督官庁により求められている。使えるモデルや手法がそろっているし、数えきれないほどのデータベースに文書として記録され、様々なグラフで図示されている。やり方は文字どおり何千もの論文、書籍、学会抄録集の中に収められている。数えきれないほどの専門家やコンサルタントや会社が、常にリスクや失敗や事故を回避することの必要性や、彼らの提供するサービスが

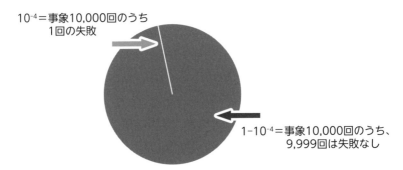

図1.1　うまくいくこととうまくいかないことの不均衡

どのようにしてまさにこのやり方を支援するかということについて喧伝してきた。その結果得られたものは、どのように失敗するのか、そしてどのように防止すべきかということに関する膨大な情報である。失敗に焦点をあてることは、前述したような安全とは何か、安全のマネジメントをどのように行うのかという我々のステレオタイプ的な理解と一致している。その処方箋は、「見つけて直す（find and fix）」として知られる単純な原則であり、失敗や機能不全を探し、原因を特定し、原因を取り除き、防護壁を改善することである。

このようなアプローチによる残念な悪影響の1つは、安全と中心的業務（患者を治療すること）が、有限なリソースを奪い合うようになってしまったことである。つまり、安全への投資はコストとして見られてしまい、そのため（時として）必要性を納得させたり投資を継続したりすることが難しい場合がある。もう1つの弊害は、学習の機会が、うまくいかなかったことに限られていることである。つまり失敗は滅多に起こらないので、入手可能なデータのほんの一部しか利用しないことになる（もっと皮肉な見方をすれば、失敗から学べることは、所詮、我々が言葉に記述して説明できることに限られているといえる）。

うまくいったこと、すなわち1万回のうち9,999回の出来事を見る場合には、状況が全く異なるものになる。うまくいっていることに焦点をあてることを後押しする材料はほとんどない。監督官庁や規制当局からは、うまくいっていることを注視せよなどという要求も全くない。たとえ誰かがそうしたいと思ったとしても、ほとんど手がかりがない。人間や組織のパフォーマンスがどうやって成功しているのかということに関する理論やモデルはほとんどない。また、うまくいっていることを研究するための方法も確立されていない。参考例となるものもほとんど見あたらず（Reason, 2008）、実際のデータを探し出すことも困難である。このことに関する論文、書籍、他の形態の科学的文献を見つけることも難しい。この領域の専門家も、またこのことに価値があると思っている人もほとんどいない。さらに、うまくいったことに注目することは、伝

統的な方法である「失敗に着目する」ということと激突することになり、新しいアプローチを意味のある努力と考えている人たちですら、現実問題となると途方に暮れる。やさしい分析手法やツールもなく、参考にできる良い例もほとんどない。

しかし、このような物の見方をすることでもたらされる興味深いメリットは、安全と中心的業務がリソースを奪い合わないということであり、一方に利益となることが他方にも利益をもたらすことになる。もう1つのメリットは、うまくいったことから学習できるようになることで、文字どおり数えきれない学習の機会を得ることとなるので、注意を向ける先を失敗から引き離しさえすればデータがたやすく手に入ることである。

Safety-Ⅰ：うまくいかないことを避ける

伝統的な定義によれば、安全とは有害事象（事故／インシデント／ニアミス）の件数ができるだけ少ない状態のことであり、これを Safety-Ⅰと呼ぶことにする。つまり、Safety-Ⅰにおける安全管理の目的は、有害事象をできるだけ少なくし、その状態を維持することにある。たとえば、米国の Agency for Healthcare Research and Quality（医療研究品質庁）は、安全を「不慮の損傷がない状態」と定義しており、International Civil Aviation Organization（国際民間航空機関）は、安全を「ハザード（危険要因）の特定とリスクマネジメントの継続的プロセスを通じ、人の死傷や物的損害の恐れが受容できるレベル以下に低減され、それが維持されている状態」と定義している[3]。

Safety-Ⅰの「基本原理」を図示したのが図1.2である。Safety-Ⅰでは、どうしても仕事や活動を2つのモードに分けて、つまり二極分化させて

---

3) 訳注：2013年に変更となった最新の定義では「航空機運航に関係または直接支援する航空活動に伴うリスクが受容できるレベルまで低減され、維持されている状態」とされている。

第1章　ヘルスケアをレジリエントにするために

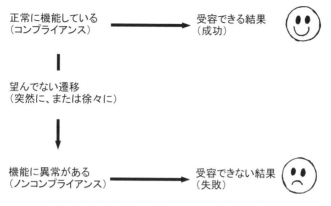

図1.2　Safety-Iにおける失敗と成功の見方

捉えることになり、この見方に従って、すべてが「成功」か「失敗」かに仕訳けされる。具体的には、すべてのことがあるべき姿で動いていれば（「正常」に機能していれば）、結果は受容できるものとなる。物事がうまくいくとは、有害事象が受容できる程度に少ないということである。一方、何かがうまくいかないとき、すなわち人やそれ以外のものが正しく機能しない場合は、失敗（受容できない結果）ということになる。このため問題となるのは、どのように正常から異常（機能不全）に移行するのか、たとえば、不意に、もしくは突然に移行するのか、それとも徐々に「失敗に向かって漂流する」のか、ということである。Safety-Iの理論では、安全と効率は、正常から異常への移行がブロックされれば成し遂げられることになる。このことは、必然的に、仕事を行う際のコンプライアンスが強調されることにつながる。

　失敗に着目すると、うまくいかなかった原因を見つける必要性が生ずる。原因が見つかると、次の論理的ステップは、それを除去するか、考えられる原因と結果のつながりを断ち切ることである。そして、成果は介入後にうまくいかなかった事象がどれくらい減ったかということで測定することになる。つまり、Safety-Iは「異なる原因仮説」と呼ばれるものを暗示している。すなわち、有害事象の原因や「メカニズム」は、

うまくいった事象の原因やメカニズムとは異なるという仮説に立脚している。しかし、もし「異なる原因仮説」が正しくなければ、有害事象の原因をなくしたり、発生のメカニズムを中和したりしてしまうと、物事がうまくいく可能性も減らしてしまうことになり、逆効果になってしまう。

　Safety-Iでなされている物の見方の背景は、よく理解され、よく検証され、うまく機能しているシステムを見れば理解しやすい。Safety-Iの物の見方は、機器の信頼性レベルが高く、作業者や管理者は試験、観察、手順、訓練およびオペレーション（運転作業）に周到な注意を怠らず、スタッフは十分に訓練され、経営者は見識が高く、立派な業務手順が整っているようなシステムの特徴を反映しているのである。これらの前提が成り立つとすれば、人間というものは「失敗するマシン」であって明らかにお荷物であり、彼らのパフォーマンスの変動は脅威と見なされることになる。Safety-Iの理論に従えば、目標、すなわち誰もが欲する安全な状態は、人のパフォーマンスの変動を制約することによって達成できることになる。よく使われる制約方法の例として、選抜、厳しい訓練、様々な種類の防護壁、手順、標準化、ルール、規制がある。これらの方法の有効性に関する過度の楽観主義には、長い歴史的ルーツがある。たしかに、この楽観主義には100年前ならある程度の根拠があったかもしれないが、今日ではそうはいかない。その主な理由は、仕事を取り巻く環境が劇的に変化しており、その変化の激しさたるや、1年前の常識と前提が通用しないほどだからである。

Safety-I：後追い型の安全管理

　安全管理のあり方は、当然ながら安全をどのように捉えているかによって決まる。Safety-Iの考え方に立てば、安全管理の目的は、有害事象の件数をできる限り少なく、つまり合理的に実行可能な範囲でできるだけ低くすることである（例：Melchers, 2001）。わかりやすい例として

図1.3に示すWHOの調査サイクルがある。この図は、何か問題が起こって誰かが医原性の危害を被ったことを契機に始まるステップの繰り返し回るサイクルを示している。ヘルスケアでは、「危害を測定すること」とは、何人の患者が有害事象を被ったり死亡したりしたのか、それはどのような種類の有害事象によってなのか、ということを数えることである。鉄道では、アクシデントとは「鉄道会社の従業員の20万労働時間あたりの従業員の死亡数、労働不能傷病、および加療を要した傷病」、もしくは「列車走行100万マイルあたりの報告基準に該当する列車事故および踏切事故」と定義できる。安全が問題となるようなあらゆる業務領域で同様の定義が定められている。

　このような安全管理へのアプローチは**後追い型**といえる。なぜなら、物事がうまくいかなかった、もしくはうまくいかなくなるようなリスクとして認識されたことに対する反応に基づいているからである。このような反応では、見つかった単一もしくは複数の原因を取り除く方法や、原因を見つけそれらを取り除くことや、検知と修復のオプションを改善することでリスクを制御する方法を模索することが典型的である。反応的安全管理は次のような**因果律**を信条としている。(1) 有害事象（アクシデント、インシデント）は何かうまくいかないことがある場合に起こる。(2) したがって、有害事象には原因があり、それらは見つけて直すこと

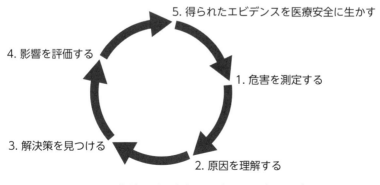

図1.3　後追い型の安全マネジメント（WHO）

ができる。

　Safety-Iでは、安全管理の目的は、受容できない出来事が起こった場合に対応することにより、アクシデントやインシデントの件数をできるだけ低く抑え続けることである。そのような後追い型の安全管理が原理的に機能できるとすれば、事象の発生が頻繁すぎて、実業務、すなわち本来の業務を行うことが困難になったり遂行できなくなったりしないことが必要である。しかし、もし有害事象の頻度が増すと、それらに対応するためには、遅かれ早かれ多くのキャパシティが必要となり、対応が不適切になって、物事の進行にうまくついていけない場合が出てくる。実際問題、事態の収拾がつかなくなり、それによって安全を効果的に管理する能力も失われることになる（Hollnagel and Woods, 2005）。

　このような状況の実例はすぐ見つかる。もし適切に治療し退院させることができる人数を上回って患者を救急室に搬入したなら、治療できるキャパシティをすぐに使い果たしてしまうだろう。これは日常の条件でも（Wears, Perry et al., 2006）、感染症の蔓延期間でも（Antonio et al., 2004）起こりうる。もっとありふれたレベルでは、たいていの医療機関は、ほとんどの産業と同様に、法律で定められたインシデントレポートの滞貨に押しつぶされそうになっていて、この重荷から抜け出そうと奮闘している。最も深刻な区分のインシデントだけを分析したとしても、何が起こったのかということを理解し対応するためには時間が足りない。

　Safety-Iの安全管理が成り立つ2つ目の条件として、管理するプロセスがよく把握できていて相当に定例的なものであり、前もって対応を準備できる必要がある。最悪の状況とは、全くわからないことが起こることである。なぜならそのようなことが起きると、時間とリソースをつぎ込んでからでないと、何が起こっているのか、何をすべきかを明らかにすることができないからである。つまり、後追い的安全管理を効果的に行うためには、組織は事態をすばやく認識して、最小限の遅れで事前に準備していた対応に着手できなければならない。しかしこのやり方の弱点は、性急さのあまり軽率な認識がなされた場合には、不適切で効果

のない対応が行われるかもしれないことである。

Safety-Ⅱ：物事がうまくいくようにすること

　技術システムや社会技術システムは発達の一途をたどり、とりわけ、これまで以上にパワフルな情報技術のおかげで、システムと作業環境は徐々に手に余るものになってきた（Hollnagel, 2010）。にもかかわらず、Safety-Ⅰのモデルと方法は、システムが十分に理解されうまく機能しているという意味で扱いやすいものであることを前提としているために、要求され望まれるような「安全の状態」を提供することがだんだんできなくなってきている。このような能力の低下は、Safety-Ⅰのツールを「精いっぱい拡大使用する」ことにより克服することがもはやできないため、問題の所在が安全の定義にあるのではないかと考えることには意味がある。そこで1つのオプションとして、図1.1で提案したように安全の定義を変えて、物事がうまくいかなかったことよりも、うまくいったことに焦点をあてるようにすることがある。つまり、安全の定義を「物事がうまくいかないことを回避すること」から「物事がうまくいくことを確保すること」にすることである。もっと正確にいうと「様々な状況のもとで物事を成功させることができる能力」に変更して、所期の受容できる結果（言い換えると日常業務のこと）の件数をできる限り多くすることである。このような定義を用いることにより、安全と安全管理の基盤は、なぜ物事がうまくいくのかを理解することに変わり、それはすなわち日常業務を理解することになる。

　Safety-Ⅱは、システムが機能しているのは、人々が現場の状況にあわせて自分の行うことをうまく調整しているからだということを、はっきりと前提にしている。人々は、設計上の欠陥や機能的な異常を見つけ克服する方法を習得する。そのようなことが可能なのは、人々が実際に必要なことを認識し、それにあわせて自分自身のパフォーマンスを調整

したり、状況にあわせて手順を解釈し適用したりすることができるからである。物事がうまくいってないときやそうなりそうなときに、人々がそれに気づき修正することができるからこそ、状況が深刻化する前に対処することができるのである。その結果がパフォーマンスの変動として観察されるのであるが、ここでいう変動とは、規範や標準からの逸脱という悪い意味ではなく、安全や生産性の基盤となっている調整という良い意味である（図 1.4）。

Safety-I とは対照的に、Safety-II では、システムは完全には理解されておらず、システムの記述は複雑であり、その変化は稀で規則的ではなく頻繁かつ不規則であることを認めている。別の言い方をすれば、Safety-II は、システムが制御しやすいどころか扱いにくいものであることを認めている（Hollnagel, 2010）。このようなシステムでは、技術や機器の信頼性は高いかもしれないが、作業者や管理者は効率のために安全をしばしば犠牲にするし、また、スタッフの能力は様々で一貫性や適合性がない場合もあり、信頼できる業務手順が存在することは稀である。このような状況下では、人間は明らかにお荷物どころか財産であり、自分の行うことを状況に合わせて調整することができる能力は、脅威ではなく強みである。

パフォーマンスの変動やパフォーマンスの調整は、社会技術システム

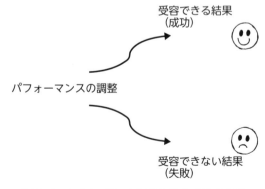

図 1.4　Safety-II における失敗と成功の見方

がよほど単純なものでもない限り、それらが機能するための必須条件である。そのため、受容できない結果、つまり失敗は、パフォーマンスの変動を取り除くことや制限することでは予防できないのである。そのようなことをすると、望ましい受容できる結果にも影響を与えるからである。変動を抑えるのではなく、必要な臨機の工夫やパフォーマンスの調整を支援するための努力が必要であり、それには手段としてリソースや制約を明示することや、行動の結果を予想しやすくすることなどがある。パフォーマンスの変動は、それが悪い方向に行きそうであれば弱め、良い方向に行きそうであれば強めることによって管理すべきである。そうするためには、まず、パフォーマンスの変動が存在することとその必然性を認め、次にそれをモニターし、さらにそれをコントロールすることが必要となる。このことが、Safety-Ⅱに基づく安全管理が扱わなければならない課題である。

Safety-Ⅱ：先行的安全管理

　Safety-Ⅱに基づく安全管理とレジリエンス・エンジニアリングはどちらも、結果のいかんにかかわらず、すべてのことは基本的に同じように起こるということを前提としている。うまくいかなかったこと（アクシデントやインシデント）には一揃いになった固有の原因とメカニズムがあり、うまくいったこと（日常業務）には別の一揃いの理由とメカニズムがあると考える必要はない。安全管理の目的は、後者の物事がうまくいくようにすることであるが、そうすることにより、前者のうまくいかないことを減らすことにもつながるだろう。Safety-Ⅰも Safety-Ⅱも、望ましくない結果を減らすことにつながるが、基本的に異なるアプローチを用いており、この違いはプロセスの管理や測定方法に関して、また生産性や質に関して重要な影響を与える。

　Safety-Ⅱでは、安全管理の目的は、できるだけ多くのことがうまく

いくようにすることだという立場をとり、それは日々の業務が本来の目的を果たすことができるという意味である。これは起ったことに対応するだけでは達成できない。なぜなら、そのようなやり方では、すでに起こってしまったことを修正するだけにとどまってしまうからである。安全管理はむしろ先行的であるべきで、何かが起こる前に調整がなされることにより、ある事象の起こり方に影響を与え、うまくいけば事象の発生を予防できる。先行的安全管理の主たる利点は、早期の対応を行えば、全体としては少ない労力ですむことである。なぜなら、事象の影響の拡大、波及が短い時間で終わってしまうことになるからである。さらに、早期対応は明らかに貴重な時間の節約につながる。

　先行的安全管理を機能させるためには、何が起こるのかをほどほどの的中率で予測し、それに対して対応できるような適切な手段（人やリソース）を備えておく必要がある。同様に、システムがどのように動いているのか、システムを取り巻く環境はどのように発生し変化しているのか、様々な機能はどのように相互に依存し影響を及ぼしあっているのか、ということを理解しなければならない。これらのことの理解を進めるためには、個々の出来事の原因ではなく、複数の出来事にまたがるパターンや関係を探求することが必要となる。このようなパターンを観察したり見出したりするためには、火消しにあらゆるリソースを投入するのではなく、何が起こっているのかを理解することに時間をかける必要がある。

　身近な例として、悪天候が近づいてきたら「船のハッチを閉める」ことがある。この表現は海軍で始まったものだが、陸地に住んでいる多くの人々や海上油井掘削現場にいる人は、暴風雨に備えることの大切さを知っている。異なる領域における先行的安全管理の例には、WHO が 2009 年に出した H1N1 インフルエンザの世界的大流行の可能性に関する警告に続いて実施された警戒措置がある。警告が出された後、ヨーロッパや他の地域の政府は、相当量の医薬品とワクチンの備蓄を開始し、必要なリソースを確保した。結果的にその警告ははずれたが、このケー

スは先行的安全管理の基本的な特徴をよく表している。

　たしかに、先行的安全管理の問題は、未来は不確実で予想がはずれる場合があることである。そのようなケースでは、準備は空振りに終わり、時間もリソースも無駄になるかもしれない。また、予想は不正確だったり誤りだったりするために、間違った準備になってしまうことも問題である。したがって、先行的安全管理ではリスク、とりわけ経済的リスクを冒すことが求められる。しかし別の道を選んで、深刻な問題が起こったときに対策が準備されていなければ、間違いなく短期的にも長期的にもより高いものにつくであろう。

結論

　日々現場で行われていることは決して反応的なものだけではないが、多くの職場では完璧性より効率性が重視されているため、そのことによって先行的に行動しにくくなっている（Hollnagel, 2009a）。先行的安全管理が求めることは、将来何が起こりうるのかということを考え、適切に対応できるように準備し、リソースを配分し、非常事態計画を立てるようあらかじめ努力することである。そのようなプロセスをどのようにして始めるかということについて、ここに実践的な提案をする。

- 物事がうまくいかなかったことに目を向けるのと同様に、うまくいっていることに目を向けなさい。失敗から学ぶのと同様に、成功から学びなさい。問題が起こるのを待つのではなく、何も問題が起こっていない状況で、実際に何が行われているのかを理解するように努力しなさい。物事がうまくいかないのは、人々が単に手順に従っているだけだからである。物事がうまくいくのは、人々が状況に応じて賢明な調整をしているからである。これらの調整がどんなことなのかを解明し、そこから学ぶ努力をしなさい。

- 物事がうまくいかなかったとき、特定の原因を探し出そうとするのではなく、日常のパフォーマンスにおける変動を探しなさい。何かが行われている場合、それはきっと以前にも行われたことがあると見てよいだろう。人々はどのパフォーマンスの調整がうまくいくかをすばやく見つけ、すぐにその方法に頼るようになるが、それは、まさにその方法がうまく機能するからである。人々がいつもの通り行ったことを責めても意味がない。そうではなく、人々が普段行っているパフォーマンスの調整とその理由を見つけなければならない。物事がうまくいかないのは物事がうまくいくのと同じ理由によるが、どのようにして物事がうまくいっているのかを研究することは、はるかに容易であり、誰かを責めることになりにくい。
- 通常よく起こっていることを観察し、どれくらい深刻かということ（重大性）よりも、どれくらいたびたび起こっているか（頻度）を重視して出来事に注目しなさい。先行的対応は、稀にしか起こらないことよりも頻繁に起こることに対して行う方がずっと容易である。日々のパフォーマンスにおける小さな改善の方が、例外的なパフォーマンスにおける大きな改善よりも重要である。
- 振り返りを行い、学習し、コミュニケーションをとる時間をとりなさい。すべての時間を仕事のやりくりだけに使ってしまうと、状況をどのように理解するのかということを含め、経験を強固にしたりリソースを補充したりする時間がなくなってしまう。組織文化の中で、リソース（特に時間）を配分して振り返りを行い、経験を共有し、学習することが正当なことでなければならない。それなくして、どのようにして改善などできるだろうか。
- 失敗の可能性について注意を怠らず、心にとめておきなさい。望ましくない状況について考え、リストにでもして、それらがどのように起こるかを想像しなさい。そして、望ましくない出来事の発生を予防する方法や、そのような事態が起こるやいなやただちに

察知して対応できるような方法について考えなさい。これが先行的安全管理の本質である。

進むべき道

　人々が毎日の仕事で行っていることは、通常、Safety-I と Safety-II が混在するものである。この2つが正確にどのような競合状態にあるかは、多くのこと、たとえば業務の性格、人々の経験、組織風土、経営者や顧客からのプレッシャーなどによって左右される。治療より予防の方が良いことは誰もが知っているが、そうしやすい状況ばかりではない。

　経営や規制のレベルになると、それは別問題である。Safety-I の見方が優位であることは明らかであり、その理由は本章の最初に述べたとおりである。(この不均衡は、効率と完璧性のトレードオフのせいかもしれない。つまり、失敗した少ない出来事を数える方が、失敗のない多くの出来事を数えるよりも、はるかに簡単である。また、成功より失敗を説明する方が容易であるという誤った思い込みも影響している。)

　我々が生活する上ですっかり頼り切っている社会技術システムはどんどん複雑化しており、Safety-I アプローチにとどまり続けることが長期的には不適切であることは明らかであろうし、短期的にもそろそろ不適切となっている。したがって、Safety-II アプローチをとることは、難しい選択ではない。しかし、進むべき道は、Safety-I を Safety-II ですべて置き換えるのではなく、むしろ2つの物の見方を組み合わせることである。大部分の有害事象は比較的単純なもの、もしくは重大な結果に至らなかった比較的単純なものとして扱うことができるので、慣れた方法（Safety-I）で扱うことが可能である。しかし、このアプローチではうまくいかないケースが増加している。このようなケースに対しては、Safety-II、すなわち基本的にレジリエンス・エンジニアリングの視点を取り入れた方法を採用する必要がある。Safety-II は、何よりもまず

安全に対する見方が異なっており、そのために、沢山あるお馴染みの方法やテクニックを適用する方法も異なっている。それに加え、Safety-Ⅱでは、うまくいっていることに着目し、どのように物事が機能しているのかを分析し、パフォーマンスの変動を単に抑えるだけではなく**管理**するために、独自の方法が必要になるだろう。

第2章

レジリエンス、第2の物語、および患者安全の進歩

Richard Cook

「2つの物語のお話」の歴史

　1997年に、患者安全を前進させるための科学的基盤を探求するため、研究者たちが小さな会議を開催した。この会議の結果をまとめた要約論文（Cook, Woods, and Miller, 1998）で、安全に対する実り豊かな洞察というものは、インシデントやアクシデントの「第1の物語」の背後にある「第2の物語」を探求し調査することから出てくるはずだと提案されている。

　第1の物語とは、「世間に知られている」事故の説明である。このような物語は多くあり、報道された有名な事例は、患者の名前や短いフレーズとして知られている。たとえば、ベッツィー・リーマンの事例[1]、フロリダ下肢誤認手術[2]、ベン・コルブの事例[3]などである（Belkin, 1997）。第1の物語とは、事故を大惨事として、かつ大失敗として説明

---

1) 訳注：マサチューセッツ州ボストンのダナファーバー癌研究所で起こった抗癌剤過量投与事故
2) 訳注：フロリダ州タンパのユニバーシティ・コミュニティ病院で発生した下肢反対側切断事故
3) 訳注：フロリダ州スチュワート市のマーチン・メモリアル病院での耳鼻科手術における誤薬事故

したものである。この2つの切り口を並べて見せることで、第1の物語は理解しやすいものとなり、因果の連鎖が1本だけ、すなわちヒューマンエラーが一直線で患者の健康被害につながったと主張できる。

　事故の説明では、実際に仕事をしている状況が必然的に単純化されてしまう。なぜなら、第1の物語は、部外者にとって事故をわかりやすくするように構成されているからである。第1の物語は、覚えやすく、人に説明しやすく、少なくとも外見上は理解しやすい。結論となる因果のメカニズム（ヒューマンエラーが原因）はいつも同じであるため、第1の物語をいくつも集めると、その現象（ヒューマンエラーによる事故）が蔓延しているという結論にどうしてもなってしまう。そのような事例を積み上げると、ある仕事の領域が「ヒューマンエラーの問題をかかえている」と主張できる手段となる。第1の物語の山が「臨界量 critical mass」に達すると、ついに政治行動が惹起され、通常は「エラー」を根絶する決意という形をとる。

　1990年代の中頃までに、米国のヘルスケアにおけるヒューマンエラー問題は、かなり政治的注目を集めるようになった。第1の物語を補強したのが、患者の予後が悪くなったなかには、受けた医療以外に原因がないものがしばしば認められることを示した一連の研究だった（Brennan et al., 1991 参照）。我々のうち幾人かは、この状況から起こりそうな政治的動きを予想し、それを食い止めようとした。原子力発電を含めたいくつかの産業における経験では、いわゆる「エラー」を根絶しようとする努力は無駄に終わることを示唆していたからだ。我々はリスクとチャンスの両方を感じとっていた。

　ここでリスクといったのは、生まれたばかりの患者安全運動が単に新手の「ヒューマンエラー」叩きにしかならないことだった。このことは、10年以上にわたってあらゆる安全の真の進歩を遅らせることだろう。ヒューマンエラー根絶に対するプログラム的（プログラムを並べ予定表を組んで進める）アプローチというものは不毛であるが、魅力的であり、一見、実行可能なように思える。実際、政治的反応も形になってくると

プログラム的なものであり、失敗に終わりそうであった。医療における「エラー危機」から生まれたエネルギーは、理解しやすくて導入しやすい、そして即座に見返りを得られそうなプログラムに投入されることになりそうだった。多くの権威者たちは、「手の届くところに垂れ下がる果物」があって容易に収穫できるので、それを使えば安全を速やかに改善できるだろうと楽観視していた。しかし、他の産業における経験からは、改善にはもっと費用も時間もかかり、最終的には唱道者たちが約束したほどには成功しないだろうということが予想できた。

　一方、チャンスというのは、エラー対策に行き詰った原子力発電や他の産業と違って、ヘルスケアでは、プログラムが次々と失敗に終わって幻想から目が覚めていった10年以上もの辛い学習期間をすっ飛ばすことができるかもしれないということであった。つまり、ヘルスケア領域の人たちは、安全そのものに成果を生む取り組みにただちに着手することができるということであった。

　このチャンスをつかむための工程表は調査研究が中心であった。これには、複雑な技術システムにおける安全を研究してきた人たちを動員できるだろう。そうすればすみやかに研究を始められ、人間のパフォーマンスを形成する、中心的タスクやタスクと相容れない諸条件を明らかにしていくことができるだろう。新たな失敗の経路を生んでいる競合する要求と巨大なテクノロジーが特定され、特徴が明らかになるだろう。診療の分野でなくすことができない不確実さに対処する方法として、危険回避（ヘッジ）と賭け（ギャンブル）がとられていることが浮かび上がるだろう。一連の動作の根底にある難しい問題、ごちゃごちゃした各論、不測の事態はすべてがはっきりと表面化するだろう。技術的な仕事をこなす深い専門知識が把握され、記述され、利用可能になる。これらの努力の結果は合理的で、段階的で、計画的な対策の基盤となるだろう。

　このような患者安全の動きが始まった頃、そこで生まれるリスクとチャンスについて学者が抱いた考えの世間知らずな甘さと思いあがりは、控えめにいっても唖然とさせるものである。このような学者流の見方は、

ヘルスケアを取り巻く重要な経済的、社会的、組織的、専門的、政治的な力を全く考慮していなかった。たとえ十分に準備したとしても、そのような巨大で入り組んだシステムを計画したとおりに変化させることは失敗するだろう。そのような変化は、取り組む課題が多すぎるし衝突する既得権が多すぎて、うまくいかない。安全はシステムを構成するあらゆる要素どうしの相互作用から生まれるものなので、安全を改善するための努力は、定着している多くの課題と利害関係を巻き込むことになる。そのため、患者安全計画を成功させることは、他の種類の変化を起こすことよりも難しい。

　患者安全のためのこの計画は時機も逸していた。1990年代の間に、公的セクターも民間セクターもともに患者安全に関する意識を高め、政治的関心を呼び込もうとした。これらの活動は徐々に一般市民や政治上の関心を集め、ついに1990年代の終わりには政府が行動を起こさざるをえない政治的臨界量に達した。その結果、1999年の終わり頃に米国の学術会議医療部会（IOM）の報告書「人は誰でも間違える—より安全な医療システムを目指して」（Kohn, Corrigan and Donaldson, 2000）が出版され、この報告に対して政府の各種機関による対応を調整するため2000年の初期にクリントン政権のタスクフォースが設置された。

　患者安全を求める運動が政治的関心を臨界量まで高め、政府の取り組みを本格化させたことは偉業であるが、同時に避けられない影響をもたらすことになる。その後の連鎖反応は、すぐに政治的エネルギーを使い果たす。これは社会的、政治的な用語でいうと、**連鎖反応が始まる時点ですでに存在していてすぐ使えるプログラム的アプローチ**しか、連鎖反応で放出されるエネルギーを吸収できないという意味である。もし、エラーを撲滅しようとする不毛な努力をスキップするための根拠を準備するチャンスがそれまでにあったとすれば、その時期は1980年代であり1990年代の終わりではなかった。結局、リスクと思われたことは、実ははじめから結果がわかっていたことであった。チャンスと思われたことは幻想であった。

筆者を含め安全の専門家は周囲に対して、失敗に関して正直で偏見をもたないようにといってきた。第1の物語が、詳しい検証をすれば明らかにすることができる失敗の要因を見落としているという指摘は、自分たちの仕事に対してもいえることだ。研究に基づいて患者安全にアプローチする計画が失敗したことは、2000年に行われた政府のプログラム的アプローチと同様に、安全に取り組む上でやってはいけないことの実証例である。

第2の物語

　「2つの物語のお話」という論文が明らかにしようとしたのは、世間に知られたアクシデントに関する説明であるいつもの第1の物語と「第2の物語」の違いだった。後者は複雑系（complex system）における多数の相互要因がどのように組み合わさって失敗に対するシステムの脆弱性を生むのか、また、システムはどのようにしてリスクを管理し、時として失敗に至るのかということを説明するものである（Cook, Woods and Miller, 1998: 2-3）。
　論文で意図したことは、アクシデントに対する典型的反応である縦糸1本だけに並べた論理や原因と、影響と不測の出来事を乗せた多数の織り糸や、これらの糸で織り上げられた布を見つけ出し特徴を明らかにすることの違いをはっきりさせることであった。アクシデントは患者安全に関する懸念を臨界量まで成長させた主要因であるが、この論文はアクシデントを「入り口」にして安全問題に取り組むことに対してはっきりと批判している。第2の物語はアクシデントの説明ではなく、システムの現場の説明であり、そこが時としてアクシデントの発生する場面なのだ。第2の物語を書きそろえていくことは難しい。なぜなら、現場の人たちの世界に関する大部分の詳細は容易に入手できないし、また、現場の人たちの頭の中を研究者は直接のぞき込めないからだ。

おそらく、この論文の中にある最も良い第2の物語の例は、スミスらによる血液型スクリーニングテストである（Cook, Woods and Miller, 1998）。スミスと彼の同僚らは、通常の血液バンクの仕事である血液検体の一般的な抗体のスクリーニング業務の特徴を調査していた。このような業務は技師により行われることから、この研究は、将来技師の訓練に使うコンピュータを用いた訓練ツールの洗練化を支援することを目的としていた。その研究が明らかにしたことは、業務のために使われている現行のツールに深刻な欠陥があることだった。データは多くの行と列から成る表に記入され、いかにも入力ミスを起こさせそうであった。もし入力が少しずれてしまうと全く異なる結果になる。問題は現場の担当者の知識や理解というよりも、ややこしい台帳への記入であった。
　この研究から得られた副産物は、いろいろな意味で重要であった。まず、スクリーニング結果が誤ったものになるメカニズムを示していた。次に、業務に用いられる道具を特定し、その道具がいかにタスクに向かないまずい設計になっているかを明らかにした。3つ目に、このことは、コンピュータによる業務支援機器を設計する人たちにとって、業務を遂行するための訓練とコンピュータによる業務支援機器の設計の出発点となった。
　それまでに血液バンクの業務を含むアクシデントがいくつも起こったにもかかわらず、スミスらはこれらの出来事に取り組もうとした訳ではなく、またアクシデントをきっかけにして調査を始めたのでもなかった。彼らの関心は、もっぱら現場で用いられているコンピュータ利用システムの表示形態を理解する必要性から生じたものであった。
　論文に「2つの物語のお話」というタイトルを選んだのは、アクシデントを契機にエラーに注目することと、システムが普段はうまく機能しているが時に失敗するのは、どんな働きでそうなるのかを解明しようする取り組み方の違いを際立たせたかったからである。後者の物の見方の基本は、成功と失敗は同じところから生まれる、すなわち、成功を産むシステムが失敗を産むシステムと同じものだということである。アクシ

デントは普段と違うやり方をしたから起こったというよりも、通常のオペレーションの産物である（Perrow, 1984）。

　第2の物語は明白に、現場で作業をしている人の視点に立っている。これは、現場の人たちの仕事の状況や行動に関する物語である。第2の物語は、現場で作業をしている人の視点をその人しか知らない特別なものとして扱う。第2の物語は理論ではないし、モデルですらない。そうではなく、(1)作業者の目に映った仕事の世界の複雑性、矛盾、対立を意図的に非論理的にした光景であり、(2)このような世界の特徴に関係した作業者の業務方法、取り組み方、努力、そして関心事を記述したものである。第2の物語とは、アクシデントの状況だけではなく、作業者の世界で起こりうる状況のすべての範囲を含めようとするものである。第2の物語は、現場の人たちの世界のすべての詳細を把握しようとする試みである。

　ある者は「第2の物語」をある特定のアクシデントに関して詳細でより繊細な理解を意味するものと捉えてきた。より洗練されたより詳しいアクシデントの調査が必要であるというのは、安全の研究では、言い古された言葉のあやにすぎない。アクシデントをもっとよく理解することには有用な点もあろう。しかし、論文に書かれている第2の物語とは、アクシデントをもっと詳しく見たものではなく、時としてアクシデントが起こるシステムの現場をもっと詳しく見たものである。**第2の物語は、アクシデントを研究するだけで組み上げることはできない。**

レジリエンスと第2の物語

　レジリエンスとは、システムの完全性や機能に対する脅威が存在するにもかかわらず、無事に機能し続けることができるようなシステム特性のことである。レジリエンスの反対は脆弱性である。レジリエンスは、システム全体の機能を理論化することを目指している。本書の別の章で、

理論としてのレジリエンス・エンジニアリングと、実践としてのレジリエント・ヘルスケアについて述べる。

　第2の物語と違って、レジリエンスはある1つの物の見方だけを特別扱いするものではない。レジリエンスを研究する人たちの目標は、現場で仕事をする人の物の見方の限界を脱して、1つの視点にとらわれることなくシステムを理解しようとすることである。レジリエンス理論はシステムという円錐の先端（sharp end, 現場のオペレーター）と底部（blunt end, 経営・管理）を同じように記述しようとするものである。このようにシステム全体を見ることは、第2の物語よりも構築することや検証することがはるかに難しい。レジリエンスに関する研究を行うことは、概念的にも技術的にも困難である。実際にも現在までのところ、レジリエンスの特徴を形作ってきたのは、明確な理論形成よりも、いくつかのよく磨きのかかった実践例の方である。

　第2の物語とレジリエンスの関係を考えるには、レジリエンスとは、あるシステムに対して取り得るすべての物の見方にわたって見出される第2の物語の総体と見ればよい。

レジリエンスの負の側面

　レジリエンスとはシステムの有する良い特性なのか問いかける必要がある。レジリエンスにマイナス面はあるのだろうか。

　レジリエンス・エンジニアリングの魅力は、攪乱に対して抵抗力があるシステムを設計、構築することは可能であるという見通しにある。我々は、壊滅的な失敗を回避しながら、経済的成功を達成するシステムを欲している。我々は、安定して、持続可能で、堅固で、難題を乗り切ることができるようなシステムを欲している。

　今あるレジリエンスの例は、逆境にもかかわらずシステムがうまく動き、実存する脅威にもかかわらずシステムが持続しているというものである。

このような例を我々は探し、見つけることができた。これらの例はその類似性から、システム全体の特性を表しているという結論に至った。

　Hollnagel（2008）は、従来型の事故調査には限定的価値しかないことを指摘している。なぜなら事故調査担当者らは自分たちが探しているものを見つけようとするからである。複雑系における事故には多くの要因が関与しているが、後知恵バイアス[4]が非常に強力であるため、事故調査で特定される要因は、たいてい調査者が事前に考えていたどのように事故が起こったのかということを再整理しただけものである。しかし、あらゆる現象に対するあらゆる調査に対して、同じことがいえるのではないだろうか。つまり、レジリエンスの調査も例外ではないだろう。

　もしレジリエンスが本当にシステムの有する特性であるならば、望ましい結果が得られる方向にのみ働くことはないだろう。それどころか、システムの特性は良い結果も**悪い結果**も産むことになるだろう。結局、良い悪いの観念は、社会的判別であって科学的なものではない。それゆえ、レジリエンスの例の中に悪い結果が少ししかないのは、注目すべきことであり、同時に非常に厄介な問題である。

　我々自身が、21世紀の初めに患者安全の課題を設定しそこなったことを例にとるとわかりやすいかもしれない。90年代に臨界量に向かって動いていた医療システムも、レジリエントではなかっただろうか。2つの物語のお話という論文は、悪い結果をエラーのせいにした政治的、社会的、知的システムに異議を唱えたものである。この挑戦は、社会政治システムによりうまく受け流されてしまった。しかし、医療システムは無傷であり大部分は波風も立たなかった。他の挑戦、とりわけ医療の質を向上する動きも、同様の運命にあった。

　そのようなパフォーマンスはレジリエンスの証拠ではないだろうか。我々はこれらの例をレジリエンスの事例リストに追加してはいけないのだろうか。もし追加すべきなら、レジリエンスは少なくともいくつかの

---

[4] 訳注：物事が発生した後では、その予測可能性を高く推定する傾向。

ケースでは、システムの非常に悪い特性であると結論せざるを得ないのではないだろうか。もしレジリエンスがシステムの特性であれば、それは時として望ましくないものにちがいない。攪乱に曝されたとき単に粘り強く耐えしのぶことは、良いこととは限らない。

次の10年の患者安全

　患者安全プログラムを推進した人たちが、エラーとの戦いにおいて勝利を勝ち取ることができなかったことが明らかになった。ビル・クリントン大統領が5年間にエラーを50％削減すると約束してから優に10年を越えた。ほとんど進歩はなく、ある者は今日の状況が2000年より悪くなっているとすら言う。米国では、エラー予防のためにコンピュータを活用する膨大な計画がつまずいている。驚くべきことに、コンピュータの購入に予算をつぎ込んだ後の2011年になってやっと、Agency for Healthcare Research and Quality（AHRQ 米国医療研究品質庁）は、ヘルスケアの業務においてコンピュータを有効活用するための「基礎的な研究」に着手した（AHRQ, 2011）。このような研究の必要性と、それをどのように行うのかというモデルが14年前に提唱されていたという事実には全く触れられていない。

　患者安全へのプログラム的アプローチは、衰退しているように見える。シミュレーション、チームトレーニング、チェックリスト、コンピュータ、安全文化サーベイ、そういう類のものに対する初期の熱意は、下火になる一方か消滅した。このような注意をそらすものがなくなった時こそ、システムの成功と失敗に関する第2の物語を発見する新しい機会の訪れとなるかもしれない。もしこのこと自体をレジリエンスとするなら、レジリエンスは広く受け入れられるようになるだろう。しかし、レジリエンスを喜んで受け入れる気になっている人たちは、20世紀末に起きたことからの経験を警鐘とするべきだ。進歩するためには、レジリエン

スを強化するとともに、ある場合には克服することの両方が必要なのである。

第3章

ヘルスケアにおけるレジリエンスと安全：結ばれるか決別か

René Amalberti

はじめに

　レジリエンスとは、不安定な環境に適応することができるようなシステムの能力のことである（Hollnagel, Woods and Leveson, 2006）。ヘルスケアは不安定な職場環境に存在するシステムの完璧な例といえる。患者、地理的背景、職能グループ、職場環境が多様であるために、適応することが常に求められており、緊急事態やアクシデントはその特性上、予期できないものである。必要なリソースは、全部または一部がしばしば不足しており、有名なプロフェッショナル・オートノミー（専門職の自律）は、ケースバイケースで患者や状況を最適のやり方で見るための、唯一で普通に行っている解決方法である。これらすべての理由により、ヘルスケアは高度な適応力を有し、しばしば膨大な無駄を伴うものの、ほとんどのすべての状況で医療を提供していると見なされている。これをコップに飲物が半分も入っていると見るのか、半分しか入っていないと見るのかは、時として判断が分かれる。

　このような状況は今にはじまったことではないが、患者要因の変化（高齢化、急性疾患から慢性疾患への移行）、テーラーメイド医療の進歩、低侵襲手術に伴う早期退院プロトコールにより、ヘルスケアが急速に変化

していることから、将来さらなる適応力を求められるようになるだろう。西側諸国では国民の 20 パーセント以上が 2020 年には 65 歳以上になり、より多くの疾病や併存疾患（糖尿病、慢性心不全、喘息、慢性閉塞性肺疾患）を有し、注意深いモニター（心疾患、腎疾患、糖尿病、独居患者）や終末期医療が必要となる。複雑なケアを必要とする患者数の増加は、単に人々が高齢化しただけの問題ではない。1990 年代に急性疾患といわれていたものの多くが、2020 年代には慢性疾患（心筋梗塞、癌、エイズ、腎不全、臓器移植）となり、適切な管理が行われれば、患者は何年も何十年にもわたって生きられるようになっている。

　このような患者の増加により、国民 1 人あたりの医療費も急激に増加するだろう。このような慢性疾患を有する患者に対して医療を提供する場を従来どおりの施設に頼ったままだと（施設が病院であろうと、老人ホームであろうと、リハビリテーションセンターであろうと）、医療費が高騰して、間違いなく国家や国民が負担できなくなるだろう。

　問題はもっとややこしい。入院期間は通常の疾病では短縮し続けるだろう。医療の技術革新、安全対策により期待される利益（つまり院内感染の減少）、さらなる費用対効果の追求により、日帰り手術や日帰り医療、少なくとも出産を含む早期退院プロトコールが標準となるだろう。そのため、患者は「（これまでよりも）重症で早い時期から」在宅医療（HHC）を受けるようになり、複雑な病態の患者ではしばしば広範にわたる介入が必要であり（Lang et al., 2006）、それぞれの患者の環境（患者、親戚、施設、無償奉仕、ホームケア支援等）の具体的詳細にあわせて医療を提供できるような適応力がますます求められるようになる。今後の方向は間違いなく医療連携に向かうだろう。

　病院からプライマリケアもしくは在宅ケアへの大きなシフトは（おそらく）、医療システムが患者にとってより効果的（長寿、健康生活）になる一方で、症例ごとに適応力を発揮する際に、これまで以上のレジリエンスが求められることになり、そのことは有害事象の発生する新しい状況を生むことになるだろう。言い換えると、（国家レベルで疫学的観

点からいうと）医療の有効性はこのような変化によって改善されるべきである。（従業員や組織の）レジリエンスが高まることがこのような変化の必要条件だが、患者安全（有害事象の被害者数という意味で）は必ずしも著しく向上しない。なぜなら入院期間の短縮によって減少するリスクは、おそらく新しいタイプの有害事象にとって代わられるからである。

　このことがまさに問題なのである。最高の安全（有害事象の発生率低下）、高いパフォーマンス（長寿、健康生活、高い費用対効果）、そして高いレジリエンス（予期しない事態への適応）の3つはうまく並び立たない。より強いレジリエンスがより良いパフォーマンスと両立するといういくつかのエビデンスは見られるが（Amalberti et al., 2006）、片方で（ウルトラ）レジリエンスと（ウルトラ）パフォーマンスを両立しながら、他方で同時に（ウルトラ）安全であることも実現可能であるという根拠はほとんどない。なぜなら、これらの変数の間には当然ながらトレードオフの関係が存在するからであり、特に、1つの変数が残りの変数を考慮しないで最適化された場合にはそうである（Morel, Amalberti and Chauvin, 2008）。問題は、（ふつう安全の最適化に必要とされている）全面的な標準化と監督を、イノベーションと個別化の文化（標準化の文化と対極的なものとして）や、個人やグループにかなりの自己裁量をもたせること（その場に合わせた適応に必要なものとして）と、どのようにしてトレードオフさせるかということである（Amalberti et al., 2005）。

　多くの読者は、3つ（安全・パフォーマンス・レジリエンス）すべての軸を良くするためには、単にチームワーク、手順、組織、そして「やる気」を向上させるだけのことにすぎないと思うだろう。残念なことに、答えはそれほど簡単でなく、それどころかどの産業も3つの軸を同時に伸ばしたところはない。たとえば、超安全な航空産業や原子力産業は、レジリエンス能力をほとんど失ってしまい、今はそれを精力的に回復しようとしているところである。一方、漁業、戦争中の軍用航空、また化

学産業もある程度、良いレベルのパフォーマンスとともに、業務中に起こる多くの急変事態に対してレジリエンスをしばしば示してきたが、安全性の面では、航空や原子力産業の傑出した優秀さほどではない。

3つの軸（パフォーマンス、レジリエンス、安全）のカーソルを動かす：トレード機能の暫定記述

リスクを管理するための4つの方針と課題

1. タイプA：すべてのことは、推奨されたプロトコールに従って行われる：完璧なアウトカム（結果）が得られる
2. タイプB：逸脱、プロトコールの調整、深刻でない有害事象：有害事象が多少発生することがあるものの完璧なアウトカムが得られる
3. タイプC：理想的な状況になるまで何も行わないという慎重路線：アウトカムは遅延によって影響を受ける
4. タイプD：「ネバーイベント（深刻で大部分は予防可能な、また説明責任の観点から国民、医療提供者ともに関心事である有害事象）」、致命的予後や重篤で永久的な損害をもたらすようなアクシデントが起こる

フランスでは、タイプAがおそらく約40％であり、タイプBは50％、タイプCは10％、タイプDは0.1％から0.5％である。ここで注目すべきことは、最後の数字、すなわち有害事象によって1,000人の患者に1人が死亡もしくは重篤な障害を被っていることは、フランスでの有害事象の割合が、1,000入院日あたり約6.6件であるということと矛盾しないことである。なぜなら、これらの有害事象の大半はタイプBに属しており、患者に損害が生じているが、疾病の治癒という最終予後は変

わっていないからである（Michel et al., 2004）。

あなた自身やあなたの職場ではどうだろうか。タイプBに属する割合はどのくらいだろうか。

あなたが訓練を積んだロッククライマーだと仮定してみよう。あなたの挑戦目標は冬期に感動的な岩壁を登ることだ。岩壁を首尾よく登り終えたら仕事は終了である。

- ケースA：あなたは容易に成功を成し遂げた。すべて（天候、岩壁、疲労）は予想どおりに進行した。
- ケースB：あなたは非常に困難な状況のなか、成功を成し遂げた。驚くほど不安定な浮き石のために発生した一連のインシデントを克服し、岩壁で余分に一夜を明かし、凍傷にもかかった。
- ケースC：上の2つとは逆に、あなたは予想される困難な状況（悪天候、体調不良、その他の障害）を懸念し、挑戦をあきらめ延期した。
- ケースD：最後に、めったにないことだが、あなたは岩を登り重大なインシデント、もしかするとアクシデントに遭って負傷した。たとえば転落のような、生命に関わるほどの健康に悪影響を及ぼすものである。

次にこの例を医療にあてはめて考えてみよう。25歳の精巣癌患者の例である。

- ケースA：あなたは大きな教育病院で、患者に対して理想的な治療を行った。患者は標準プロトコールよりも短期間で完治した。
- ケースB：あなたは効果的な治療を行い、患者は治癒した。しかし、仕事を取り巻く状況は厳しく（夏季期間、慢性的スタッフ不足、地方病院）、また大したことにはならなかったが治療中に一連の有害事象が起こった。たとえば、若手の非常勤麻酔科医によって留置された中心静脈カテーテルからの点滴が最初は胸腔内に入り、翌日に

緊急で正しい位置に留置しなおした。その後、プライマリケアとの連携が悪かったために起きた感染に対して適切に対応するために退院後3日も手がかかった。しかし最終的に、あなたは癌を治療した。

- ケースＣ：一年のうちその時期は、病院がスタッフ不足になることと、手術には最高の専門家が重要であることを考慮し、あなたは諸般の事情のバランスを考え、有害事象のリスクを最小化するために、理想的なスタッフ数と専門家が確保されるまで3週間治療を延期するという慎重な判断を行った。
- ケースＤ：治療チームは薬剤の投与量を間違え、患者は重篤な状態に陥り、集中治療室で1カ月を過ごした。これに加え、癌治療も延期され癌は治癒していない。

登山にしろヘルスケアにしろ、どの領域においても、ケースＡとＢは効果的で成功につながっており、ケースＣは安全で注意深いが必ずしも効果的ではなく、ケースＤは受容できないと、我々は迷わず同意するだろう。

- もし優先事項が医療の有効性とかパフォーマンスということであれば、ケースＢはやや不安全であるものの、我々はケースＡとＢを信頼するだろう。
- もし優先事項が安全であれば、ケースＣの有効性はほどほどであるが、我々はケースＡとＣを信頼するだろう。
- もし優先事項がレジリエンスであれば、我々はケースＢを完璧な例として信頼し、反対にケースＣはレジリエントでないと見なすだろう。
- ケースＤは誰にとっても受け入れられない。

したがって、これらの例からの教訓はとても単純である。最終予後を悪化させたり変えたりしてしまうような明らかなエラー「ネバーイベン

ト」を除いては、残りの3つのケースはいずれにせよ医療界では受け入れられるものである。もちろん、ケアの理想的パターンとしてはケースAでありたいが、しかし適応力（ケースB）や慎重路線（ケースC）が求められる状況はしばしば起こっており、これらはケアの行われている状況や、患者や医療従事者の選択や文化によって影響を受けるが、受容される方針と見なされている。

そうはいったものの、ヘルスケアシステムは、慢性的に少しばかり一貫性がなく夢を追っているとさえいえる。すなわち、安定して硬直した組織をもつ産業のやり方を採用して、プロトコールの標準化を強化する（Øvretveit and Klazinga, 2008）一方で、併行して、技術や組織の革新を採用し、プロトコールを変更し（多くの医学専門領域におけるプロトコールの半減期は5.5年である（Shojania et al., 2007 参照））、不安定な条件（スタッフ不足）のもとで仕事をしている。

このようなどっちつかず状態の一部は、医療パフォーマンス、患者安全、レジリエンスという3つの概念に関連する定義、手段、目的に見られる未整理状態に由来している。

システムという物の見方を取り入れるために曖昧さを追跡する

医療パフォーマンスに関連した定義、手段、目的の曖昧さ

医療における質・安全への取り組みの出現は有益なことであるが、ヘルスケアの究極の目標に関して混乱を生ずることになった。

各国は何世紀にもわたり、国民に対して長寿で健康な生活を提供することを目的としてきた。医学の日進月歩は、国の経済的成長とあいまって、過去20年間に平均すると1年間に3カ月という驚くべきペースで平均余命を伸ばしてきた。

医療の質・安全の努力は多くの重要な観点（被害者、対価に見合うサービス）において大切であるが、このような驚異の進歩にはおそらくそれほど貢献していないだろう。医療の質・安全のアプローチは、現存する方針や組織の価値を、せいぜい2～3倍高める可能性があることを示してきたが、他のイノベーションを取り入れた場合には、平均余命というアウトカムを10倍とかそれ以上に改善するかもしれない。たとえば、麻酔関連の死亡率は過去20年間で10分の1に減少した。この安全性向上に最も貢献したのが、1980年代および1990年代の新薬と新技術（プロポフォール、上気道モニタリング・補助システム等）の導入によるものであることには議論の余地がない。予防策やルールを遵守することで得られる安全は、このような全体の安全性向上のごく一部でしかない。同様に、肝臓移植後の生存率は、1960年代の1年生存率約10％から今日の5年生存率70％まで改善した。1980年初期のサイクロスポリン（免疫抑制剤）の導入だけで、1年後の移植臓器生着率は10％から55％に改善した（Degos et al., 2009）。

　したがって、メディカル・イノベーションは、医療問題が改善されていくことに医療の専門家や患者が希望を持ち続ける主要因であり続けることは明らかである。医学における知識の半減期は約5年と推定されている。しかし、定評のある文献レビューでは、陳腐化が2年以内に見られるものが23％、1年以内では15％とされている。

　質と安全は、イノベーションと競合した場合必ず犠牲になるだろう（Shojania et al., 2007）。

　繰り返しになるが、医療の究極の目標であり評価を決めるものはアウトカムであってプロセスではない。もし患者の病気が治癒したり、健康を取り戻して寿命が大幅に延びたりするのであれば、この結果は、義務違反もエラーもなく、推奨手順や組織への完全なコンプライアンスを唱道しているが、結局寿命を伸ばせないような方策よりも、ずっと優れていると評価されるであろう。

第3章　ヘルスケアにおけるレジリエンスと安全

患者安全に関する手段と目的の曖昧さ

　患者安全は、通常、患者に危害が生じないことと定義されている。各国の有害事象研究で明らかにされたエラーや有害事象の件数はかなり多い。病院で医療を受けた患者の約10%近くが有害事象を経験しており、そのうちの約40%は予防可能である。これは、すべての西側諸国においてあてはまる（Baker et al., 2004）。

　残念ながらエラー率は減少するどころか増加しており、これは医療におけるリスクマネジメントに対する一連の甘い考えによるものである（Vincent et al., 2008）。イノベーションのせいで我々はたえず方針を変えており、昨年推奨された方針が、今年は間違いとして扱われるような状況になっている。プロセスを中心とする対策を増やしたことで、ノンコンプライアンス（不遵守）の余地が生まれ、そのことで相変わらずより多くのエラーが起こっている（Carthey et al., 2011）。システムをより安全にすればするほど、我々はより重要でない出来事を探そうとする。我々は、ニアミスと本当の失敗の区別を明確にすることなく、少しの逸脱・エラーも著しい違反・失敗と同列扱いして数に入れてしまう。我々はケアパターンや組織の複雑性を増加させ、そのことでより多くのインターフェイスやコミュニケーションの問題を生じさせている。大事なことを言い忘れていたが、弁護士は儲けるために有害事象の範囲をどんどん広げてきており、病気が重症で悪い結果に終わると、本当に患者に損害を与えたかどうかにかかわらず、とりあえず不完全な医療を見つけてそのせいにする（中身の違いにお構いなしというケースミックスの典型）。

　このように安全に対して未熟で不安定で解釈的なアプローチを用いると、将来にわたって有害事象の総件数が減少する望みがないことに誰も異論はないだろう。

　我々は手段と目的を改訂する必要がある。患者安全は視野を広げ、もっとシステム指向になるべきである。

　1,000件の有害事象のうち死亡に至っているのは1件だけだというこ

とを、また数字の裏づけには乏しいが、ほとんどの有害事象は治療の予後を変えていないということを決して忘れてはならない。化学療法の点滴ラインが、腕の静脈の外に入ってしまった場合を例にとって考えてみよう。これは重篤なリンパ管炎をひき起こし、回復するのに数週間かかるだろう。これは間違いなく有害事象である。しかし、この有害事象を経験した患者は、治療経過の最後にはおそらく癌が寛解するであろう。したがって、この有害事象は、全体的な改善、寿命の延長、健康な生活という観点からは、足を引っ張ることにはならない。患者安全を考えるとき、有害事象の検出と分析に用いる狭い時間枠をもっと広げるべきである。また、ヘルスケアにとって重要なこと（長寿や健康生活）と、予後への影響いかんにかかわらず、すべてのエラーやノンコンプライアンスに対して補償や金銭を求める司法や保険によって駆動されるアプローチにとって重要なこととの違いを明確に区別しなければならない（Amalberti et al., 2011）。

　したがって、患者安全の究極の目標は、疾病の最終予後、患者の寿命、生活の状況（健康な生活の質）を悪化させるような問題を回避することに変わらなければならない。しかし、このような回復指向の定義を取り入れるためには、患者安全と質に関する様々な計画を大きく変えなければならなくなる。

ヘルスケアにおけるレジリエンスに関連した手段と目的の曖昧さ

　医療は適応力あふれる領域として、また時には臨機の工夫が見られる領域として知られている。ただし、適応力や臨機の工夫が正当化されるかどうかは別であるが。

　推奨される手順に対するノンコンプライアンス率が高いことが患者のアウトカムに与える結果は、議論の的となっている。医療の質・安全担

当部門長は、弁護士と一緒になって、ノンコンプライアンス率の高さを悪と見なしている。たとえば、手術患者の55％しか予防的抗生剤の投与を受けておらず（Bratzler et al., 2005）、静脈血栓症のリスクのある患者のうち58％しか推奨される予防的治療を受けていない（Cohen et al., 2008）と主張している。しかし、他の専門家はそれに反対して、必要な調整だとして正当化しようとする。たとえば、慢性疾患の管理と予防に関する質向上対策を、担当医が医学的例外という理由により実施しなかったものを、ピアレビュー委員らにより適切、不適切、どちらともいえないの3つに判断した研究がある。担当医が医学的例外と考えた事例は非常に多く、ピアレビュー委員らも、これらの判断についてほとんどの場合、妥当と判断した（Persell et al., 2011）。

　真実はこの両極の間のどこかにあるのだろう。背景や状況がプロトコールに適している場合には、推奨プロトコールの適用が医療上のアウトカムを悪化させることを証明できない限り、これを無視することを正当化することはできない。おそらく患者の半分は、プロトコールが適用されるケースであろう。一方、推奨プロトコールのない状況も無数にある。その理由はプロトコールが存在していないか、もっとよくあるのは、プロトコールが患者の併存疾患や診療環境をふまえていないためである。このような対照的な状況を考えると、ヘルスケアのもつ高いレジリエンスに我々は何を期待するのかということについて再定義が必要になる。

　レジリエンスを、予期しない不安定な環境に適応する能力と見るならば、レジリエンスは間違いなく、ヘルスケアの生態として当然の特質であると思われる。したがって、ヘルスケアにおけるレジリエンスを高めることは優先事項ではない。究極の優先事項は、おそらく、困難な状況のためにもともと備わっているレジリエンスを維持するとともに、標準的な状況に対しては一部を放棄することである。

　一方、レジリエンスをノンコンプライアンスに対処する解決策にすること、すなわち、レジリエンスをあてにして、不用意に何かしでかして、意味もなくリスクをしょい込んだあげく、その後でリスクを管理するた

めにレジリエンスを使うことは良い方法ではない。レジリエンスは、標準的解決方法が利用できない時にだけ必要とされるものであり、このような状況は相当数あるだろう。

もう1つ注意しなければならないのは、ヘルスケアのレジリエンスに関する議論は、航空産業や原子力産業におけるレジリエンスの議論とは全く異なるものであるということである。航空や原子力において直面している問題は、完全にがちがちに監督され標準化されたシステムを大事にしたためにすっかり消えてしまったか犠牲になってしまったレジリエンスを再注入することである。

結論

医療のパフォーマンス、安全、レジリエンスは、過去数十年間、ヘルスケアにおけるサイロ（タテ割り）的な物の見方のなかで発展してきた。このことがもたらした弊害は、各軸における発展が始まったばかりだったために、認識されてこなかった。各軸がそれぞれ進歩し、自然な流れとして各軸を他の軸とは関係なく独立して最適化することで、状況はさらに悪くなっている。

医療のパフォーマンス、レジリエンス、安全に関する手段と目的の曖昧さのほとんどは、長い間見えていなかったか、少なくとも問題として認識されていなかった。しかし、今や問題として見えてきた。我々はこれら3つの領域の概念を再考し、定義を改良し、システムという物の見方を取り入れ、妥協のわざを活用しなければならない。

医療のパフォーマンスの成長は、イノベーションが中心となって間違いなく続くだろうが、このようなイノベーションからの利益を最大限享受するためには質へのアプローチが必要であることも受け入れなければならない。安全の改善がやっと始まるのは、長期にわたってヘルスケアに課せられてきた有害事象の数を数えるという未成熟な物の見方を捨て

て、問題を検討し判断するタイムフレームを広げてからでしかないだろう。最後に、レジリエンスの成長は、それ自体は、医療のパフォーマンスと安全を向上するための解決策にはならない。なぜなら、レジリエンスのレベルはおそらくすでに高すぎる状態にあるからである。最良の解決方法は、むしろ、医療システムの複雑性と多様性により生まれる数多くのケースに対して、もっと多くのレジリエンスを適用するようにし、同時に、標準的ケースに対してはレジリエンスを減らして対応するようにすることである。システムという物の見方と全体的な視野を取り入れることは、より多くの国民により長寿で健康な生活を提供するという唯一究極の目標をもって、3つの軸のバランスをとることであろう。それ以外の目標は見せかけのものであり、怪しげなもので、局所的な障害の影響を受けやすい（Amalberti, 2013）。

第4章

Safety−Ⅰに対する社会文化的批判からSafety−Ⅱが学ぶこと

Justin Waring

はじめに

　最初に、患者安全の領域でこれまでになされてきた大きな進歩に敬意を表したい。この称賛は個人やグループの行ってきた献身と努力に対しても贈りたい。彼らは安全を医療政策の最重要な課題とし、安全に対する考え方を改めるように働きかけ、安全に関する研究の革新的方法を考えだし、より安全な仕事やよりしっかりとした学習ができるような介入措置、テクノロジー、ガイドラインを発展させてきた（Waring et al., 2010）。

　とはいうものの、患者安全は依然として非常に現実的で重大な問題のままである。まず患者にとっては、予想外の苦痛、長引くケア、なかには思いがけない死亡ということがあり、医療機関のリーダーにとっては、サービスの質と安全を改善するための最善の方法は何かということがある。理論や研究は進歩してきたが、安全が継続的に改善しているというエビデンスはほとんどないという指摘もある（Landrigan et al., 2010）。だからいうのだが、患者安全の「問題」そのものについてどのように考えるのか、もっと熟考しなければならない。今まで強調されてきたことの多くは、複雑な組織における「不安全な」ケアの源に対する考え方を

変えることであり(例:Kohn, Corrigan and Donaldson, 2000; Department of Health, 2000)、何がケアを「安全に」するかについてはほとんど考慮されてこなかった。安全科学におけるリーダーたちは安全を正と負の両側面から見ることの重要性を提唱していた(Hollnagel, Woods and Leveson, 2006; Reason, 1997)にもかかわらず、負の側面から見る方が人々の関心を引きつけてきた。このため、基本計画や介入措置は、通常はレジリエンスを促進することよりもリスクを根絶することに向けられてきた。患者の健康と幸福を追求している運動を表立って批判するのは不当といえるだろう。しかしヘルスケアシステムの安全を進歩させなければならないとしたら、安全問題の性格そのものについて、おそらくもっと批判的に考える必要があるし、少なくとも、安全の問題が、主流になったアプローチの中でどのように位置づけられているかを批判的に考えなければならない。Safety-I から Safety-II へのシフトは、安全に対する新しい物の見方が、より先行的で、できるだけ対症療法的でないアプローチを用いた最近の進歩を土台として(とって代わるのではなく)その上に、どれくらい安全性向上の可能性をこれまで以上に積み上げられるかに着目したものである。本章の目的は、Safety-I に対する社会文化的な批判のいくつかを明らかにし、将来 Safety-II の進歩が同様のジレンマに陥らないようにするためにはどうすればよいかについて考察することである。

臨床におけるエラー、失敗、リスクが重大な問題であることが実証されたあと(例:Brennan et al., 1991)、1990年代中頃の政策当局や学者が直面した難題は、なぜこのような事象が発生したのか、どうすれば予防できるのかを説明することであった。このときは、多くの専門家集団や政治家や公益団体らは、医原性疾患の規模や重大性を放置できなくなっていた(Illich, 1976 も参照)。当時は、我が道を行って危ない橋を渡る厄介者や腐ったリンゴと呼ばれる人が問題だと見られており、臨床に特有の不確実性やリスクについてはっきりとした説明はなされていなかった(Fox, 1980)。

第4章　Safety-Ⅰに対する社会文化的批判からSafety-Ⅱが学ぶこと

　この頃、影響力の大きい2つの考えが時期を同じくして現れている。1つは主として社会心理学、人間工学、ヒューマンファクター学において発展した理論や概念に基づいた、「ヒューマンエラー」に関する抜本的な概念の再構築であった（Rasmussen and Jensen, 1974; Reason, 1997; Vincent, 1993）。もう1つはしばしば高信頼性組織（high reliability organization, HRO）と呼ばれるものから教訓を導き出すことによって、リスクを低減する方法を見つけることであった。それ以降、たとえば航空、石油化学、原子力産業に見られる業務方式（Roberts, 1990; Rochlin et al., 1987; Schulman, 1993; Weick, 1987）がヘルスケアにおいて応用されてきた（Provonost et al., 2006; Roberts, 1990; Thomas et al., 2004）。1つ目についていうと、Safety-Ⅰは通常、「アクティブ（即効性の）」ヒューマンエラーは職場という大きな組織の中に「潜在している」要因によって活性化されたり、悪化したり、準備されたりするという考え方に関係している。安全性を向上するためには、単に個人のうまくいかなかったことを見て責めるだけでなく、システムにまたがる要因を見なければならない。2つ目についていえば、Safety-Ⅰは通常、不安全な診療行為に関する実例または潜在的な事例を特定し、そして再発防止のために抑制すべき上流の要因を特定することで、有害事象から学習ができるような手順を構築することを伴っている（Reason, 1997）。これには大抵、何らかの形のリスクマネジメントシステムを設けて安全レポートを収集・分析すること、スタッフの認識・安全への細心さ・情報の開示とコミュニケーションを奨励する安全文化の醸成、標準化・簡素化・確認を通じたヒューマンエラーのリスク低減策の導入を含む。もちろん、このような短い要約で理論や実践における膨大な進歩を正しく紹介することはできないが、「測定してから管理する」という言い方に代表される患者安全の流儀がもつ特徴を表している（Rowley and Waring, 2011）。

Safety-Ⅰに関する批判的分析

　批判の第 1 陣は、Safety-Ⅱアプローチや Hollnagel と同僚たちの業績と波長がぴったり合うものである（例：Hollnagel, Woods and Leveson, 2006）。すなわち、現在主流となっているアプローチは技術屋が主導したものであり、大部分はレトロスペクティブ（後ろ向き）モデルに基づく学習である。要するに、不安全事象を特定して、分析して、次に不安全の種を抑制する。何といってもこの学習法では、学習して是正するのが**過去**であり、将来に対する洞察や問題解決といった、より先行的な方法については必ずしも考えていない（詳しい内容は第 1 章を参照のこと）。これに関連して、報告された不安全事象という、全体の中の 10-20％の部分（これは医療機関では比較的普通の数字だが、他の複雑系産業では必ずしもそうではない）に重点的に取り組み、日々の安全を維持している様々な事象である 80-90％の出来事には関心をもっていない。Mesman（2011）の研究成果とも一致しているが、こうすることで我々は、日々の安全な臨床業務という隠れていた宝庫とそこにあるレジリエンスに見られる、莫大な学習の機会を失っている。より先行的なテクニックである、たとえば故障モード影響度解析（FMEA）や前向きハザード分析（Prospective Hazard Analysis／PHA）などが用いられているところでは、リスクの源を強調する傾向にあり、もっと多様な安全の源に必ずしも着目しようとせず、学習と変化に対して経営的または計数管理的なアプローチを模倣している。

　しかし、それだけなく、システム思考や「根本原因」分析のモデルが Safety-Ⅰ に情報を送っているのだが、これらは臨床のマイクロシステムといえるものにばかり注目していて、視野を広げた社会文化的システムや組織的システム、またさらに幅広い政治的環境には焦点をあてていない（Waring, 2007a）。言い換えると、いかにコミュニケーション、チームワーク、リソースマネジメント、作業計画が安全な業務を妨げているかということに着目しているが、部門間のプロセス、文化とアイデン

ティティ、経営スタイルや政治的意思決定の影響には目が向けられていない。このレベルに注意を向けると、ヘルスケアの成り立ちがしばしば非常に複雑で、ノンリニア（非線形）で、密に連結しているので、信頼性のある標準化された安全なシステムを作ろうとする考え方は「手ごわい問題」のままであることがわかる（Rittel and Webber, 1973; Waring, McDonald and Harrison, 2006; Waring, Harrison and McDonald, 2007）。

　批判の第2陣は、起きてしまったことからの学習とリスクマネジメントシステムに依存していることに関連している。確かに最もよく見られる問題はスタッフ間のコミュニケーションや報告が円滑でないことであり、これらは組織的、専門的、文化的なバリアに阻害されることが昔から続いている（Braithwaite, Hyde and Pope, 2010; Waring, 2005）。詳細なインシデントの調査・検討を行い、多様な聴衆や関係者の利用に供する報告書を作成するという膨大な業務が組織に要求されていることを我々は見落としてはならない（Braithwaite et al., 2006; Nicolini et al., 2011）。もっと重要なこととして、これらの活動を通じて明らかにされた種類のエビデンスが、現場の医療従事者の知識や技術とうまく整合しているという証拠はほとんどない。有害事象の調査に関する研究が明らかにしたところでは、調査結果が学習や変化を生じさせる効果は限定的であり、それは有害事象の調査が多くの場合、社会への説明責任が要求することと官僚的プロセスが要求することの間の板挟みになっているからである。しかも調査の結果は通常、書面による勧告や規範的な手順という形をとるが、これらは現場向きに手直しして実行に移すのが容易ではない（Nicolini et al., 2011）。簡単にいうと、現場の人たちと安全を「管理する」人たちの間には、しばしばギャップがある。これは下から上に（現場から管理者へ）報告されたり、現場の医療従事者コミュニティから外部へ伝達されたりする安全事象が非常に少ないことや、ヘルスケアサービスのリーダーらが、上から下に（管理者から現場へ）指示をして、定着した臨床業務に変化を起こすことが難しいことからも明らかである。

患者安全に対する社会文化的ジレンマ

　Douglas（1994）の論文から多くを得て考察すると、主流となっている医療安全へのアプローチには根底にある特徴として3つの社会文化的ジレンマが見られる。1つ目はエピステモロジー（認識論）と知識に関するものである。概して従来からの正統的アプローチでは、有害事象やリスクが本質的に実在する有形物であり、それに関する客観的な知識やエビデンスを確立できるものと見なす。このアプローチがねらうものは、主として共通の定義、分類、類型を確立し、それを用いて有害事象をうまく特定し分類することであった（Chang et al., 2005; Donaldson, 2009）。さらに、様々なアプローチやツール、たとえば、リスクマトリックスやフィッシュボーン・テンプレート（特性要因図）のようなものを用いて、リスクの評価、重大度区分の決定、および対処を行ってきた（Woloshynowych et al., 2005）。学習は、より良いリスクの分類、特定、分析を通じてなされることになる。しかし、このような「技術・科学的な」アプローチは、安全に関する知識が（本来的に実在するだけとは限らず）、特定の知識や文化の共同体の中、たとえば専門家や医療従事者のグループの内部で構成されるものもあると認めようと四苦八苦している。

　社会構成主義[1]は知識の本質に対する哲学的アプローチであり、万物に関する知識というものは「事実」とか「証拠」が個々に脈絡無く存在する形になった客観的なものではなく、むしろ、主観的な相互作用、共有された社会的慣習、支配的な信念を通じて形成される（Hacking, 1999; Gergen, 2009）とする考え方である。これが意味することは、我々が見たり、理解したり、意味を与えたりする万物は、行きわたっている言語、文化、および科学的な調査を含む社会的プロセスによって形づくられるということである（Knorr-Cetina, 1981）。したがって、社会構成主義では知識の素性についてこの観点から問いかけ、現に「現実世界」

1）訳注：認識論の1つで、知るということは、人とのやり取りを通じて自分の中に知識を構築することと考える立場。

やオントロジー（存在論）というものがあるにせよ、我々がタイミング良く理解し意味を与えることができる唯一の方法は、社会的プロセスおよび文化的プロセスを通じてであると示唆している。このようなやや基本的な記述はさておき、社会構成主義には相当な批判があり、特に、すべての「物事」がどの程度社会的に構成されていると見なせるかということと、しばしば構成主義者の説明の中に見られる道徳的判断やイデオロギー的判断の暗黙的役割についてである（Hacking, 1999）。

　社会構成主義の視点を用いると、あるグループの人々が安全への脅威として見ているもの、つまり実際のところはレジリエンスの源というべきものは、別のグループの人々には同じように捉えられていないことが浮き彫りになる。1つの合意された定義を確立することが難しいことを反映するために、ある意味、我々は安全の知識を「不安定なもの」と考えるのがよいだろう。このことが重要な理由は、安全の問題をどのように捉えるかということは、それをどのように解決するかということに本質的に関係しているからである。もう1つの問題は、知識は「粘着性のあるもの」ということに関係している。すなわち、知識は非常に密接に関係した社会的活動主体（個人、集団、組織を含む）のグループや専門職のサイロの中に深く組み込まれており、容易に引き離すことができないし、このため外部のグループと共有することやコミュニケーションをとることが難しい（Szulanski, 2003）。これは特に知識の共有、インシデント報告、新たな安全の仕組みの普及に関係している（Waring 2005）。意味形成（センスメーキング）プロセスは組織的な信頼性やレジリエンスに不可欠なものと見られているが（Weick, 1995）、何が安全で何が不安全かということを人々が理解する方法は、社会で一般的な規範と価値観、およびグループごとに分かれた規範と価値観により形成されるということは忘れてはならない。つまり、知識の複雑さや人々が出来事を文化的状況のなかでどのように解釈するのかに対してもっと関心をもつことが、学習や改善のモデルを考えるためには不可欠である。

　2つ目のジレンマは文化の問題に関係している。「安全文化」という

概念は、集団による意味形成、危険に対する細心さ、コミュニケーション、リスクに対する先行的アプローチの重要性を実証するための信頼性や安全に関する研究において、目立って見られる（例：Flin, 2007; Guldenmund, 2000）。この言葉はしばしば「責任追及文化」との対比で用いられ、医療従事者がリスクの潜在因子を適切に理解し、彼らの経験を報告し、改善計画に参画することを促すものである。「測定してから管理する」という正攻法の実例として、組織や部門がどの程度「安全」文化を有しているかを調べるサーベイやツールを用いることに、いまだかなりの関心があるようだ（たとえば、AHRQ Survey of Patient Safety Culture（AHRQの患者安全文化サーベイ）、Manchester Patient Safety Framework（マンチェスター患者安全フレームワーク））。信奉的態度といったもので文化が適切に測定できるかどうか事前に十分な検討は行われていないため、「安全」文化や「責任追及」文化という観念は、概念的な略号にすぎないといってよいだろう。文化というものは枡目の枠や定義記述を並べた帯の上に場所を割り当てることができるようなものではなく、異なる社会グループを構築している認知的、規範的、道徳的枠組みを反映した社会生活の非常に複雑な要素である。社会科学にとって重要であるにもかかわらず、「文化」はいまだに驚くほど複雑で曖昧な概念のままである。文化は可視化された人工物から確固たる信念に至るまで、異なるレベルのものから成っていると、しばしば見なされる（Schein, 2004）。また、文化はグループの行動やパフォーマンスに対して、構造化効果（定着効果、副次効果を含む）と機能的な影響（機能不全・逆機能の影響も含め）を与えるものと見なされることもあれば、社会的相互作用からや、グループ内やグループ間の対立が起こっている場所から生まれるものであるという見方もある（Parker, 2000）。文化を安全度の高低という観点から概念化しようとすると、安全に対する態度、アイデンティティ、プロフェッショナリズムのような、より広い社会的文脈にある文化の様々な側面の影響を見落としかねない。研究結果が示すとおり、リスクに対処するための学習をすることは、しばしばプロフェ

第 4 章　Safety-I に対する社会文化的批判から Safety-II が学ぶこと

ッショナリズムの証とされるのであり、不安全な文化の特徴とは見なされない（Waring et al., 2007）。

　上記のことに加え、文化は重要な政治的な特質も有する。一方では、共有された規範や道徳律は、人々を団結させたり、期待される社会的行動、特にリスクの問題に対する反応を導いたりすることを通じて、共同体「内部用」の社会的秩序の基準を提供する（Douglas, 1994）。ある社会グループが、リスクと映ることに対して示す反応は、グループごとに異なるものであり、このことはインシデントレポートに様々な違いがあることから明らかである。また他方で、文化は共同体相互間を律する社会的秩序の基盤となっており、これは共有する帰属意識やグループ間での特徴の違いを通じて作用する。リスクの問題はこのプロセスでも重要になり、危険な行動に対して理解するか反対するかの立場で人々を団結させる（Douglas, 1994）。言い換えると、安全文化を作り上げたり理解を促進したりすることは、単に難しいというだけでなく、高度な技能を有する専門職の人々を特徴づけている独特の文化という山谷を乗り越えて通過することを必要とする。

　3 つ目のジレンマは権力に関することである。前述したことに加え、リスクの文化的な枠組みは、責任追及の社会動静と密接に関係している（Douglas, 1994）。社会文化的な立場から見ると、リスクの理解の仕方はいくつもあるが、それぞれどのようにリスクコントロールを行うか定めていることから、ほぼすべてが責任の所在を決める方略として機能している。このことは安全に関する文献では広く知られているが、通常は、上流の要因を認識できない個人レベルでのリスクの理解と関係づけられている（Reason, 1997）。システムアプローチの導入によって、現場で働く人たちに対する責任追及から脱却しつつあるように見えるが、このアプローチにもまだ責任の所在を明らかにしようとするいくつかのプロセスが含まれている。そもそもすべてのリスクマネジメントシステムはリスクの源を特定し制御することが目的であり、危険な社会的行動や共同体を統制するための強力な手段である（Douglas, 1994）。

先の論点に戻るが、「テクノサイエンス的」アプローチは、概して客観的で、科学的で、中立的なものであり、したがってリスクの政治力学の範囲外にあるが、確かにいまだ責任を問い罪を着せる役割を果たしている。このような仕組みが、ヘルスケアのような複雑で政治的な環境に置かれると、テクノサイエンス的アプローチは、「危険な」とか「危険性がある」行為を抽出して類別するとともにコントロールすることを通じて、社会秩序を維持する上で目立つツールとなる（Waring, 2010）。たとえば、患者安全報告制度は、クオリティアシュアランス（品質保証）やクリニカルガバナンス（臨床統治）などとともに、専門職の業務の漠然として「入り込めない」部分に対する複雑な組織的制御メカニズムであると理解されてきた（Waring, 2007b）。同様に、様々な文化は常識的な考え方と衝突したり抵抗したりすることがあり、特にその文化が、共有する価値観や人々を結束させている共同体の帰属意識を脅かすようなものである場合に顕著となる。そういうわけで、安全とリスクの理解を広めることは、職能別や組織別のグループ間に起こる紛争の「火種」として顕著なものになることがある。
　これら3つのジレンマを鑑みると、患者安全に関して現在主流となっているアプローチは、安全に対する異なる考え方を取り込むよう努力するべきであり、文化を変えることは非常に難しく、権力の問題がしばしば複雑な専門職の職場につきものであるということを理解する必要がある。専門的職業とプロフェッショナリズムの役割が特にこのアプローチの中心となる。これらの専門職は、通常、特権的職業であり高度に発達した「知識共同体」を形成している。そこには、彼らの仕事に意味を形成し意義を与える流儀が深く根づいている（Knorr-Cetina, 1981）。さらに、彼らは訓練や社会との関わりを通じて獲得した共有する規範、信念、アイデンティティによって結束しており、これらが日々の診療行為を形成している（Lave and Wenger, 1991）。専門知識と社会への貢献という理由により、専門職は業務遂行の上で高度な裁量を認められた影響力の大きいグループであるが、同時に他にも影響を与えている

（Freidson, 1970）。ヘルスケアの専門職は、彼らの共有する知識や文化を背景に、不安全や危険なパフォーマンスを扱うための十分に確立された方法を身につけ、社会的地位や名誉を高めたがる傾向がある（Freidson, 1970; Rosenthal, 1995）。これが重要な所見である理由は、医療の質や安全を管理するという新しい手法がたいていは、前述の確立された手順の影響を受けていて、これらの手法は競って新しい問題の定義を導入し、文化を変え、新しい権限系統を押しつけるからである（Pollitt, 1990; Waring, 2007b）。そういうわけで、これらは専門家集団と一緒になって機能するのではなく、敵対して機能するものと見なされ、結局、暗礁にのりあげる。将来は安全性向上策が専門家集団と手を携えてまたは集団の内部でどのような形で機能しているかを調べる必要があるだろう。

要約

　本章で解説したジレンマは、安全への先行的なアプローチにもやがて同じように発生するだろう。そういうわけで、Safety-I に対する社会文化的批判から Safety-II が学ぶべきことが多くある。特に、我々は次のようなことを認識する必要がある。「安全性」とか「安全であること」という用語がグループによって違った意味で理解されていること。共同体やグループが違うと、「何が医療を安全にするのか」、また「なぜ行動を変容しなければならないのか」に関して異なる価値や規範をもっていること。Safety-II もこれから長きにわたって、現代医療の特徴である政治的断層、特に医師、看護師、管理者の間の断層に陥るであろうということ。

　異なる背景を有する医療従事者らが、何が安全を生むのかということについて議論し合意できるような、共通の用語と共有できる基準となる枠組みを確立する方法を見つける必要がある。異なる価値や信念があることを認識し、ほとんどの場合においてそれらを尊敬し、少なくともそ

のようなものも織り込んで仕事をするために、医療従事者を団結させる方法を見つける必要がある。そうすれば共通の仕事のやり方の基盤として、融合や相互関係を促進することにつながるだろう。さらに、手におえない違い、特に権力の争いをどうやって仲裁し、患者の安全がセクションの利益より優先されるようにするか考えなくてはならない。より適応力があり、レジリエントで、最終目標としてより安全なヘルスケアシステムを構築したいのなら、我々の考えを導く前提に関して、特に知識、文化、権力に関わる問題について、もっと批判的に考えるべきである。

キーポイント

患者安全の問題をどのように理解するかということは、それをどのように解決するのかということと本質的に関係している。

- エラー、リスク、安全の定義として、皆が合意する単一のものを確立することは難しい。なぜなら、社会にある様々なグループは、それぞれ異なった理解の仕方をするからである。
- 文化を変えることは困難である。なぜなら文化は日々の社会的慣習のなかに深く根ざしており、より広い社会的状況と結びついているからである。
- 複雑な社会的組織における権力の力学、および統制や競合の問題がリスクやその制御を考える時に欠かせないということを認識することが重要である。
- 専門職の共同体は、共通の知識や文化によって結びついている強いグループであり、強力な組織的役者である。これらのグループの医療の質・安全を管理する方法を変えようとする試みは、とりわけ難しい。

第5章

「成功に注目すること」対「失敗の側に注目すること」：質は安全と同じか？ 安全は質のことか？

Sam Sheps and Karen Cardiff

はじめに

　レジリエンス・エンジニアリングの推進派は、失敗だけに着目するのではなく成功を精査することを標榜して力説の熱を強めてきた。つまり、なぜうまくいかなかったのかよりも、なぜうまくいったのかを調べることである（Hollnagel et al., 2006; Woods, 2003; Woods and Branlat, 2011a）。うまくいかなかったことを検証するために膨大な時間と努力を費やすことよりも、プロセスが大抵の場合にうまくいっているのはどのようにしてなのか、ということから多くを学べると思われる。しかし、ヘルスケアにおける成功の概念は、主として医療の質として描かれてきた長い歴史を考えると、医療界はレジリエンス・エンジニアリングから出たこのメッセージが何を意味するか、よくても解釈が分かれるだろうし、もっとありそうなこととして、趣旨が全く理解されないことが危惧される。医療界がまずやりそうなこととして考えやすいのが、複雑適応システムにおける成功の特質に注意を向けたり熟考したりする機会をつかまえるのではなく、医療の成功ということを質の向上活動と関連づけることである。本章では、なぜこのようなことが起こり、なぜこのことに注意を向けるべきかについて説明する。

事の本質は、ヘルスケアにおいては医療の質と安全をはっきりと区別してないことである（Cardiff, 2007; Dekker, 2007; Resar, 2007; Vincent, 2010）。違いがあったとしても曖昧で、その理由は、安全とは医療の質を構成する多数の要素の１つであり、アクセス、診断・治療・フォローアップにおける「ベストプラクティス」、患者満足度や効率などと同列だと考えられているからである。このように医療の質と安全を一体化してしまうことは、様々な理由で問題である。実際面では、２つの概念を融合することによって見当違いの問題を解決するために努力が行われ、限られた人的リソースや財源が無駄に使われることになりうる。たとえば、現在の安全へのアプローチは多くが医療の質を向上させる活動に集中しており（Institute for Healthcare Improvement, 2012）、日々直面していることの複雑さや、有害事象が思いもよらない場所と形で起こることに対処できるように、現場のスタッフに準備させているわけではない（Bagian, 2007）。学習の源として注視する対象を失敗から成功にシフトさせることが、ともすれば医療の質と安全の一体化を一層強化してしまう危険性をはらんでいると我々は見ている。なぜなら、医療界の人々の大多数が、成功というものは以前からある医療の質向上の取り組みのお陰であると思い続けることが、想像に難くないからだ。成功を質向上の努力が実ったものと見誤ってしまうと、複雑適応システムの創発性という特徴として成功を検証することの便益と価値に気づかないであろう。

　リスクに曝される他の産業はどこを見ても、質と安全がそれほど一体化していない。その理由は、これらの産業が質や安全の指標をもっていないからではなく、むしろ、この２つを組織が取り組む全く別の難題として経験し、この結果そう捉えているからであり、それゆえ質と安全を達成するためには全く異なるアプローチが必要となる。ヘルスケアではこれと違って、医療の質という概念の前提として、問題は解決できるが、改善するにはその問題が何かというアセスメントがまず必要であり、このアセスメントがあってこそ具体的解決策につながるという考え方がある。「診断があっての治療」という精神が、ヘルスケアのあらゆる活動

のなかに深く根ざしている。患者安全も通常、同じ理論に従う。重要なインシデントは（後方視的かつしばしば表面的に）調査され、問題が特定され、提言がなされる（診断／処方）。ヘルスケアにおける安全に関する話法は、他の高リスク産業のそれとは異なっている。Vincent（2010）は、質の推進派と自認する人々と、安全の推進派と自認する人々との間には、重要な社会的違いがあると指摘している。

　医療の質と安全が一体化して考えられているために、安全は医療の質（達成し維持すべき目標、たとえば「ネバーイベント」の撲滅や、「エラーなし」が続く状態の達成）の属性として見られている。患者に健康被害を生じさせることなくトレードオフをうまく管理している日常業務の創発的で、それゆえに動的な特性として、安全が捉えられていないのだ。このような物の見方は、重大な出来事がリニアであり、したがって容易に説明されるという考えを補強しがちである。実際には、すべての事象は「第1の物語（単純でリニア）」と、複雑で動的であることを明らかにした「第2の物語」の両方を含んでいるのだ（Cook, Woods and Miller, 1998; Dekker, 2006a; Dekker, Cilliers and Hofmeyr, 2011）。つまり、ヘルスケアは複雑適応システムの代表格なのに、そこで起きる失敗の源をうまく理解できてないのである。

　しかし安全な医療（や重大なインシデント）を取り巻いて広がっている社会的、組織的文脈をヘルスケアが研究し始めるまで、医療の質と安全の一体化はなくならないだろう（Rowley and Waring, 2011）。さらに、複雑適応システムにおける日常業務に関するPerrow（1999）、Rochlin（1999）、Rasmussen（1997）、Weick（1998）、Hollnagel（2009a）、そしてCook and Woods（1994）のような専門家の知恵と洞察は、これからも誤解され、誤って引用され、低評価を受け、ほとんどは無視されることになるであろう。

　ヘルスケアでは医療の質が、少なくとも効能書きの中では、日常業務の中でトレードオフすることと全く関連づけられていない。実際、医療の質の課題を聖域化している論理に従えば、質を他のもの（たとえばコ

スト）と決してトレードオフしてはいけないことになっているため、このことが質を考える時、日々の業務における矛盾した目標やトレードオフといった現実から目をそらさせている（Woods and Branlat, 2011b; Hoffman and Woods, 2011）。さらに、医療の質の活動が達成してきたことは、変動の制御を事務的および臨床的手順、ガイドライン、ルール、教育、たとえばコンピテンシー運動などを通じて行うことと広く考えられている（National Health Service, 2012; Shaw, Jelfs and Franklin, 2012）。最近では、医療の質は効率と密に結びつけられており、特にリーン思考を相当重視することによって「無駄」（これ自体は表面的には悪いことだと信じられている）を排除しようとしている（Narusawa and Shook, 2009）。リーン思考は、医療提供の動的な特質に対処することに役立つのではなく、ルール（正しい患者、正しい時間、正しい薬剤）を作ることでヘルスケアの動的な特性を抑制しようとし、そのために矛盾する目標（たとえば、「早く―良く―安く」、自律性の分散と集中、責任と権限、効率と完璧性）について取り組む必要性を無視する（Hollnagel, 2009a; Hoffman and Woods, 2011; Cook, 2012）。

　実際に医療の質は、達成して継続すべき優れた状態（残念ながら「ベストプラクティス」と呼ばれることが多い）として追及されており、驚くような事態（予期しないこと）やある程度よく知られた難題（多少は予期されること）に直面したときに、組織的な適応力に取り組む必要性を認めていない。これらの問題は、高い質に到達すればおのずと解消すると考えられている。しかし、Hoffman and Woods（2011）は、「ある要求に対して必要以上に最適化すると、他の要求に遭遇したときに脆弱になる」と主張している。たとえば、日常業務で予期しない驚くような事態に出くわしたとき、レジリエンスを通して適応力で仕事を乗り切ることは、「ベストプラクティス」を基準にしている医療の質とは正反対のことであるため、適応力が過小評価されたり非効率と勘違いされたりする可能性がある。

　一方、安全思考では、仕事の中に予期される変動も予期しない変動も

認めなければならない。安全思考では、この現実を直視し理解することで、仕事の動的な特性が適切に管理され、仕事につきもののトレードオフを受け入れて理解できるようになり、システムは安全な運用空間内に維持される（Hollnagel, 2009a）。医療の質とは何かについて、医療界に理解されているところでは、医療従事者と組織の両方が行う日々の仕事における一連の非動的な属性である。この理解がガバナンスレベルにおいて問題を生じさせる。なぜなら、ガバナンスレベルでは質に対するこうした見方が最も強くはびこっており、組織文化にとって重要かつ制約する側面となるからである。興味深いことに医療現場では、現実の姿からある程度、医療が基本的に動的な特性を有することとトレードオフの必要性について認識されるようになっているが、「アクシデント」が当然ありうる（Perrow, 1999）と受け入れるところまでは、おそらく至っていないだろう。

　管理側の人たちは「アクシデント」を、臨床プロセスや基本的知識に関する不十分な教育のために起こったパフォーマンス上の失敗と見ている。そのため、トレードオフ（パフォーマンスへのプレッシャー）が強く感じられる状況で、個人的もしくは専門的な不適切さが原因で事故が起こったと深く信じ込んでしまっており、ほとんど正しく理解していない。医療の質が掲げる課題と専門職の自尊心が相まって、微妙に個人のコンピテンシーという概念を強調しており、日常業務に影響を与える（しばしば問題も生じさせる）システム上の問題を曖昧にしている。（説明責任の基礎としての）個人のコンピテンシーを主要テーマとして取り上げることが、不幸にして復活したと我々が実感したのは、2010年にバーミンガムで患者安全会議に出席した際であった。さらに、管理側の人たちは、パフォーマンスの変動によって発生した有害事象の「根本原因」として、手順や方針を遵守しなかったことに注目しがちであり、これを管理すべきだと打ち出す（Cook and Nemeth, 2010）。このようなアプローチは、一般的には、方針や手順を増やすことにつながり、これによって通常の仕事を行うために必要なトレードオフの数が増え、医療の複

雑さをさらに悪化させる（Grote, 2006）。にもかかわらず、余計な方針や手順が存続しているのは、これらが主として組織やそのリーダーらにとっての重要な目的に叶うからである（Dekker, Nyce and Myers, 2012; Cook and Nemeth, 2010）。

　ヘルスケアにおける医療の質の課題は、基本的に反応的である。先を予測するよりも問題が生じてからそれを修復するばかりで、先を想定して防御機構を構築しようとはしない。このような後方視的アプローチは、たちどころに、そして気づかないうちに、後知恵バイアスを調査プロセスに吹き込むことになり、調査から学べることを増やすどころか減らしてしまう（Dekker, 2006a）。このような還元主義のアプローチでは、仕事そのものに内在する複雑なダイナミクスがあって、これが重大なインシデントを発生させる場合があることを、十分に理解しようとしないか理解できない。さらに、全く役に立たないとはいわないまでも、とるに足りない提言がなされ、非常に限定的な状況を修復するために、コンピテンシーの問題（教育）や手順の遵守状況（ルール追加）に焦点があてられる傾向にある。

　このほか、より広いシステムの中でのトレードオフや対応能力については、一般に検討されない（つまり「組織には問題ないが、人々を教育し、時にはルールを改訂する必要がある」と考えられてしまう）。皮肉なことに、従うべきルールや訓練を増やすことは、しばしばケアプロセスと組織の両方をより脆弱にし、適応力を弱めてしまい、結果的に安全性が低下するという影響をもたらす。興味深いことに、最近のリスクマネジメントに関する文献では、教育はしばしば結果の悪化を生むことが観察されており（Card, Ward and Clarkson, 2012）、スタッフのモラルが低下するおそれは言わずもがなである。

　医療の質の課題は、非効率の問題（無駄や価値のない活動）も含んでおり、時にはそれだけを意味することもあるが、いずれにしても、誰のための、もしくは誰による無駄や価値なのかということが十分に検討されていない。ヘルスケアシステムは主として、医療提供者のニーズに合

うように設計されているので（たまたま患者のニーズと合うこともあるが）、患者中心の医療が叫ばれるものの、実際には医療の質の課題が患者中心になっていることはほとんどない。無駄（価値のない活動）を探すことは、主に、効率を向上するための、すなわち節約するための組織的な取り組みである。しかしこのアプローチをリニアでない臨床プロセスに適用すると、難題に対応する組織の適応力をめったに考慮していないために、意図せずしてその力を（全体的にも局所的にも）削いでしまうかもしれない（Cook, 2012）。

　安全と質が同一視されるのは、医療の質を向上することが安全の問題を片づけるという前提に立っている。この前提は大部分は当たってないので、このような前提に立つと、重大なインシデントが発生したときに、舞台背景となる組織やそこで働く人々に、ひどい感情的な落ち込みをもたらし悪影響を与えかねない。

　話を戻して、医療の質との関係において成功が何を意味するのかを考えるとき、成功とは卓越しているという規範的な価値ではなく、組織が困難な問題に直面したときにも機能し続ける能力と定義するならば、安全な業務環境を促進するために成功に着目すること（つまり Safety-II）に何の問題もない。しかし、前述したように（そして我々もそれが実態だと思っているとおり）、質が規範的な特徴や価値をもっているならば、医療界は成功と医療の質を同等に見るだろうし、過去もそうだったように、これからも安全を強化するための努力を間違った方向に投入し続けることになるだろう。さらに、医療界はレジリエンスの重要な属性を理解できず、そのため組織的活動や臨床活動（特にトレードオフ）を詳しくモニターできず、予想外の出来事、特に本当に驚くような事態の発生を想定できず（Wears and Webb, 2011）、発生したイベントに対応する必要性や能力を理解できず、その結果（より広く）学習することができないだろう。

何をするべきか？

　成功に注目するとともに、成功を単に医療の質として捉えるという罠に陥らないにするために、比較的新しく概念化されたものが、Safety-IとSafety-IIとして練り上げられた枠組みである（第1章参照）。HollnagelはSafety-Iの定義を、有害事象に着目し、調査を通じて有害事象の数を減少させる試みとした。前述したように、これは、ほとんどの医療機関が安全やリスク管理を行う上で非常によく見られる取り組み姿勢である。一方、Safety-IIは、なぜ日々の業務がうまくいっているのか、それらがもっとうまくいくようにするにはどうすればよいかに関心を向けること、および業務を脅かす問題を想定し対処する方法の理解を深めることによって、システムのレジリエンスを理解することを重視するものと定義される。

　先に述べたように、このことは次の4つの主要な能力に注意を向けさせるものである。① 日常の業務および予期しない事態の発生に**対応**すること、② 普段行っている仕事のプロセスを**モニター**し理解すること、③ 過去の経験から**学習**すること、④ 問題の発生を想定し、それによる影響を予防したり低減したりすることである。これらの能力を高めることで、患者安全を強化する方法の深い理解に向かう道のりをかなり進むことができ、また、医療の質と安全を混同する罠に陥ることを避けることができる。Safety-IIは、通常のうまくいっている臨床実務の根幹となっている（そしてSafety-Iに列記されるような）基本的なルール、方針、手順、コンピテンシーを無視するわけではないが、これらだけで安全を考えることから我々を脱却させてくれるものである。Safety-IIは我々に次のことを深く考えさせる。すなわち日々の仕事が実際にどのように行われているのか（頭の中で想像するのではなく）、複雑で動的なシステムで働く人たちは、どのように、なぜ、（たいていはうまく）仕事をしているのか、業務の成功を阻害するかもしれない多くの事柄（予期できるものも、できないものも）を理解するため先を見据えながら、成功か

ら何を学んで成功を続ける能力を高めることができるのかということである。

　今日の失敗に対する先入観は、医療安全の観点で語るか医療の質の立場で語るかにかかわらず、安全性向上に必要とされる視野を広げた動的な視点を我々が取り入れることを妨げている。実際、Landriganら（2010）の最近の論文には、重大なインシデント率（ノースカロライナ州内で患者安全運動の先頭集団といわれる10のノースカロライナの病院における）は、米国の学術会議医療部会の報告書である「人は誰でも間違える」（Kohn, Corrigan and Donaldson, 2000）が出版された後の10年間で、基本的に同じままであったことが示されており、これは注目に値する。レジリエンス・エンジニアリングの確立された概念と、その応用としてヘルスケアに登場してきたSafety-IIの考え方などは、Landriganら（2010）によって浮きぼりにされた手詰まりを克服するのに役立つであろう。とりわけ、そして多くの医療の質改善方法と違って、Safety-IIは、動的な職場では日々の業務に柔軟な対応が必要であることを認識している。パフォーマンスのバリエーションは必要かつ有用である。これが成功を後押ししている。

　しかし、昨今非常に人気がありよく目にする医療の質向上の考え方（Kenney, 2010; Institute for Healthcare Improvement, 2012; Wellman, Jeffries and Hagan, 2011; *The New York Times*, 2010）、たとえばリーン生産方式（Narusawa and Shook, 2009）では、業務プロセスの標準化を強調し、スタッフは仕事や診療実務が変動しないシステムを想像することが推奨されているが、このような考えとSafety-IIは正反対である。実際、「1つのサイズをすべてに合わせる」というアプローチが、複雑な人間の組織に適用された時に問題は発生する（Solow and Fake, 2010）。リーン方式のような古典的な質のモデルは、いったん安全が確立されると、安全はいろいろな制限範囲（たとえば、人々はルールや手順を違反すべきでない）のなかでシステムの構成要素（人と機械）がパフォーマンスを続けることによって維持できるという幻想を作り出す。

そこでの目標は、パフォーマンスの変動を抑えることになる。この呪縛によって、組織が予期しない事態に対応する能力をひどく限定的なものにしてしまい、その結果、損害を防止したり低減したりすることを妨げることになる。したがって、我々は油断しないで、質と安全を一体にした改善を掲げる権威者たちにSafety-IIを乗っ取られて、単に医療の質の課題をちょっと組み替えるだけに終わらせないようにしなければならない。それは明らかに、患者安全を前進させる方法ではないからだ。

第6章
複雑適応システムとしての
ヘルスケア

Jeffrey Braithwaite, Robyn Clay-Williams,
Peter Nugus and Jennifer Plumb

はじめに

　この章では、複雑適応システム（complex adaptive system, CAS）としてのヘルスケアにおけるレジリエンスについて解説する。関係するシステムの概念について最初に紹介し、次に複雑適応システムとしてのヘルスケアについて論じ、そのなかで、主要な特徴を明らかにするために3つのケーススタディを提示する。そして最後に、ヘルスケア複雑適応システムにおけるレジリエンスについて検討する。

システムの特徴

　システムとは、構成要素（たとえば、細胞、人々、ハイテク機器）の集合体であり、それらは何らかのパターンや構造を形成し、機能や結果を生むものである（Meadows, Meadows and Randers, 1992）。それぞれのシステムは境界を有し、程度の差はあるが閉じていたり開いていたりする。これらの境界線は、ある程度出入りができる多孔質のものから、比較的透過性のないものもある（Bertalanffy, 1973; Senge, 2006）。

システムにはその性質を決める特徴が必ずいくつかある。システムは大きかったり小さかったり、脆かったり強固だったり、扱いやすかったり扱いにくかったり、効果的であったり効果的でなかったり、革新的であったり保守的であったりする。システムは動的であり、様々な時間枠で機能する。ある時点で見ると、成長段階だったり、安定段階だったり、衰退段階であったりする。

　システムは階層構造をとり、構造的特徴の異なる複数のサブシステムから構成される。食物連鎖（Pahl-Wostl, 1997）、マズローの人間欲求段階（Maslow, 1943）、軍隊の階級（Lider, 1983）のような階層構造をとるものから、水平方向に重なったり大きなシステムの中にその一部が入れ子のように入っていたりする非階層の形態をとるものまで、システムの構造は様々である。システムは、伝統的社会における血縁集団や近代的組織における専門家集団のように、ネットワーク化していることもある。組織（Lorenz, 2001参照）は、横断的な小集団や派閥や他の非公式グループを含んでおり、正式な部門の中やそれに並行する形で存在する。より大きな組織では、部門はより広いネットワークに非階層的に組み込まれており、そのネットワークは階層構造の一部となっている。次の段階を見ると、その組織は大きな多国籍企業の一部であり、その多国籍企業自体も、ある産業を構成する組織の1つである。

　マルチスケールで、多様性があり、ネットワーク化し、相互に関係し、階層構造や非階層構造をもったこのようなシステムは、しばしば「複雑系」と呼ばれる。複雑系では、挙動は容易に予測できず、ある場所の動揺は他のレベルに伝わったり水平に広がったりして伝播し、もともとの活動の時間や場所とは関係ない領域でアウトカム（結果）として現れる。

　複雑系は、創発（emergence）、すなわち複数のものが比較的単純に相互に作用しあうことで生じる自然発生的な動きの出現（たとえば、鳥や魚の群れの形が刻々と変わること）と、時間とともに適応するという特性を有する。複雑適応システムとは、多面的で、自己組織化、創発的挙動、学習や一過性の進化のような内的法則や原則を示すものである

(Ellis and Herbert, 2011; Zhao et al., 2011)。

　生物種、蟻のコロニー、株式市場、環境、人間の脳や産業組織などの集合体は、違いこそあれいずれも複雑適応システムであり、共通した特徴を有する。複雑適応システムは様々なレベルにある複数のエージェント（主体）やノード（分岐点）で構成され、時を越え、空間を越えて様々な形で互いに作用しあう。

　人間が構成する複雑適応システムの中にいるエージェントは「知性がある」と見なされている。つまり、変化する状況に対処し、進化していける能力があり、これを我々は「適応力」だと思っている（Smit and Wandel, 2006）。エージェントはボトムアップに自己組織化する傾向が見られる。それぞれのエージェントの活動が複雑に関係し、また独立したり相互依存したりしているということは、システムの挙動を予測するのが困難であることをしばしば意味する。現在の挙動は、過去の出来事に影響を受ける。システムとサブシステムは、変化する環境に反応して適応することが可能であり、実際にそうしている。それぞれのエージェントの反復行動はフィードバックループを形成し、通常は時間遅れがあるが、このループがさらなる知識や変化を刺激することになる。ある特定の場所にいるエージェントは、巨大なシステムの他の部分にいるエージェントのすべての行動や、またはシステム全体を理解することはできない。

複雑適応システム現象としてのヘルスケア

　ヘルスケアは複雑適応システムの見本になるような好例である。それはオープンで大きく、概して効果的なシステムであり、群れをなし、創発的挙動をとり、時間をかけて適応するという特徴を有する。それぞれの部分は、脆かったり強固だったり、安定していたり変化に富んでいたり、それぞれ個別に連結しており、リスクを好んだり回避したりする。

そして、これらの特徴は、時間や場所や構成するサブシステムによって様々に異なっている。

　現代のヘルスケアシステムは、相互に関係し織り交えられた多くの専門家、患者、管理者、政策立案者、人工産物、機器、テクノロジーで構成されている。ヘルスケアシステムは膨大な社会的資源を消費し、多層構造をとり、非階層的に入れ子構造をとり、絶え間なく変化しており、「ケア」、「治療」、「インターベンション」、「処置」と呼ばれるような、多くの種類のアウトプットやアウトカムを生んでいる。意図したことと異なるアウトカム（Wilson et al., 1999）が生ずることもあり、これには医原性の有害事象などがある（Kohn, Corrigan and Donaldson, 2000）。

　ヘルスサービスは、高齢者ケア、メンタルヘルスケア、急性期医療、リハビリテーション、代替医療、地域医療を含む、多くのサブセクターを包含している。サービスの提供は、高齢者介護施設、病院、ヘルスセンター、クリニックや開業医のような名前のついた環境で行われる。ヘルスサービスの構成員は集団（cluster）を形成する。すなわち群れ（herd）に分かれ、他者が何をやっているのかに注意を払う。彼らは他者と張り合い、手術室、小児科病棟、医療専門職のように、それぞれ名前のついたグループとして集まる。幅広いケアや支援的役割が、医師、看護師、それ以外の医療職や、補助業務要員や支援職員のような異なる人たちにより行われる。先進国では医療費がGDPの約10％前後（OECD, 2011）に分布しているが、米国は突出した17％まで増加している（Bradley et al., 2011）。

　多くの研究者は線形（リニア）な理論的枠組みや方法論、たとえば、比較試験やランダム化比較試験（RCT）を用いてヘルスケアを検証しているが、複雑適応システムの有利な立場から、リニアな考え方や方法論は還元主義だと論評されることがある。すなわち、物事を理解することよりも数を数えることに重点をおき、いろいろな事象が相互につながり関係しあっていることに目を向けず、様々な変数を一定と仮定しており、そのような技巧はダイナミックに変動を続けるヘルスケアという場

には適していないという批判である。複雑系の理論家、応用科学者、トランスレーショナルリサーチ（橋渡し研究）の研究者、社会科学者、Safety-IIの専門家は、そのようなリニアな概念に批判的であり、ヘルスケアシステムを精査するためには、複雑適応システムに基づく説明やネットワークアプローチを支持している。全体とはそれを構成する各部分より大きいだけでなく、構成要素の総和とは定性的に異なっていると彼らは確信している。そのため、複雑適応システムを理解するためにこれを分解することは、不完全な理解にしかつながらず、逆に相互に作用する複雑性を隠してしまうことになるだろう。ヘルスケアについて納得できる説明をするためには、ネットワーク効果やシステムの相互連結性を無視できないのである。

ヘルスケアという複雑適応システムの主要な特徴

「複雑適応システムとしてのヘルスケア」について解説するなら本を何冊も書けるところだが、本章ではそのなかでも際立った3つの切り口を選び、複雑適応システムという視点からヘルスケアについての理解を深めることにしたい。その3つとは、自己組織化（トップダウンという組織論の原則と対比して）、創発的ふるまい（特に、重なり合って入れ子構造になった文化（カルチャー）と下位の文化（サブカルチャー）に着目して）、ヘルスケア複雑適応システムにおけるギャップ（特に、サブシステムが有機的に統合されたケアを阻む障壁について）である。状況を説明し焦点を絞るために、我々がこれまで行った実証研究の中から、3つのケーススタディを示す。各ケースはそれぞれ異なる階層を代表している。すなわち、エージェント（個人）レベルは、精神医療に携わる医療従事者の行動を分析したものであり、部門レベルは、救急部における研究から見出されたケースであり、組織システムレベルは、ヘルスケア全体にまたがる大規模研究計画から明らかにされたものである。

ケース1：メンタルヘルス専門家の患者安全に関するマイクロシステム概念化（エージェントレベル）

オーストラリアの大都市のメンタルヘルスサービスの中の2つのチームに関して、2011年に6カ月のミックスメソッド（量的調査と質的調査を組み合わせる研究法）を用いた調査（Plumb et al., 2011）が行われた。この研究では、職場における患者安全に関する医療従事者の概念化と実績を調査した。ある地域医療施設と急性期の精神科入院病棟の日常業務について、構造化観察と非構造化観察を行った。また、詳細なインタビュー、社会ネットワーク分析、および58人のスタッフへの意見調査も行った。

この研究の枠組みに大きく影響したのはLatour（2005）の概念である。すなわち社会の仕組み（社会的機関）というものは脆く壊れやすい産物であり、これはエージェント同士の努力を要する相互作用の「集まり」が生み出しているものであって、エージェントは人間であることもそうでないこともあるというものである。我々が見出したのは、このような創発的集団のはたらきこそが、このような精神医療の現場で患者安全を生み出している主なメカニズムになっていることだった。

メンタルヘルス専門家の話や仕事を分析して明らかになったことは、Mesman（2009）が「セーフティネット」と呼んでいる機能が、相当な努力を繰り返し行うことによって確保されていることであった。ここでのセーフティネットとは人や物から成る動的なシステムのことであり、患者の安全のために必要なモニターや対策が全体として確保されている。しかし、このような非公式の安全システムは、不確実な環境のもとで機能しており、また患者安全のための対策の影響は現場の状況や個々の症例に左右されるため、そこでのリスクの予測は非常に難しい。安全なケアの提供は常に脆弱であるため、セーフティネットに強さやレジリエンスをもたせるために相当な冗長性（複数のバックアップ機構）が盛り込まれている。医療従事者らは、自分たちの仕事を取り巻くシステム全体

の状況について知ることはできないが、限定合理性や局所合理性（Simon, 1955; Simon, 1979; Dekker, 2011a）を頼りにして、システム内部における自分の持ち場を安全に保つことが、普通は十分にできる。この研究では、不確実な状況において安全なケアを行うためには、即興的な対症療法的アプローチが重要であることと、その能力を維持するためには医療従事者の不断の努力が必要とされることを示している。

ケース 2：相互作用する複雑適応システムの構成要素としての救急部門（部門レベル）

2005 年から 2007 年の間に、オーストラリアのシドニーにある 2 つの 3 次医療機関（高度医療提供病院）の救急部門で、1 年以上の観察を含むエスノグラフィー（民族誌的）研究[1]が行われた。この研究で得られた知見として、患者がたどる治療の道筋には重なりのある段階がいろいろあって、それぞれ臨床的、組織的な両面の要素をもっているが、救急部門の医療従事者はその道筋をつける責任を有しているということがあった（Nugus and Braithwaite, 2010）。一連のケアには、緊急度に基づくトリアージ、アセスメント、診断、治療計画の着手と完了、行先の決定（通常、入院か退院）が含まれている。ケアプロセスに関するほとんどの文献は、この一連の流れを線形モデルとして、すなわち「ケアの連続性」の問題として捉えている。

しかし、我々の研究の大事な知見は、異なる職種、部門、組織のスタッフとの相互関係が、患者のケアプロセスに関する意思決定を行う際に、重要な意味をもつという点である。つまり、患者のケアは救急部門の中だけで行われるのではなく、患者の臨床経過を通じて関わることになる個々の医療従事者同士や、複数の職種や組織にまたがるサブシステム間や、より広いレベルのシステム間の関係の中での折衝という形で、救急

---

1) 訳注：集団や社会の行動様式をフィールドワークによって解析し詳細に記述する文化人類学や社会学の研究アプローチ手法。

部門に患者が到着した時から影響を受けている。

24回の病棟巡視における観察により、救急部門における患者のケアの流れは、次の3つの主要な判断分岐点における質問への答えで大筋が決まることが明らかになった。1つ目は、この患者はそのまま退院できるか、それとも入院治療が必要か。2つ目は、入院が必要なら、どの病棟の、どの診療科に、いつの時点で転科させるのか。3つ目は、もし退院させるのであれば、安全で効率的に行うためにどのようにすればよいか（Nugus et al., 2010）。相互に結合された様々なエージェントは、異なる境界強度をもった集塊を形成して、患者が救急部門でたどる道のりの至るところで判断の基準点となっている。複雑適応システムとしての救急部門を理解するためには、救急部門でのケアというものは、救急部門と他部門の人々、サブシステム、システム（Nugus et al., 2010）との間で常に移動する境界を、コミュニケーションを通じて管理しようとしているという点に注目する必要がある。つまり、患者のたどる経過は「リニアなもの」としてはうまく説明できないのである。

ケース3：ヘルスケアにおいて創発する多職種協働の実務に関する社会生態系[2]としての視点（システムレベル）

職種間の協力を推進・向上することを目的として、我々は4年以上にわたって（2007年～2010年）ヘルスシステムに社会科学研究チームを派遣し、アクションリサーチ[3]を行った（Braithwaite et al., 2013）。オーストリアの首都圏におけるヘルスシステムは、約352,000人の人口に対して5,000人のスタッフで、急性期医療、高齢者ケア、リハビリテーション、メンタルヘルス、がん治療および地域医療を提供している。

2）訳注：ここで参照されている社会生態系は、人間系と生態系の相互作用を中心として、社会と生態の持続可能性を総合的に解析するための理論的モデルであり、複雑性科学の影響を大きく受けている。「社会生態系」には他にいくつか異なる概念がある。

3）訳注：社会問題を解決するために、人々の行動に関する研究結果を実践の活動の場に導入し、得られた結果を再び分析して理論化する実践研究。

様々な介入を通じて職種間連携を向上することを目的として、社会生態学理論に基づいて研究を計画した。スタッフの協力を得て、研究チームは573人の参加者による101にものぼる改善活動、1,010人の参加者による108回のフィードバックセッション、594人の参加による25の教育ワークショップ、230人の参加者による38の介入活動を行った。これらの多くは、やむをえず、組織のサイロ（各部門や職種等の単位）でそれぞれ独自に行われた。

多職種間の協働が向上した多くの成功事例はあったが、このような長期の継続的活動にもかかわらず、多職種協働で行うケアの質に対する態度や、医師中心の態勢、チームワーク、専門職のアイデンティティは、プロジェクトの2年目、3年目、4年目を通じて、それほど変化しなかった。この研究は、個々のプロジェクトや講習会を実施することは比較的容易だが、外的な介入により医療専門職の態度や確立された仕事のやり方を変化させることがいかに難しいかを示している。システムを変えるということは、現在の仕事のやり方、変化に対する抵抗、専門性の違いなどのいろいろな理由で、非常に困難である。ヘルスケア複雑適応システムが作動しているのは、比較的不可知で、かつ変革しようと努力しても影響を与えることが難しい状況のなかであることが多い。ヘルスケア複雑適応システムは、変化を起こさせるような具体的な取り組みをしても、自己組織化し、自発的な挙動を示し、時間とともに適応していく。

全体として見れば、これら3つのケースは自己組織化、階層構造、非階層構造、適応と適応力、群れの形成とネットワーク化を含む複雑適応システムの特徴を示している。特にケース1では、日々の自発的で相互に作用する医療業務のなかに現れた創発的挙動が観察された。ケース2では、単純な線形モデルとは違って、隣接し相互作用する文化にまたがる複雑さと活力が観察された。ケース3では、専門職間のギャップやサイロ、外的変化への抵抗が著明に見られた。

次に、これらの特徴のいくつかを掘り下げるために、自己組織化、創発と文化、ヘルスケア複雑適応システムにおけるギャップについて、詳

しく見てみる。

ヘルスケア複雑適応システムの詳細

自己組織化

　自己組織化（Mennin, 2010）とは、システムに求められている目的を達するために、単一の中央集権的もしくはトップダウンのコントロールのない状況で、協調的活動と構造的特徴が創発し、ある種の秩序だった形態をとるものである。これは、まさにヘルスケアの特徴である。医療従事者は一般によく訓練され、かなりの自律と裁量を有する専門家集団であり、個々の患者に医療を行う際に比較的独立した意思決定を行い、普段はゆるく連携したネットワークのなかで仕事をしている。

　行動上のレパートリーや専門分化した構造の多くは、医療従事者らが形成している様々なグループから生じており、それらのグループのほとんどは専門領域に基づいたものである。そのため、国や環境にもよるが、どこに行っても内科専門医、外科専門医、病理専門医などのグループ（例示は3つにとどめる）が集まって組織をつくり、公的または私的なビジネスモデルを通じて医療サービスを提供している。また、非公式な地域医療ネットワークが自然発生的に形成されており、これらは友情、信頼、支援メカニズム、紹介パターンや仕事上の利便性を反映したものである。たしかに、ケース1および2はこのような特徴を示している。これらの相互作用が全体としてもつ重要な特徴は、物事がたいていは安全に保たれていることである。何百万もの判断、業務、治療、処置、検査、仕事、ケア、患者の治療が、何事もなく行われているのである。

　医療従事者はシステムレベルにおいても集団として組織化されており、ケース3に見られるように一緒にネットワークを形成し外圧に抵抗することができる。彼らは、ロビー活動を行い他者に影響を及ぼし、権力を

行使し、政治家、医療提供者、政策立案者、監督官庁らとの関係に影響を与える。彼らはこのようなことを、大学や学会を含む自分たちの見解や関心を代表する媒体を通じて行う。

　しかし、ヘルスケアは公的関心の対象でもあり、ヘルスケア以外のステークホルダーも関わっている。国民、政府、支払者、健康保険会社はシステムに関心をもっており、口出ししたがる。彼らの「口出し」は、しばしばトップダウンの規制という形をとり、これはボトムアップで局所的な組織的行動とは全く対照的である。この現象はヘルスケアに限ったことではない。規制当局の役人は中央から指揮統制型で仕切りたがる傾向があり、システムの中にいてボトムアップで独立志向が強く最前線で仕事をしている人々が「邪魔しないで私たちに大事な仕事をさせてくれ」という態度をとるのと衝突することはよく知られている。このような傾向は、会計事務所、大学の学部、コンサル会社、法律事務所のような他の専門職集団においても見られる。

　今日のヘルスシステムは、ここ数十年にわたって、規制官庁、政策立案者、保険会社、認証機関らに注目されてきたが、その背景には、医原性の事故に対する認識の高まり、医療の質と患者安全の向上を求める願望、多くの関係当局からの説明責任や効率性向上の要求がある。規制は種々の形態をとるが、概して様々な行動の制約や許可、医療を提供する人々に対する実行責任と説明責任の割り当てが含まれている。ヘルスケアにおける規制はふつう法律、政策、基準、指標などを含み、システムやサブシステムの挙動を方向づける。規制は強制的なものもあれば自主的なものもあるが、通常、共同規制という形をとり、複数の関係者が共同して、権限を行使し、説明責任の所在を割り当て、要求事項を定め、システムのアウトカムを実現させることにおいて役割を担う。

　Cook and Woods（1994）によれば、トップダウンによる規制当局、政府機関、官僚機構は、システムの管理側（blunt end）で機能しており、彼らは直接、安全を確保するわけではなくエラーが起こったときだけ仕事をする。一方、システムの現場まわり（sharp end）で直接医療を提

供している人々は、大部分、刻一刻そして毎日、物事が安全に行われるようにしている。しかし、何か問題が起こると、管理側の人たちが主催もしくは運営する調査や審問によって、現場の人々は高みに押し上げられ、しばしば責任を負わされる（Hughes, Travaglia and Braithwaite, 2010; Hindle et al., 2006）。後知恵バイアスによって「エラー」が「予防可能」だったと見なされた場合には、特にそうである。全体として見ると、自己組織化は複雑適応システムのレジリエンスに貢献している。これは、日々のタスクが患者への安全なケアにつながるようにするための個々の人々の相互作用、部門間の相互作用、システム全体の努力といった1つの結合した集団を提供することにより行われている。ケース1はこのような主張を裏づけるものであり、安全の成立の仕方をよく映し出している。

創発と文化

システムのなかのエージェントが交流し、しのぎを削り、互いに影響しあい、あらゆる種類の政治的文化的やりとりに関わると、創発的挙動が現れたり新たに生み出されたりする。エージェント達（医療従事者、補助や支援スタッフ、マネジャー）は、Straussら（1963）やStrauss（1978）が「妥結した秩序」と名づけたこと、すなわち人々が個人やグループの目的に合わせて交渉し、協議し、妥協することに積極的に関わる。このような政治的、文化的な情報の交換は、ケア提供のプロセスの土台となる組織の原動力を説明するのに大いに役立つ。ケース2は、このことを救急医療、および救急部門と他の部門の境界をまたがるケアの計画においてうまく説明している。

我々が文化と呼んでいるのは、ある人間の集団が全体として示す態度、価値、行動、慣行のことである。それは人々を結合させる見えない糊のようなものである（Braithwaite, 2005）。文化とはそれに順応したり、そ

こで育ったりした人々には見えないものであり、またその文化があたりまえで「普通の」あり方ややり方になっている人々にとっては見えないものである。そこでの行動は、たいてい傍目にわかるほど落ち着いたものであり、独特のパターンを形成する。文化はものごとを育成するものであり、創造的で、有用で支援的である。しかし文化は、毒性もあり、政治的色合いが濃く、偏見を有し障害をもたらすこともあり、これらを含めた様々な特徴が信じられない濃度で混じり合っていることもある（Braithwaite, 2005; Braithwaite, Hyde and Pope, 2010）。

　ヘルスケアにおける文化の境界線には、通常、いくつも穴が開いており、ある複雑適応システム内でエージェント同士は影響しあい、ある程度の相互依存関係を示す。多くの社会研究では、文化（カルチャー）のなかで、また下位文化（サブカルチャー）をまたがって、エージェントらは互いに影響を与え（Barnes, 2001; Nugus, 2008）、影響を及ぼしあい、様々な行動を形成したり弱めたりし、時としてその影響は非常に広範囲に及ぶことがあることが示されている（Braithwaite, 2006）。それゆえに、ケース2では、救急部門の医療従事者は互いに関係し、患者を受け入れる他の部門のスタッフに影響を与えようとしていた。このような相互作用する行動や反復する影響から、文化や下位文化の特徴となる要素が生まれ、それらは組織独特で限局的なパターンを形成する。これらは多種多様な非公式の行動レパートリーとして現れ、具体的には、友情、内集団（in-groups）、連合（alliances）、連立（coalitions）、臨時（ad hoc）のチームや非公式グループのようなものがある（Eljiz, Fitzgerald and Sloan, 2010; McMahon, MacCurtain and O'Sullivan, 2010）。

　下位文化もそのなかで関係しあい、互いに影響を及ぼす。ヘルスケアの組織で仕事をしている人たちはこのことに気づいている。時間とともに、ある下位文化は変化する環境に反応して行動し対応し、また別の下位文化も同様の動きをする。しかし、逆説的な言い方であるが、組織の寿命は不安定で計りしれないものとは見受けられない。組織は、大抵は大幅に常軌を逸するものでもなければ、制御不能なものでもなく、ある

程度、下位文化は一定の安定性を示しており、それはある特定の時期だけでなく、時間縦断的にもそうである（Allen, 2000）。これこそが組織化された複雑性と組織化されていない複雑性との違いであり、組織やその構成部門がそもそもどのようにして存在しているのかを示している。そうでなければ、組織や構成部門は常に無秩序となってしまい、分解してしまったり、再登場したり、めまいのするような曖昧で得体の知れない混合物に形を変えたりして、まるでピザ生地を折っては伸ばしてまた折り返すような状況になる。下位文化は時にはそのようなこともあるかもしれないが、文化は頑固に変わらないものでもある。

　文化および下位文化は非階層的に重なり合っているだけでなく入れ子になっている（次のボックス内の例を参考のこと）。Martin（2002）は、文化に関する3つの視点を取り上げて利用できるようにしたが、これらの視点は入れ子の性質を引き出すために利用することができる。たとえば教育病院や高齢者ケア施設のような組織全体にまたがる文化の特徴というものがあり、このようなマクロレベルでは、たとえば生産的、協力的、腐敗した、または有毒なといった目立つ特徴を呈する。中間的なメゾレベル、たとえば、病棟、部門、診療科、やや非公式なマイクロシステム、友人グループ、紹介ネットワークでは、それぞれの文化は、主流となっている文化と方向性が合っていたり食い違っていたりする独特の特徴を示す。さらに、小さな派閥、エリート集団、職場の友人、閉鎖的集団、憎しみや敵意をもった人々、ランチ仲間、内集団と外集団が示す、より限局的な文化的特徴もある。

入れ子行動を浮き彫りにする

　組織の中にいる人々は、同時に複数のグループの構成メンバーとなっている。ある者は女性で、医師で、小児科医で、彼女の所属するグループではその構成員の友人であることだろう。また、若手小児科医の指導医であり、小児科長の部下でもあり、

また必要とあれば彼女の患者を紹介する専門医らのグループとともに仕事をしている。彼女は 1a と 6a 病棟にまたがって仕事をしており、必要な時には外来診療や新生児集中治療にも従事している。彼女の病院は、大学連携施設の一部であり、地域の団体でもあり、チェーン病院の一つでもある。彼女は週に 1 回、貧困地域の無料クリニックで働いており、重要な小児科学会の委員会、および年次リサーチカンファレンスを計画する科学諮問委員会の委員も先輩医師らとともに務めている。

他方、彼女が「そうでない」ものもたくさんあり、たとえば男性グループにも看護職グループにも属さないし、麻酔科、上層部経営陣、他の多くの診療科や職種や内集団のメンバーでもない。彼女が活動の中で、所属する下位文化グループと所属しないグループを忙しく行き来するさまは極端であり困惑するほどである。多忙な 1 日のなかに空いたほんの数時間の間ですら、彼女は入れ子になった多数の下位文化をあちこち移動する。

このような創発的行動のせいで、ヘルスケアは理解することが難しく、管理することは恐ろしく困難で、スタッフが舵取りをするのは敷居が高く、患者がアクセスや理解を試みても戸惑うばかりで、住民やヘルスケアに関する研究者やコメンテーターにとっては尽きない関心事となっている。ヘルスケア複雑適応システムとこれらの構成要素は、他の下位構造や下位文化のなかにある下位文化と重なったり入れ子になったり、関連づけられて近くに並べられたりしていることを意味している。ヘルスケア複雑適応システムの特徴のうち、入れ子の性質について考えるとき、マトリョーシカ人形のたとえが思い浮かび、重複する下位文化の相互関係を考えると、多数の相互関係を有するロシア人形が頭に浮かぶ。

ヘルスケア複雑適応システムにおけるギャップ

　ケース2とケース3では、ギャップの例を見ることができる。ケース2では1つの組織における部門間でのギャップが、ケース3では様々なプロジェクトは通常、サイロ単位で行われているというギャップが観察される。システムを理解する絶好の機会は、システムが連携や統合をしそこなった状況を検証するなかで、システムの割れ目で何が起きているかを観察することから得られる。ヘルスケアにおける社会的な距離、溝、凹み（まとめてギャップと呼ぶ）に関する最近のシステマティックレビュー（Braithwaite, 2010）では、わずか13の研究が見られるだけで、このようなギャップに関する研究がいかに少ないかがわかる。このレビューでは、ギャップ現象があらゆる所で見られることが指摘されている。診療科、病棟、部門間や、医療サービスを提供している組織間や、専門職間の距離、凹み、不連続が普通に見られるだけでなく、人々がヘルスケアにおいて住む社会的、専門的な構造を規定している。

　多くの人々は、自分の所属するグループや局所的な組織的構造のなかで快適に仕事をしており、また多くの者は組織、専門、文化、診療科の壁を超えて接触を図る意志や時間がない。システムのある部分にいるエージェントらは、しばしば、構造的、地理的、財政的、機能的、または政治的な理由から、他のエージェントの仕事に気づいていない。いくつかのケースではサイロ間のつながりが切れており、別のケースでは互いの関係性は弱く、また別のケースでは時々相互関係があり、他のケースでは2つかそれ以上のグループや団体で密接な関係が見られる（Cook, Render and Woods, 2000）。多くのシステムにおけるヘルスケア構造の非集中化は、テクノロジー、イノベーション、広範な再編によって引き起こされており（Braithwaite, Runciman and Merry, 2009）、このことがヘルスケアにおけるギャップを悪化させているのかもしれない。しかし、重要な点は、すべてのヘルスケアシステムで連結性には限界があり、現実の世界での関係者の行動は、社会的、専門的なグループの境目では、

ピリピリしていたり、対立したり、度を失っていたりするということである。

　自然に発生するギャップの例は、医療従事者の部族主義（専門や職種でグループを作っていること）である（Braithwaite, 2005）。医療従事者は、多職種チームを形成するよりも、自分の所属するグループ（医師は医師、看護師は看護師、他の職種の人は他の職種）と関わりをもとうとする傾向がある（Braithwaite and Westbrook, 2005; Braithwaite et al.［in press］）。同族親交が普通になっているように見える。組織や専門職による壁を越えて、連携し統合されたヘルスケアを創ることは、ヘルスシステムが実際に、特に病棟や病院において機能している方法と相容れないように見える（Milne, 2012）。これはメンタルヘルス（Plumb, 2012）やリハビリテーション（Pereira, 2013）の領域では異なっているようで、より多職種のまとまりがあってチーム指向であり、グループ間の壁はほとんど見られない。しかし、全体としては、ヘルスケアには多種多様のギャップがあり、それらはシステムのレジリエンスにとって脅威となっている。明らかに、人々や患者や情報や信頼がヘルスシステムのなかにあるいくつもの割れ目に落ち込むため、つまり、ヘルスシステムのいたるところにあるギャップを渡りきれないので、効果的なケアを脅かす思いがけないリスクが生じることになる。我々が本章で示したケースでは、ギャップ、境界、不連続性が、ネットワークや文化として現れる動的な挙動のなかに見られた。

考察

複雑適応システムという見方から導きだされる改善方略は何か？

　以上のとおり、ヘルスケアは、複雑適応システムの特性とそれらの挙動の好例といえる。我々の行ったヘルスケアに関する分析や、エージェ

ント、診療科、組織全体のレベルにおけるケーススタディでは、複雑適応システムの多くの特徴を見ることができる。とりわけ大仕事なのはヘルスシステムの改善であり、チェスはおろかゲノム解読よりも難しいと思われる。ヘルスケア複雑適応システムは非常に込み入っており自己決定をしている。これを満足いくように記述することはきわめて難しく、ましてや影響を与えることなど至難の業であり、もしできたとしても、意図しない結果が生ずるかもしれない。もう1つの難しい大仕事は、ヘルスケアシステムはどのようにしてどの場所でレジリエントになれているのか、また、なぜどのようにして大抵の場合に安全であるのか、さらにレジリエンスを強化することが可能か否か、もしくはそれはどのようにしてできるかということを理解することである。

　1つ目の大仕事について要点を答えると、近年管理者や政策立案者が医療ヘルスケアシステムを改善するようとりわけプレッシャーをかけてきたし、今も続いている。効率、医療の質、患者安全を向上するために多くの努力がなされてきた。改革者、改善推進者や政府諸機関は、インシデントマネジメントシステム（Travaglia, Westbrook and Braithwaite, 2009）、安全トレーニングプログラム（Braithwaite et al., 2007）、根本原因分析（Iedema et al., 2006）、チェックリスト（Haynes et al., 2011）、さらに手洗い、引き継ぎ、改善チーム（Braithwaite and Coiera, 2010）のような多くのプロジェクトを導入してきた。このような新しい取り組みは、成功例が時に示されることによって後押しされ、これらの取り組みから学びを得るための多くの創意工夫がなされてきた。発想、モデル、方略を広める努力をし、さらなる改善をするために、時間を超えて、人々がリソース、支援、容易化手段を提供してくれることに希望をもちながらやってきた。それにもかかわらず、複雑適応システムに対する改善活動には必ず有害な結果も生じるだろうし、どのような強化策を取り入れても継ぎはぎになることを、過去の経験は示唆している。散発的な成果が現れるまでですら時間がかかる。実際、手術室でチェックリストを使用したり（Haynes et al., 2011）、患者の状態悪化に備える院内救急チー

第6章 複雑適応システムとしてのヘルスケア

ム（MET）を創設したり（Hillman et al., 2005）、集中治療室で中心静脈ルート感染を減少するような対策（Pronovost et al., 2006a）が講じられているが、ヘルスケアの安全と質が、全般的に一段階改善されたことを示す研究は見つからない。これらの有名な取り組みが称賛されていることこそが問題のありかを示している。これまでやってきた努力を考えると、システム全体に及んだ改善の程度は期待はずれという見方がだんだん広がっている（例：Wachter, 2010）。

　2つ目の大仕事に関して、システムの変動に対するレジリエンスには、高度の適応力という特徴がある。適応力とは、システム、サブシステム、エージェントが変化する環境や仕事のプレッシャーから学び対応し、問題から立ち直る能力のことである。適応力はヘルスケアのような環境において特に重要である。攪乱の時期、強さ、継続期間、性質などは予見ができないということは、医療従事者は絶えず打てる手を意識し、臨機応変で、行動に移す準備ができていなければならないことを意味している。しかしながら、多くの人たちは医療を行うことに忙しく、システム改善を銘打ったプロジェクトには、少なくとも正式な形で日常的に従事したり協力したりしているわけではない。ケース1に見られるように、彼らは大抵の場合、システムを安全に維持しているが、ケース3に見られるような、トップダウンで計画されたプロジェクトや構想を走らせることで、「システムの改善」をいつも意識して行っているわけはない。

　ケース1のメンタルヘルスサービスにおける個々の人々の活動に、適応行動を見ることができ（Plumb et al., 2011）、そこでは、モニター、介入、冗長性のような非公式に発達してきたパターンが創発して安全な環境を構築している。これはヘルスシステムの多くの分野で典型的に見られることである。誰が認可したわけでも、やらせたわけでもない。ナイキの宣伝のように、医療従事者は「ジャスト・ドゥー・イット（とにかくやっている）」のである。救急部で働く個々のスタッフによる同様の適応行動は、彼らが、限られたリソースのもとで患者に必要なケアを提供する方法を検討するために、他の患者の治療に関わる人々と関係す

るときに見られる（Nugus and Braithwaite, 2010）。システム全体を扱ったケース 3（Braithwaite et al.［in press］；Runciman et al., 2012b も参照）は、改善に関する別の見方を引き出している。つまり、外部の人々は必ずしも、システムに対するより大きな機能強化を引き起こすことができない。実際には、医療コミュニティの住人が総出で関わってはじめて可能になることなのだ。

ヘルスケアのレジリエンスな特性を、複雑適応システムとして見ることによってどのように向上することができるか？

レジリエンスとは、もしこの名前がなかったとしても、ヘルスケア複雑適応システムが元来もつ特性に違いない（例：Braithwaite, Runciman and Merry, 2009）。エージェントレベルの研究であるケース 1 や複数の診療科を巻き込んで行われるケース 2 には、レジリエンスの構成要素が見られる。レジリエンスとは、放っておいても医療従事者が行うことであり、上から押しつけられた正式な改善計画、プロジェクト、システムと時には連携して、時にはそれらをよそに、ほとんどのことがうまくいくシステムを作っている。

対照的に、ケース 3 の全組織的な状況は、抵抗勢力の広がりを示している。システムの境界を定義することの重要性は本章のはじめに指摘した。たとえば、病院を境界として定義すると、変化へのレジスタンスは、外部から押しつけられた改革運動という観点で解釈できるだろう。だから、ケース 3 のプロジェクトは、病院の管理者から研究協力の承認を得た上で行った研究者と医療従事者の相互協力であったにもかかわらず、現場の医療従事者からは、立ち入りすぎとか自分たちの思いどおりにならないと受け取られたのかもしれない。ケース 3 での医療従事者の態度は、専門職間の連携を強化するような長期にわたる努力にもかかわらず、時間が経っても変わらなかった。

第6章　複雑適応システムとしてのヘルスケア

　我々が明らかにした複雑適応システムの特徴によって予想されるように、ヘルスケアシステムは内部で恒常的に変化しており、新しい行動が、患者の日々のケアに必要なことを満たすために現れている。たとえば、医療従事者は予想外の状況、時間的プレッシャー、限られたリソースに対応するために対処法を生み出している。実際、変革構想が外部からの圧力であり、外来文化によって内部の文化に強いられていると見なされた場合には、システムは変化（良くなる場合でも悪くなる場合でも）を起こさせる脅威的な力に対して抵抗する方向に非常にレジリエントになる。

　どのケーススタディでも、自己組織化の原理が作用していることが観察できるが、これはある時にはトップダウンの勢力を補い、ある時には拮抗する。メンタルヘルスの領域に見られたミクロの行動は、安全がどのようなやり方でスタッフ自身によって確保されているかを示しており、これらは、当局者に強制される活動とは全く別の、もしくは付加的な活動としてしばしば見られる。我々はこれらの例に複雑適応システムのレジリエンスの特性が創発している様も見ることができる。個々の問題を解決するために複数で独特の解決方法を編み出すと、同時に複数で独特の失敗を生む機会にもなる。各ケースで説明した困難に対処するために用いられる複数の方法や重複した方略が、しばしば何かの事情で、システムの複雑性を付加してしまうことを見てとることができる。

　文化は、下位文化もそうだが、ヘルスケアのレジリエンスに興味深い課題をもたらす。もし文化が、組織の有する何か（Smircich, 1983）、たとえば、組織的構造、人材管理方針、IT能力のような変化するものであれば、原則として、操作したり、形成したり、影響を与えることは可能である。そのようなことを行うプロセスにおいて、レジリエンスは管理者、規制官庁、保険会社、政府によって形成されたり強化されたりするであろう。しかし、文化が組織やシステムの本質そのもの、すなわち根源的で組織やシステムの中核を規定するものであれば、たとえ複数の利害関係者が協力したとしても、臨床現場の最前線にいる人たちではない外部の者によって容易に変えることはできない。我々のケースは後者

を示しており、文化は組織やシステムを規定する何かであり、組織やシステムが有しているものというよりもむしろ存在している状態である。同様の理論によれば、レジリエンスは組織の中核的な特性であって、操作に左右される可変物ではない。これが本当だとすれば、どの医療機関における文化、下位文化、レジリエンスも、外部の利害関係者の要求や、政策立案者の見解表明や、管理者能力重視派の行動によって、容易に変化させることはできない。そうだとすれば、自己組織化および適応能力は、成功継続のきわめて重要な決定因子となる。

第2部

レジリエンスが個人、グループ、組織の中で占める位置

第7章

集中治療室におけるレジリエンス：ジュネーブ大学病院の事例

Jean Pariès, Nicolas Lot, Fanny Rome
and Didier Tassaux

はじめに

　ジュネーブ大学病院（HUG）の集中治療部（ICU）は、それまで別の組織だった2つの機能が2005年に統合されてできた大きな集中治療部門である。この統合は、何年にもわたって組織の危機的事態を生じさせたが、それでもICUの実績は、ケアの量、質、および医療安全の面で向上した。つまり、この部門はレジリエントであると判明したのである。ICUからの要望で、我々は2010年にこのレジリエンスの理由を理解するための質的研究を行った。彼らが期待したのは、この研究によってICUが戦略を強化し改善することであった。そこで我々は、レジリエンス・エンジニアリングの概念に基づく解釈的枠組みを用いて、ICUがどのように機能しているかを観察した。さらに、ICUがどのように、そしてなぜ変動、混乱、不安定さをコントロールすることに成功したか（あるいは失敗したか）の理解を試みた。さらに、ICUにおける経験を通じて、上記の概念枠組みを検討し補強することを狙った。

背景：ICU の状況

　ICU は複雑適応システムであり（Cook, 1998）、想定外と不確実性に満ちた領域である。ICU ではハイリスク患者の管理が行われ、患者は1つまたは複数の生命機能に対して、薬剤や機械によるサポートが必要な状態である。医療サービスは"集中的"であり、こう形容するのは、医療従事者（たとえば、2人の患者に対して1人の看護師）や高度で洗練された医療機器（たとえば、生命監視モニターや人工呼吸器）といった多くのリソースを必要とするからである。高いコストが絡むため、投入されているリソースは、ピーク時の仕事量や患者の重症度がきわめて高い場合の複雑さに見合うものではない（Tassaux et al., 2008）。その結果、スタッフは、ICU の処理能力を超える負荷がかかる事態に頻繁に直面する。ケアのプロセスはたびたび予想外の事態にもさらされるが、これらの事態は様々な病態のランダムな発生、患者の状態変化の不確実性、病態によってはその複雑さに対して医学が備えている知識の限界により生ずる。それゆえ、ケアプロセスの多くは大まかな決め事しかなく、スタッフはいつも自分の垣根を越えて仕事をしている。さらに状況を難しくしているのが、ケアを全く実行しないことは、用心抜きのケアよりも危険なことである。最後に大事な点として、仕事の環境が経済的、政治的、および心理的なプレッシャーを生むことがある。これは、高額の治療単価や社会の人々の高度医療に対する強い関心、メディアの取り上げ方、他病棟と ICU との接点業務、患者の家族との絶え間ない関わりなどのためである。

　このため、ICU システム（個人、チーム、部門全体を含めて）は適応する以外に選択肢がない（Anders et al., 2006）。いくつかのメカニズムを取り入れることで、よくある運営状況悪化や非常に厳しい状況があっても、一定のパフォーマンスレベル（治療を提供することや質・安全について）を維持しようとする（Cook, 1998）。中でも特に、あらかじめ決められた対応と創造的な対応とのバランスをとることが、鍵となる方

略の1つである。しかし、様々な攪乱がある中で、どのようなメカニズムが基盤となって、利害関係者や社会に受け容れられる範囲のパフォーマンス対リスク比を維持できるのかについては、解明できてない疑問が多く残っている。

驚異的なパフォーマンス

　ジュネーブ大学病院のICUには、このようなメカニズムを研究する者にとって、特に興味深い特徴がある。36床と約350人のスタッフを有する大きなICUであること。さらに重要なこととして、外科系ICUと内科系ICUの2つの独立した部門の統合（2005年10月）によりできたことである。これら2つの部門の間には、争いとはいわないまでも長い競争の歴史があった。2人の部門長はライバル関係にあり、マネジメントの方法や、奨励される医師・看護師関係等々には大きな違いがあった。外科系ICU部長の退任に伴い、従来の内科系ICU部長が新ICUの部長に任命された。2人の部長についていた各4人の補佐たちは、8人の副部長チームとなったが、当初、彼らは協力して団結したチームを築くことができなかった。新ICUは、その正統性と方向性が見出せないまま混迷を続け、スタッフ、特に看護師の間には不安が広がっていた。看護師の離職率は、恐るべきレベルにまで上昇し（年に約30％）、欠勤も増加した。統合2年後には、医療従事者の17％に著しいバーンアウト（燃え尽き症候群）スコアの上昇が認められた。

　このような問題をいくつも抱えていたにもかかわらず、医療サービス全体のパフォーマンスは大いに向上した。入室患者数は増加し、最初の2年間で生産性は20％も向上した。ピーク時間帯はうまく対処され、再入室率も低下した。効率とケアの質は向上した。入室患者の臨床状態（SAP, status of admitted patients）は高いまま（スイス国内で平均SAPの高い施設の1つ）であったが、新体制でのサービスは最良のアウトカ

ムを達成した。実際の患者死亡率は SAPS（Simplified Acute Physi-ology Score）による予測死亡率の 75％にとどまった。

それでは、なぜジュネーブ大学病院の ICU は、統合により生じた深刻な混乱を乗り越えることができたのだろうか。部門の管理職チームのメンバーたちは、そう自問し始めた。成功のメカニズムをしっかりと知ることで、ICU の収支を安定させ、日々の業務計画や環境を含めて一層の改善を図り、さらに、他の ICU のために計画的な診断法を考案したいとも考え始めた。そこで彼らは、外部からのコンサルタントの助けを得てこの問いを追究することにした。

概念枠組み

研究プロジェクトは、レジリエンス・エンジニアリング（Hollnagel, Woods and Leveson, 2006）の旗印を掲げて開始した。この考え方は、攪乱を管理するという問題に取り組むのに適した革新的な概念枠組みを提供したものである[1]。レジリエンス・エンジニアリングは、変動とパフォーマンスの関係について、従来とは異なる見方を提唱する。古典的なパフォーマンス向上のアプローチが、システムがさらされる（内的あるいは外的な）変動の頻度と大きさを低減することを目指すのに対し、レジリエンス・エンジニアリングは、システムの変動や攪乱に対処する能力を高めることを目指す。この考え方によれば、古典的アプローチでは複雑系の変動を根絶することはできず、むしろ、対応の多様性を失わせ、ひいてはシステムが想定外の事態に対応する能力を失わせてしまう（Pariès, 2011）とされる。レジリエンス・エンジニアリングの概念は、

---

1) レジリエンスとは、内部あるいは外部の変動や攪乱（すなわちプレッシャー、制約、失敗、エラー、違反、ハザードなど）の存在下で、通常、極端、もしくは例外的のいずれの状況にあっても、システムの完全性とパフォーマンスを少なくとも一部は維持する能力と定義される。

変動や攪乱を管理する能力を伸ばすために、組織とそのプロセス、協力やコンピテンシーについて再考を促すのである。

　Hollnagel（2010）は、システムのレジリエンスの特徴について、理解しやすい4つの能力を挙げており、これらはシステムの攪乱に対処する制御機能の堅牢性に比較的近い観点から提案されたものである。⑴システムは、適切な方法でリアルタイムに対応できなければならない（想定外に対応する場合を含む）、⑵適切なモニター能力をもたなければならない、⑶先を見通して何が起こるかを想定し、対応を準備しなければならない、⑷経験から学ぶことができなければならない。Woods（2010）は、適応マネジメントの理想形に着想を得て、一連の能力を提案している。中でも特に、システムのレジリエンスは次のような能力が必要条件だとされている。すなわち、⒜適応力が崩壊しつつある、または未来のボトルネックを勘案すると適応力が不十分であると認識する能力、⒝システムのバッファーや備蓄を使い尽くすことの脅威を認識する能力、⒞複数目標のトレードオフをやりくりするために優先事項入れ替えの必要性をもれなく察知する能力、⒟物の見方を変え、システムの公称状態を越えた多様な見方をする能力、⒠新たな適応方法を学ぶ必要性を認識する能力である。

　組織を重視する観点から、高信頼性組織（HRO）の研究者たち（Rochlin, La Port and Roberts, 1987）は、安全管理において信頼性が高いと考えられる組織に共通する特徴を明らかにしようとした。これらの研究では、HROが従っているのは官僚的なヒエラルキー構造ではなく、むしろ強力な中央集権型の戦略的な意思決定プロセス（つまり古典的ヒエラルキーモデルの延長線上）と、ヒエラルキーの底辺にいるオペレーターたちに権限を与える分権的な運用上の意思決定プロセスの両方を備えていた。これは、Ostrom（2010）によって一般化された考えである多中心的ガバナンスにつながるものである。つまり、生態系のガバナンスを確実なものにするのは、1つに統合された権限集中体ではなく、複数の権限掌握主体だというものである。

もう1つの重要な側面は目標の管理である。通常、組織には複数の目標があり、その一部は互いに矛盾している。たとえばあるケア部門には、効率、予算、入退室遅れの低減、医療安全、ケアの質、医療へのアクセスのしやすさ、患者を中心に考えた目標などがある。制約のもとでこれらの異なる目標を達成するために組織がパフォーマンスのバランスをとろうとすると、必ずトレードオフが必要になる。レジリエンスは、このトレードオフの質と堅牢さ、言い換えると攪乱が存在する中でのトレードオフの安定性を、ともかく評価するのだ。この意味でレジリエンスの重要な特徴は、何かを犠牲にする決断を行うことである。たとえば、長期的な目標を確実に達成するために、他の短期的な目標が達成できないことを受け入れること、あるいは、重要なものを救うために、当初の強気な望み（たとえば計画した複数の治療目的）を捨てることによって"損切りをする"ことなどである。

方法

　前述のように、我々はレジリエンス・エンジニアリングから着想した組織の解釈的フレームワークを用いてジュネーブ大学病院のICUの観察を行った。さらに、ICUが直面した変動、攪乱と不安定化を制御することに、どのようにして、またなぜ成功（いくつかの点については失敗）したのかを、このような見方を通して理解できることを実証しようとした。本研究は、以下に示す5つのステップからなる。

Step 1：概念枠組みの明確化

　最初のステップは、組織のレジリエンスの概念をより正確に定義し、ジュネーブ大学病院ICUの問題との関連性を明らかにすることであった。我々は、前項において述べたアプローチを統合し、それらを職場におけ

る心理学的観点および社会学的観点（Alter, 2007）を加えて補強した。さらに、異なる組織レベル（たとえば、個人とチーム、チームと部門、下部と上部の階層、部門と組織全体）における相互作用をレジリエンスの観点から明らかにしようとした。Woods（2006）が指摘したように、ある組織レベルのレジリエンスは、そのレベルと他のレベルとの相互作用によって影響を受けるし、決定されることすらある。しかしながら、レジリエンスを扱った文献は、組織のレベルごとに異なるレジリエンス相互の関係にはほとんど触れていない。たとえば、組織階層の高いレベルでレジリエンスが見られれば、低いレベルにもレジリエンスがあることを意味するのか、また、その反対はどうなのだろうか。仕事上のストレス、バーンアウトや苦痛に関する文献を総合すると、オペレーターのストレスと客観的な仕事の制約との関係は複雑であることを示唆している。仕事で抱える問題の深刻さが著しいレベルでも堪え忍べるのは、個々人のめざましい熱意によるものであり、この熱意は個人の価値観（すなわち効力感や仕事の質）と関係しているに違いない。これらの価値観は、組織が形成する価値観に組み込まれ、メンバーの選抜プロセスで強調されるに違いない。加えて、仕事におけるグループが中心的な役割を担う。なぜなら、仕事のグループは情報交換とコミュニケーションを促進しているので、その仕事の本当の目的と制約を再確認することに貢献するからである。

Step 2：レジリエンスの観察枠組み

2番目のステップでは、概念的なレジリエンスの諸原則を解釈的フレームワークに落とし込むことに焦点をあてた。この解釈的フレームワークは、ICUの特徴の中から、理論的な評価基準系に記述される内容に該当する性質を検出できるようにするものである。我々はHollnagelのレジリエンス能力リストとWoodのリストを結合し、先に挙げたような視点で補完することにより、観察グリッドを開発した。さらに、通常、

攪乱、あるいは危機的状況に関するレジリエンスの特徴を分別しようと試みた。その際、これらの状況の境界がファジィであることを念頭に置いた。この段階で、表7.1に示すようなレジリエンスの観察フレームワークが確立した。

Step 3：ICUにおけるレジリエンスの"観察"

3番目のステップは、これらの観察要素を、ICUの機能ぶりに適用することであった。レジリエンス・エンジニアリングの用語をICU業務の用語にリンクさせる翻訳辞書を作成した。そして、表7.1にある内容を、次の3つの組織レベルについて表現することにした。

1．部門レベル
2．チームレベル
3．個人レベル

作成した表は、レジリエンス状態として同定された1つあるいは複数の機能と関連があると思われる現象（たとえば、プロセス、活動、行動）を検出することを目的として、ICUの専門家へのインタビューに使用した。これらの関係は、表7.2に要約した。

次のステップでは、上記の表に出てくる特徴に適した識別子（変数）とデータの収集方法（観察法、インタビュー法、質問紙法）を明確に定めた。その目的は、既存のレジリエンス能力の初期評価を行い、医療従事者が利用しているプロセスや、組織がどのように意識的か否かを問わずこれらの能力を保有し維持しているかを理解することである。

表 7.1　組織的なレジリエンス状態の抽出

	事前の方向づけ	実務との接点	フィードバック	
	目的と制約のマネジメント、モデリング、想定	監視、認識、理解	反応性	システムに関するフィードバック、適応、学習プロセス
通常	・目標、価値、トレードオフの原則 ・システムモデル ・リスク＆攪乱モデル ・安全モデル ・準備済み対応策のレパートリー ・想定内の「調整マージン」 ・信頼	・モニタリングプロセス ・注意パターン ・警鐘事例 ・異常の信号 ・制御不能の信号 ・ストレス、恐怖、不安 ・自己モニタリング ・監視効率の調査	・コンピテンシー、ルーチン、手順、技能、ノウハウ ・効率と完璧性のトレードオフ ・協力	・実際の業務に関する組織的透明性 ・事後のリスクと安全モデルの改訂 ・ルール、プロトコール、手順の再適応 ・ルール策定プロセスの再構築
攪乱・緊急	上記の項目に加えて： ・警戒信号リスト ・制御信号喪失モデル ・代替策／回復策／予備解決策の想定 ・回復モード	上記の項目に加えて： ・警戒信号の監視 ・警報優先度の階層化 ・制御不能信号の監視 ・回復信号の監視	上記の項目に加えて： ・機能適応 ・優先順位、目的の転換、トレードオフ ・協力の適応 ・創造	上記の項目に加えて： ・ディブリーフィング ・収集分析 ・専門家分析 ・コンピテンシー、高レベルの価値、倫理、メタルールの革新／適応 ・信頼度の更新
危機	上記の項目に加えて： ・緊急モード ・主要機能の定義 ・目標の適応的な最適化 ・備蓄と緩衝マネジメント ・撤退／予備戦略	上記の項目に加えて： ・制御不能の知覚	上記の項目に加えて： ・物の見方や戦略の変更 ・備蓄、緩衝、予備、許容誤差 ・仕事のグループの再編 ・何かを犠牲にする決断 ・創造性 ・自分でやること	上記の項目に加えて： ・クライシス・ディブリーフィング ・コーチング

表 7.2 レジリエンスで ICU を支援できると考えられること

	事前の方向づけ	実務との接点	フィードバック	
	目的と制約のマネジメント、モデリング、想定	モニター、知覚、理解	反応性、即応性	システムに関するフィードバック、適応、学習プロセス
個人	・担当医の活動 ・管理補佐看護師の活動[2)] ・文献レビュー ・医療の質の原則、プロトコール、模範的仕事のやり方	・患者の外見や行動に関する一般的なモニター ・生体監視モニターの監視 ・閾値との照合	・個人のコンピテンシー ・計画立案能力 ・タスクの優先度づけ ・臨床的意見の相違を処理する方法 ・業務量管理 ・撤退の理由づけ	・経験の蓄積
チーム	・診療 ・担当医と管理補佐看護師との関係 ・事前診察 ・医師のカンファレンス	・診察 ・非公式コミュニケーション ・連携、注意、相互支援(同職種間または他職種間)	・医師・看護師関係 ・看護師間の協力 ・事前診察、診察 ・プロトコール ・非公式な調整	・指導医によるレジデントの教育 ・診察する中でコンピテンシーを伝授
部門	・日々の医師の会議(退院可能患者の想定(ジョーカー[3)])) ・看護師のアサイン ・事前診察 ・予備医療従事者の任務の解除	・医師の会議室内にモニターディスプレイを分岐設置 ・管理補佐看護師による病床訪問	・動的割り当て ・事前診察 ・困難症例への経験豊富なスタッフの割り当て ・他の診療科内にある一時的なベッドの空き状況 ・患者の退室	・心理学者 ・チームリソースマネジメント訓練(CHLOE[4)]) ・ユーザー指向の手順

---

2) 管理補佐看護師(MAN)とは、患者のニーズと看護師のマンパワーをマッチさせる仕事を行う上級看護師のこと。その役割には、患者の入室数と退室数をモニターし、担当スタッフを決めることが含まれる。
3) これは Cook (1998) が「bumpable (退室させてよい)」患者と呼んだものである。
4) CHLOE とはチームリソースマネジメントプログラムのことであり、「C コミュニケーション、H ハーモニゼーション、L リーダーシップ、O オーガニゼーション、E エキープ(仲間・チーム)」を意味するフランス語表記を頭字語にしたもの。

表 7.3 データ収集方法

対象	データ収集方法	内容
管理補佐看護師	・業務分析 ・毎日の回診での観察 ・インタビュー ・管理補佐看護師の役割に関する同僚へのインタビュー	・看護師の業務量予想プロセス ・提供できる看護業務のリソースと患者の看護必要度との常設調整プロセス
オンコール医師	観察とインタビュー	・業務量管理 ・予想外の事態への対応 ・緊急事態への対応
診察	観察	・治療計画の立案と更新 ・ケアプロセスの監視 ・学習および教育プロセス ・リアルタイムのワークフロー管理 ・中期的、長期的業務量予想プロセス
医師のカンファレンス	観察	・治療計画の立案と更新 ・リアルタイムのワークフロー管理 ・中期的、長期的業務量予想プロセス
医療情報の伝達	シフト引き継ぎの観察	
夜間担当医師	観察とインタビュー	
蘇生コールプロセス	観察	・緊急事態への対応
すべてのスタッフ	・各職種の代表者へのインタビュー ・複数職種が参加する半日フォーカスグループ	・業務量管理 ・攪乱、脅威、不安定状況のリスト ・上記の脅威への対応モード ・緊急事態への対応
2人の重症患者を同時に担当する看護師	観察とインタビュー	・業務量管理 ・予想外の事態への対応
有害事象報告と調査	・記録のレビュー ・有害事象分析担当者へのインタビュー	
システムデザイン	組織やプロセス設計に関する一連の記録をレビュー	・組織の特徴 ・組織のレジリエンスの特徴
パフォーマンス指標	パフォーマンス、質、安全の指標のレビューと分析	・パフォーマンスのレベル ・発揮されているレジリエンス能力

Step 4：データ収集

　表 7.3 は、前のステップで述べた識別子（変数）に該当するデータの収集を行うために用いた方法と関連するリソースを要約したものである。

　実際には、我々は勤務中のスタッフに混じって ICU 内で 20 日間を過ごした。集中治療の活動で特徴的な 2 つのサブプロセスが選ばれて、より深い分析を行うこととなった。

1．患者フローのマネジメント
2．治療計画の立案と更新

Step 5：結論

　5 番目である最後のステップは、ICU のレジリエンスの評価とマネジメントをどのように改善するかを考察することであった。研究者チームは内部のスタッフと外部のコンサルタントから成り、最終報告書の中で背景、概念枠組み、研究の方法と結果を提示した。これらは本章の次節に要約されている。研究発表は、ICU 内および病院内のスタッフに対して、また、ヨーロッパの様々な学会において行われた。

　結果の発表以外に、研究を通して意識が高まったことにより、ICU は REACT と呼ばれるフォローアップ・プロジェクトを立ち上げた。本プロジェクトは、スタッフの緊急事態への対応能力の向上という目的に特化したトレーニングを立案しようとするものであった。

結果と考察

想定とワークフローマネジメント

　あらかじめ決められた処理能力を、変動する要求に対して適応させて

いくという、永遠の挑戦に取り組むための主な調整弁は、患者の退室率の柔軟性に依存している。患者入室の要請があった際に、短時間で意見の一致を得て他の患者退室の準備をすることは不可能である。そのため、退室のプロセスには必然的に高い想定能力が求められる。

　管理補佐看護師の役割は、この想定能力をよく示している。患者入室あるいは退室の最終的な決断は医師に委ねられるが、管理補佐看護師は、モニタリング、計画、そして集中治療部への入退室を円滑に進める役割を担う。医師のカンファレンスに出席し、必要があればその日のうちに退室させることができる患者（"ジョーカー"と呼ばれる）の同定、このような情報をアップデートするための定期的な医師とのコミュニケーション、ケアプロセスの進捗確認のための病床訪問、看護師の疲労やストレスレベルの把握、院内の他部署の同僚看護師との情報交換、病院の救命救急部の入院計画と手術室の計画を常時モニタリングすることにより、待機患者（ICUの術後病床が確保されている患者）やスタンバイ患者（ICU病床を必要とするが、空きが出るまで待てる患者）の同定を行う。診察は、入退室の流れの想定と継続的なコントロールに関する2つ目のカギとなる要素である。様々なタイムフレームで必要な情報が特定され収集される。最後に、医師のカンファレンス（朝夕）は、これらの情報を統合し、全体として必要なトレードオフ（特に、入室患者の利益と退室患者の利益との間での）を仕上げる。

　この想定に基づく制御プロセスが、ケアのニーズに適合できない場合に仕事量が急増し、危機的なピーク仕事量の状況が発生する。業務のモードは、システムの通常モードから危機モードや緊急モードに変移する。このような状況は比較的よく見られ、診察をスピードアップさせる、追加人員を要請する、患者をリカバリールームへ搬送する、患者を中間ケアユニットまたはリカバリールームに収容することにより入室を遅らせる、"上の階"つまり元々いた診療科（たとえば外科）に搬送された患者のモニタリング、退室を早めたり遅らせたりする（たとえば、患者を再度鎮静する）ことなどが必要になる。

キャパシティの危機は、複数の危機的ケースが同時に発生することにより、あるいは一時的にスタッフの人数が少ないときに（特に夜間のシフトで）生じることがある。その対応の基本は、同僚からリソースの援助要請を受けたとき、階層ピラミッドの底辺にあたる人たちを多めに動員することである。これには、より経験年数の浅いスタッフに対して通常よりも多くの権限委譲をすること（たとえば上級医師からレジデントへ、看護師から訓練中の看護師へ等）、相互支援を密に行うこと、および速い、短い、もしくは専用のプロトコールを用いることが必要になる。このような危機管理において成功のカギとなる要素は、現場での権限委譲と分権化の程度をダイナミックに適応させていくことのようである。もちろん、このような適応行動を管理するためには、スキルと、適応の動きがチームに正確に伝わることが強く求められる。言い換えれば、コンピテンシーとは、"制約を解き放つ制約"（Alderson and Doyle, 2010）である。どこまで信頼を置けるのかという問題がその中心的役割を果たす。コンピテンシー管理プロセスがいかに洗練されていようとも、カリキュラムの多様性や人員転退職などの理由から、スキルの均質さは保証できない。一緒に働く者に何を期待できるか、何を期待できないかを一人ひとりが正確に知っていることが重要である。また、一人ひとりが、権限委譲の根底にある条件を理解していなければならない。その条件とは、自己に期待されている技能熟達度合い、最低合格ライン、そして限界に達したときに、そのことを認識する能力である。このような相互信頼の発現や調節に関して、数多くの様々な形の繊細で黙示的なメカニズムを我々は観察することができた。たとえば、レジデントは、一緒に仕事をしているグループから受けている信頼の程度を、割り当てられてきたタスクからうかがい知ることができる。また、権限委譲を行う者が委任した事柄を管理できるように、一連の安全保護範囲というべき"小道具"、たとえば、警鐘事例、警告のシグナル、コールバック・ルール、逸脱の限界値などを我々は観察することができた。

　このような状況ではトレードオフが必然的に行われるものであり、特

に、入室する患者の利益と、「ジョーカー」をはじめ、すでに ICU に在室中だがケアプロセスが簡単になり所要リソースが軽くなってきた患者の利益との間でトレードオフが必要になる。このようなトレードオフは、しばしば何かを犠牲にする決断であり、ケアとリスクの全体的な再分配につながって、一部の患者には損害になるが、他の人々には利益になることを意味する。しかしこれが正当化できるのは、目的と手段に関する抽象化階層の中で高いレベルに立脚した（たとえば、治療プロトコールや利用可能な医学知識ではなく、公正性のような倫理的価値を基準にすること）場合に限られる。

診察と臨床の複雑さの管理

　診察は、治療計画全体の展開における中心的要素である。診察を通じて、異なる時間軸に分けて目標を定める。目標を達成するための指針を示し、臨床的な指標や行動に関する警告シグナルや期待閾値を明確にすることで、必要時には、現場のスタッフが主導権をとれるようにするとともに、また、学習の機会でもある。診察の際には、複数の現場のスタッフ（レジデント、上級医、副部長、看護師やコンサルタント（つまり、他部門の専門医））が、情報、知識、能力をともに出し合い、患者の状態を徹底的に検討する。これらすべての観察に基づいて、彼らは患者の臨床像について、合理的で共通の説明をする。このプロセスの堅牢性は、彼らの専門性と経験の多様性や、患者とのやりとりに基づいている。看護師は、直接的かつ持続的に患者と接することにより、患者の状態に関する多くのシグナルをフィードバックし、診断を補ったり、時には診断を変えてしまったりすることもある。診察はセンスメイキング（意味形成・意義づけ）のプロセスにたとえることができる（Weick, 1995）とされていて、このプロセスとは、ある時点である状況に直面した場合に適切な対応をとりやすくし、将来とるべきアクションと、起こりうるリ

スクを想定しそれに適した対応策を想定するものである。様々な起こりうる臨床経過と合併症を想像することにより、医師は警告シグナルとコントロール値を提案し、回復のために状況に応じて異なる指示を出し、それによって、看護師は問題が起きた場合に対処することができる。

診察は、型どおりの状況ではたいていスムーズに進む。しかし、複雑なケースでは、患者は稀な病態を示し、そのことに関する文献もないため、自分たち自身で考えて行動し決断するしかない。医師は、理論的な知識、過去に経験した症例、自分自身の直観の入り混じったものに頼る。応用した治療法や新たに開発された治療法に基づく補足的な戦略を見つけ、ある種の医療の質の水準を諦めなければいけない、つまりより大きなリスクをとるなどと考える。ここでも犠牲を伴う決断がなされ（たとえば、一時的にケアの質を落とす、全体の安全性が下がる）、プロトコールからの逸脱がなされ（たとえば抜管の期日を無視する）、あるいは役割の組み替えが行われる（たとえば、看護師がレジデントの役割をする）。個人個人の物の見方の**多様性**が診察を通じて全体で共有されることにより、スタッフは**全体の合意**に基づいて、関連するリスクを受容できる範囲内に制限し、グループ内で責任を分担できるようになる。

通常の状態から危機のマネジメントへ

平時の状態と危機における機能モードの間にはほとんど連続性がない。リズムや、強度、動員規模も増大するが、量だけでなく質のシフトが見られる。状況を制御する論理は変わり、優先順位、目的およびトレードオフの基準は変更され、チーム、役割および責任が組み替えられる。レジリエンスの要点とは、危機への適切な対応を準備してあるかどうかよりも、片方のモードからもう一方のモードへのシフトが必要であることを認識する能力である。

危機への対処は、処理容量の危機であるか、複雑な危機であるかによっても異なる。前者の場合には、先に述べたように、対処は階層ピラミ

ッドの底辺にあたるスタッフを多めに動員することから始まる。後者への対処は、上級医師および他のユニットから専門家を呼び出すことによってピラミッドの頂点を多めに動員することから始まり、ジュニアスタッフ（たとえばレジデント）は、脇に追いやられることが多く、"より下層な"タスクを指示される。

レジリエンスの要因としての協力的競争[5]

　これまで我々は、ケアプロセスのレジリエンスに寄与するチームワークの比較的古典的な面について記述してきた。しかし、研究を進めるうちに、チームのレジリエンスを補完する、より複雑な要素が明らかになった。患者の状態がダイナミックに悪化するとき、すなわち緊急事態が発生したとき、そして介入にスピードが優先されるときには、プロトコールとの関係が変えられる。たしかにプロトコールは存在しており、必要であり、特に緊急事態には欠かせない。しかし、そのプロトコールは、より早くより効率的な効果を得るために手直ししたり、時には新たに作り出したりすることが必要になる。上級医師は、最新の医療から逸れる行動をとる決断を行い、一時的な逸脱を認めるが、それはICUの倫理には従ったものである。しかし、彼ら自身はそのような決定を実施する担当者ではないため、医師は、ケアを実行する看護師を説得しなければならない。このことは、やり過ぎを制御したり低減したりするためのメカニズムとなっている。職務の性質が非対称であることは明らかである。このように新しく作り出した方略は、医師にとっては報われるものである。なぜなら、自分自身の自律性とスキルを示すことができ、成功すれ

---

[5]「協力的競争 Coopetition」とは協力（cooperation）と競争（competition）を合わせた造語で、協力的競争という意味。協力的競争構造の基本原則は、ゲーム理論の中で解説されている。ゲーム理論とは、1944年に出版された「ゲームの理論と経済行動」という書籍と、非協力的競争ゲームに関するJohn Forbes Nashの研究で注目されるようになった科学領域である。

ば仲間に認められるからである。一方で、医師の有する理論的根拠を看護師に提供しないまま、プロトコールで守られている範囲を超えて彼らに業務を実施させ、患者に接するときにアウトカムの不確実性に直接さらすと、医師は看護師をリスクの高い状況に追いやってしまうことになる。このため、共有している価値観と受容可能リスクを守るために、医師が説明し、説得を行い、医師の決定を通すような妥協を得ることが欠かせない。看護師の抵抗は、最新ルールから逸脱することを阻みうるからである。このことは、それぞれ特徴がある別の職務間における「協力的競争」がシステムのレジリエンスに及ぼす利点を物語っている。仕事のグループが逸脱に向かう際の「ほどよい大胆さ」は、協力と競争が混在することと、利害や関心の多様性から生まれるものである。

同様に、共有された価値観について高度のコンセンサスが得られていても、倫理的な難題（犠牲が必ずどこかに生じること）を抑制できたことはないし、職種間における交渉や対立がこの難題を解消したこともない。実際問題、患者が入室した際の関心事は職種ごとに異なっている。たとえば、入室が１件あると、看護師やコメディカルにとっては、対処するための準備（必要な器具をそろえる、病室を清掃する）をしなければならず仕事量の増加を意味する。医師にとっては、臨床的関心の対象であり、知的刺激であり、研究の機会でもある。これも、異なる職務間の協力的競争がシステムのレジリエンスに利する例である。関心の多様性、およびその多様な関心が相反する可能性があるために、スタッフは共有されたより高いレベルの原則に従うのである。

組織の柔軟性をデザインする：最前線の自律性の問題

ジュネーブ大学病院の ICU が統合された後の驚異的なパフォーマンスを説明する複雑な理由が多数ある中で、我々は、上級医師がカギとなる役割を果たしていることに気づいた。彼らは日々の診療業務を主導し、入退室および治療計画の医療的決断を、院内の他病棟の専門家と相談し

ながら行う。統合による危機の間、示される方針の枠組みが不明確でふらつくことから、彼らは、自分たちの仕事に関してICUの管理職からのサポートや保護が不足していると感じていた。彼らは入退室に関して院内の他の部門からの複数のプレッシャーに、より直接的にさらされていた。彼らは、異なる職種間（たとえば、医師と看護師）の力関係のかけひきにも、より直接的にさらされていた。しかし同時に、彼らは多大な自律性の恩恵を享受し、それを活用していた。

　理由はよくわかっておらず、たまたま性格が一致したなど偶然に恵まれた要因もあったと思われるが、上級医師たちはこの自律性を使って各自が唯我独尊の診療を行うのではなく、強いチームスピリットを築き、自分たちが組織化し、管理職が作ろうとしなかった指導指針の枠組みを生み出す結束の固いグループを作った。徐々に、彼らは様々な状況に対処するために、特に状態悪化や危機的状況について、新しい対応手順や協力方法を作った。その効率の良さが明らかになるにつれて、これらの診療のやり方は長く維持され、教えられ、ICU全体に広がった。統合後のICUのレジリエンスのどの部分がこれらの方法に起因するのかを詳述するのは困難であるが、彼らが自ら組織化したことは、非常に積極的な役割を果たしたようだ。このことは、少なくともICUのように多大な不確実性にさらされる組織では、多中心的なガバナンスの方が、レジリエンス能力を生み出すのにより適しているという考え方にぴったり合致する。

　自己組織化が、管理職に対抗して行われたものではないことに注目しておきたい。実際に、管理職チームは結束力がなかったために、スタッフが予想以上に高度の自律性を発揮するのを許すことになったが、同時に、管理職の少なくとも何人か（部長を含む）は、統合によりもたらされた混乱の中で、共通の枠組みを回復させ維持しようとしていた。彼らは上級医師の主導を頼りにして、建設的な逸脱を真の意味で正常化しようとするプロセスに見られる、柔軟であるが共有されているフレームワークを後押しし、公認した。

管理職はまた、古典的管理リーダーシップのメカニズムを、総合的・集団的な振り返り／訓練アプローチで補った。これは航空業界が使用しているチームリソースマネジメント（TRM）トレーニングの原則からヒントを得たものである。CHLOEと呼ばれるこの取り組み（Chemin et al., 2010）は2008年に始まり、以来、管理職を含む業務に関わるすべての医療従事者（医師、看護師、助手）を巻き込んで継続されている。この取り組みによって、活動を導く価値観について、ICU内のコンセンサスが形成され広がった。「分配の公正化コンセプト」と名づけられた高いレベルの基本方針が打ち出され、集中治療が適した臨床状態にある（つまり、集中治療が必要であり、かつそれにより利益を受ける）患者は誰でも入室させなければならないとした。これは、もしもICUが満室であれば誰かを退室させなければならないということであり、このため、先に述べたような強力な患者フロー管理システムができあがった。上級医師たちはこの目標に対して高い支持を示し、その結果、彼らの間には強い結束が生まれた。

一人ひとりの果たす役割

　ICUシステムでは日々衝撃と制約が、相反する目標、矛盾した指示、「質の低下」などの形をとって現場のスタッフに滝のように降り注いでいる。（Clot, 2011）。これは常に警戒し集中することを強いられるために、認知への負担を含む膨大な代償を負わせるものであり、また、いくつかのパフォーマンス基準をあきらめなければならないことから、感情的な代償も伴う。これらの負担は、ICUの結束、個人個人あるいは全体のコンピテンシー、合意の得られたプロトコール、経営陣に支持された共通の価値観、この取り組みの重要性を社会が認識することなどにより低減することができる。しかしながら、それは部分的に軽減されるに過ぎない（Lallement et al., 2011）。

第7章　集中治療室におけるレジリエンス

　今日、ICUにおけるレジリエンスは、個々のスタッフの高いレベルの熱意や、頻繁で著しい疲労（バーンアウト）として表れる医療従事者の慢性的なストレスと切り離すことができない。組織は代謝のスピードを落とすことにより、パフォーマンスとレジリエンスを維持できるのだろうか。ここで見られるように、意図的あるいは無意識に、すでに多くのことがその方向で実行されてきた。しかし本研究は、さらに成果を生み出すための新たな手がかりを示唆している。仕事の内容や役割分担の再構成、柔軟な権限委譲、プロトコールの手直し、そして信頼の基本的役割がわかったのだ。この結果から、これらの組織能力の存在をはっきり認めること、平常時と緊急事態の運用モードをさらに詳しく理解すること、そしてとりわけスタッフが経験するストレスを最小限にすることに特化した定期訓練の導入が望まれる。近年の医療シミュレータの発展と低コスト化や、専用の"シリアスゲーム"の発展は、必要なノンテクニカルスキルの定期反復実習を導入するための好機となるだろう。

結論

　レジリエンス・エンジニアリング理論が説くレジリエンスの特徴の多くが、このケーススタディで観察された。しかし、これらの特徴は意図的にICUに組み込まれているものではなく、むしろ経験から生まれてきたものであった。統合に伴う組織の危機から生まれた自己組織化プロセスによって促進され、ICUの管理職は主導するのではなく伴走した。これらの特徴を、（危機の後押しがなくても）意図的に組み込むことができただろうか。我々は、その答えはイエスであると考えており、他の病院の集中治療室などのために、指導教材として用いられる表7.1および7.2の拡張版の開発に着手したところである。

謝辞

　ジュネーブ大学病院および ICU のすべての医療従事者に心から感謝する。彼らの能力、研究に対する寛大さ、そして積極的な参加のおかげで、本研究は可能になったものである。

第8章

社会技術環境における熟達化、柔軟性、レジリエンスの調査:ロボット手術に関するケーススタディ

Anne-Sophie Nyssen and Adélaïde Blavier

はじめに

　医療機器の新しい技術は、絶えずそして大きく進歩し続けている。この進歩は、新しい知識や技能を意味するだけでなく、新しい仕事のやり方を必要とする場合が多い。このような新たな要求事項が、技術機器の導入に際して事前評価されることはほとんどない。そうした技術の変化に対応したり診療業務を適応させたりして、パフォーマンスや安全のレベルを維持することを、医療機関が現場の医療従事者まかせにしていることは珍しくない。科学技術開発の急速な進歩を考えると、ある技法から別の技法にスムーズに転換することができる能力が、システムのレジリエンスを高める鍵となる。

　実際、本書の著者の何人かは、現実の世界でレジリエンスという概念を実践に落とし込もうとし、その中で柔軟性という考え方を用いてきた。柔軟性とは、不確実性に対処するために、今行っている方法を見直すことができるような、システムの有する能力のことである (Hollnagel et al., 2006)。柔軟性と適応力という用語は、科学論文ではしばしば同義語として用いられてきた。しかし厳密にいうと、「柔軟性」は主として、ある方略から別の方略に切り替えることができる能力を意味し、他方「適

応力」は、最も適切な方略を選択できる能力を意味する（Feltovich et al., 1997; Baroody and Rosu, 2006）。

あの有名なチェルノブイリ事故、スリーマイル島事故、最近ではエールフランス機墜落（2009年6月1日）などの事故や、リスクの高いシステムで起こったあまり知られていない事故に共通して見られる特徴は、非常に経験豊富な作業員が、当初のアセスメントが不適切だという明確な兆候があったにもかかわらず、最初に予定していた一連の行動を変更することなくやり続けたことである。ヘルスケアにおいて悲劇的な結果に至った事例の中には、「固執（perseveration）」エラーが見られ、それらは時間と場所を変えて医療スタッフ全体に広がり、様々なレベル（個人、チーム、病院、病院グループ）で同じ診断上のエラーが再現されていることを我々は以前に示した（Nyssen, 2007）。したがって、システムの安全を考えるときの大きな課題は、複雑系が動的であることを認識した上で、適応力や方略の柔軟性を高めることができるような状態を明らかにすることである。

柔軟性／非柔軟性という軸がもつ意味合いの重要性は、Hatano が適応的—創造型エキスパートと定形的—再生型エキスパートを区別した中で重要な要素となっている（Hatano, 1982）。エキスパートが適応的—創造型といえるのは、状況の制約をふまえて方略を変更することができること、また従来のやり方がいずれも効果的でない場合に新しい方法を編み出すことができることを意味する。一方、定形型の専門家はこれと対照的にアルゴリズム的手順に頼り、より正確かつ迅速に行える技能を用いた方法をとる。このような定形型のエキスパートは新しい状況に対する柔軟性が欠けており、新しいタイプの問題に直面したときにわずかな調整しかできず、試行錯誤に頼りがちである。柔軟性と適応的な熟達化の源は、目の前にある問題に関する深い概念的知識に依存しており、この知識がルーチンという大きな影響力に打ち勝って、予期しない変化に対して方針転換をすることを可能にしているようである。熟達した技能をこの2つのタイプに分けて考えるのはほとんど仮説の域を出ない。

第8章 社会技術環境における熟達化、柔軟性、レジリエンスの調査

しかし、何人かの研究者は最近、この考えを数学教育やハイパーメディア・デザインの例で示している（Verschaffel et al., 2009, Syer et al., 2003）。さらに、この区別は技能の熟達化に2つのカテゴリーしかないことを意味しているのではない。むしろ、専門技能の獲得は連続的なプロセスとして知られており、この連続体のどこに人々が位置づけられるかということは、業務の状況や人々の性格によって変わりうる。熟達化が進むと次第に不確実性に対して敏感になっていくが、どのようにしてそうなるのかをよく理解することは、柔軟性とレジリエンスの関係をより正しく認識することにつながる。この結果は次に、必要なら複雑系において単なる定型的―再生型の熟達化だけでなく、適応的―創造型の熟達化を高めるよう、必要なら安全へのアプローチを再考させてくれる。

　適応的な熟達化を獲得する道筋は、標準化された文脈で繰り返し実践することで身につく定型的な熟達技能を獲得する道筋とは異なっており、正反対とさえいえる。Hatano and Inagaki（1984）は、社会文化的背景が適応的な熟達化の獲得に影響を与えることを示した。システムに制約が加われば加わるほど、仕事を取り巻く状況はより標準化され、人々が新奇な問題に直面する機会が減り、彼らの技能を調整する必要性も少なくなるし、また、パフォーマンスについて話し合ったり、新しい概念的知識を獲得したりする機会が減ることになる。

　同様の見地から、Pariès（2012）は最近、基準化、手順設定、標準化のような安全対策によく用いられている方法が、実はシステムのレジリエンス能力が発達するのを妨げていることを示した。

　もしこの考えを実験的に裏づけることができるならば、安全プログラムの訓練、計画、マネジメントに大きな影響を与えるだろう。次節からはいくつかの実例を挙げ、この仮説を検証する。最近、我々は手術室でのロボット手術の導入を観察し、安全に仕事を続けられるよう外科医がどのように適応力を発揮しているのかを研究する機会を得た。また、適応的な熟達化を獲得することの基礎にある認知プロセスをより深く理解するために、さまざまな実験的な研究を行うことができた。

ロボット―外科医システム

　ロボット手術は、従来の腹腔鏡手術ではできなかった術野の立体視を可能にするとともに、制約されていた手術器機の動きの自由度を上げるように設計されたものである。ダ・ヴィンチというロボットシステムは2つの主要な部分、すなわち術野を拡大立体視しながら手術機器を遠隔操作する外科医用コンソールと、3本の多関節ロボットアームがついた移動式患者用手術カートから構成されている。外科医はコンソールに向かって座り、術野を拡大3Dステレオビューワーで確認しながら、ゲーム機のジョイスティックに似たコントローラーを操作する。（鉗子やカメラを動かす）コントローラーの動きは、電気信号としてコンピュータに送られ、コンピュータはコントローラーと全く同じ動きをさせる信号をロボットアームに送る。

　コントローラーとロボットアームの間に介在するコンピュータ・プログラムにより、コントローラーの動きを縮尺した形でアームの先端が動かされる。またこのコンピュータ・インターフェースは、生理的な手ぶれも除去するし、道具に加えられる力を入力に比例して調整できるようになっている。コンピュータで生成された電気信号は10メートルのケーブルを伝わって、3つの多関節ロボットアームに指令を出す。ディスポーザブルの内視鏡連結機器が、これら2本のアームの遠位部に装着される。3本目のアームには、外科医の両眼にそれぞれ映像を送る2眼（立体視）カメラ付き内視鏡が取り付けられている。

方法

　我々は、適応力を示す指標として外科医同士のコミュニケーションを分析した。コミュニケーション、通常の相互作用と適応力の間の関係に焦点をあていくつかの研究では、医療従事者がお互いをよく知るよう

第8章 社会技術環境における熟達化、柔軟性、レジリエンスの調査

になると言葉による情報が減り、不慣れな状況や危機的状況では、言葉のやりとりが増えることが示されている（Savoyant and Leplat, 1983; Nyssen and Javaux, 1996; Bressole et al., 1996）。このような見地から、いつものチームの中で言葉コミュニケーションに変化が起きることは、チーム内部に感じ取られた危機的状態を示しており、ひいてはシステムのレジリエンス能力を反映したものと考えられる。レジリエンスという概念は、医学文献では新しいものではない。伝統的には、レジリエンスとは、ストレスから回復する個人の能力を意味する。最近ではシステムレベルで用いられ、外的変化やストレスを吸収し、その機能や継続性を維持するようなシステムの能力を表す尺度とされている用語である（Adger et al., 2002; Hollnagel, op. cit.）。もしシステムが前述したとおり動的であるならば、システムのレジリエンス能力は相対的なものであり、内在する構成要素（モノや人）や制約が変化するにつれ、時間とともに次々と変化するであろう。このダイナミクスをいくばくか以下に示すいくつかの事例から把握すべく、技術の変化がどのようにシステムをレジリエンス増加か減少のどちらに向かわせているかを示す。

　我々は、執刀医と手術助手の間で交わされた言葉のやりとりをすべて記録した。次にその内容を分析し、7つのカテゴリーを特定した。また、外科医にとって重要なパフォーマンス指標であるため、手術時間も測定した。

　コミュニケーションの内容区分として特定した7つのカテゴリーは、次のとおりである。

1. オリエンテーション（臓器の解剖学的位置関係）と病変の局在位置に関する要求
2. 手術器械や臓器の操作に関する要求
3. 戦略、計画、手順に関する明確な説明
4. 切開、手術器械の入れ替え、カメラの拭き取りのようなタスクに関する指示

5．同定や操作に関する明確な確認
6．ストレスの状態に関するコミュニケーション
7．リラックスの状態に関するコミュニケーション

以下の各節では社会技術シスムのレジリエンスに関する重要な疑問点と、我々の研究結果が示す回答を検討する。

社会技術システムは科学技術の変化に対してレジリエントか？

我々は、システムが科学技術の変化に対してどのように適応しているか、そして適応しているとすれば、レジリエンスになる代償としてどのような犠牲を払っているのかを研究対象とした。この研究ではロボット手術と従来の腹腔鏡手術とを比較した。2つの条件（ロボット手術と従来の腹腔鏡手術）で、手術手順とチームメンバーは同じに設定した。外科医らは腹腔鏡手術に熟達しており（100例以上の経験）、ロボット手術にも慣れていた（10例以上の経験）。我々は、腹腔鏡手術でもロボット手術でも行うことが可能な2種類の手術（消化器外科手術と泌尿器外科手術）を選んだ。我々は胆嚢摘出術（消化器）について、ロボット手術5例、従来の腹腔鏡手術4例を観察した。前立腺切除術（泌尿器）はロボット手術7例、従来の腹腔鏡手術4例を観察した。平均手術時間は、ロボット手術が従来の腹腔鏡手術に比べ有意に長かった（$p < 0.05$）。

図8.1は、ロボット手術の導入によって新しいコミュニケーションのパターンが生まれていることを示している。ロボット手術ではコミュニケーション行動が増えただけでなく、執刀医と手術助手の間でかわされたコミュニケーションのタイプも異なっていた。このパターンは、2種類の手術（消化器外科および泌尿器外科手術）ともに見られた。

ロボット手術におけるオリエンテーション、操作、指示および確認に

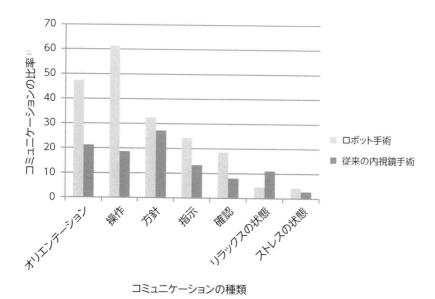

図 8.1　ロボット手術と従来の内視鏡手術間でのコミュニケーションの比較

関するコミュニケーション回数の有意な増加（$p < 0.05$）は、外科医同士の協同作業が難しくなったことを示している。ロボットの導入により執刀医と外科助手の物理的距離が遠くなり、そのことにより対面での非言語コミュニケーションが妨げられ、外科助手は先を予測することが困難となった。そのため、執刀医は臓器の特定を容易にするために、外科助手に対してオリエンテーションや（自身が操作している）手術器械の位置について、絶えず頼まなければならなくなった。すなわち、ロボットの導入がフィードバックループを変えたこと、そして外科医の言葉によるコミュニケーションは、ロボット手術では消えてしまった対面のフィードバックを補う適応プロセスであることが明らかである。これらのケースでは、社会技術システムが科学技術の変化に対して比較的レジ

1）訳注：著者は、コミュニケーションの比率とは、手術時間 100 秒あたりに発生したコミュニケーションの回数と定義している。
　http://www.researchgate.net/publication/221580973

リエントでいられるといえるが、このようなレジリエンスは、より明示的なコミュニケーションをチームのメンバーに強いることによって成立しており、これには時間やリソースが消費されているので、チームにとっての適応プロセスという点ではある意味で「不自然」といえよう。

社会技術システムは驚くような状況に対してレジリエントか？

この研究中に、我々は緊急の術式転換を4回観察した。具体的には、ロボット手術から従来型の手術への変更であり、2件は観察準備期間中に循環器内科において、2件は研究期間中に、うち1件は泌尿器外科手術、もう1件は消化器外科手術で見られた。それぞれロボット手術から腹腔鏡手術または開胸手術（具体的には、消化器外科手術では腹腔鏡手術、

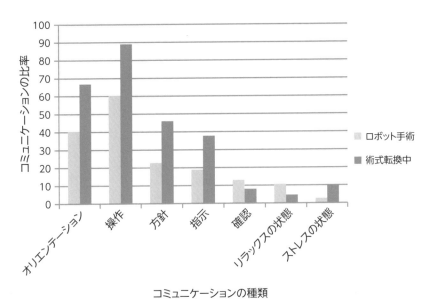

図8.2　術式転換中のコミュニケーションの種類と頻度

心臓外科手術では開胸手術）に方針の変更がなされた。これらの術式変更は、用いる手術機器の変更や視覚情報の変更（3次元から2次元へ、ロボット手術から腹腔鏡手術へ）を伴う。

　このような術式変更では、どれにも言葉によるコミュニケーション回数の増加が見られた（図8.2）。これらのコミュニケーションは、ストレス、方針（再計画）の明確な説明、オリエンテーションや操作に関する予測に関係していた。一方、確認に関するコミュニケーションが減ることも観察された。危機的事態の際には、外科医は自分自身の行為や他者への要求に関して、確認のための時間をとらなかった。言語コミュニケーションのパターンがこのように変化したことは、外科医の心理状態に余裕が失われていたことと、緊急避難的適応のプロセスが進んでいたことを示している。方針転換の決断は患者の解剖学的な「異常」が明らかになった時点で行われた。この意味では、ロボット―外科医システムは、設計者が考えた「普遍的」患者というモデルでカバーしきれない予見不可能な変動に対して脆弱であるといえる。

　それぞれのケースで、外科医は自分自身の経験や知識に基づいて、開胸手術や腹腔鏡手術といった別のヒューマン・マシンシステムを用いて、適切な代替方法をとることができる能力を有していた。これらの例では、レジリエンスは、ルーチン技能のスピードや正確さではなく、術式変更を行える熟達者の柔軟性にあることを示している。

学習環境は適応的―柔軟型熟達化をどのように妨げたり促進したりするのか？

　熟達化の獲得は間違いなく、ある環境での経験の積み重ねによるものである。ルーチンの技能はこの環境が一定（つまり同じ医療機器や医療スタッフで行える）である限り有用である。ヘルスケアでは、経営環境や資格要件の理由から、医療機器や専門技能のようなリソースが限られ

ているにもかかわらず、新しい技能や新しい知識を必要とするイノベーションが絶えず導入されている。したがって、適応的─創造型の熟達化を生み出すことに対するニーズは大きい。

　全く手術経験のない40人の医学生をランダムに4つのグループ（3D直視型腹腔鏡、2D非直視型腹腔鏡、3Dロボットシステム、2Dロボットシステム）に振り分け、1つのタスクを6回繰り返させた。タスクには、異なる高さと奥行きに置かれた複数のリングに、針糸を続けて通すことが含まれていた。複数の「リング」から成る経路通過には、低侵襲手術で要求される多くの繊細な動き（針をつかむこと、針を曲げること、針を穴に通すことなど）が求められた。

　6回繰り返した後、今度は同じ手術器械を用い視覚条件（3Dか2Dか）を変更して2回実施し、その次の3回目はそれまで使ったことのない手術機器（腹腔鏡かロボット）を用いて行った。各試行では、学生が4分で針を通したリングの数に基づいてパフォーマンススコアを計算した。すべての手順はビデオ録画され、正確性については3人の独立した観察者によって評価された（Blavier et al., 2007）。

　すべての学生のパフォーマンスは、1回目から6回目まで上達し続けたが（$F(5,180) = 25.52, P. < 0.001$）、学習カーブは手術機器の条件と視覚条件により有意に異なっていた（$F(15,180) = 2.12, P < 0.005$）。3D（腹腔鏡手術およびロボット内視鏡手術）を使用したグループは有意に速く上達したが、2D非直視型内視鏡を用いたグループの上達は非常にわずかであった。

視覚条件の変更 (第6回試行の後)

　視覚の条件を変更すると（図8.3）、予想どおり、学生のパフォーマンスは2Dから3Dへ、または逆の変化で影響を受けた。視覚の条件を変更して行ったこの2回では、パフォーマンスは視覚の次元だけから差

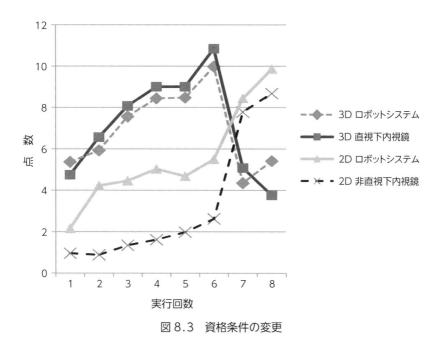

図 8.3　資格条件の変更

が生じていて、腹腔鏡手術とロボット手術のどちらも、2D よりも 3D の方が良いパフォーマンスが見られた。さらに、1回目と 2回目では、パフォーマンスは良くも悪くもならず安定していた。

手術機器の変更（第 8 回試行の後）

手術機器を変更すると（図 8.4）、すべてのグループでパフォーマンスが初回の点数と同じ程度にまで低下した。また、この最後の 3 回ではパフォーマンスがそれほど向上しなかった。実験参加者は先に習得した動きを別の手術器械に合わせて適用するのに苦労した。（腹腔鏡手術から）ロボット手術に変更になったグループでは、腹腔鏡で用いられる方法を使い続け、カメラを動かすことが困難であった。（ロボット手術から）

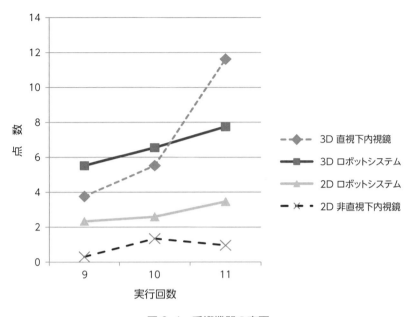

図 8.4　手術機器の変更

腹腔鏡手術に変更になったグループでは、長くて曲がらない手術器械を操作することに最も手こずった。しかし、最後の 3 回で上達の度合いと最高のパフォーマンスが得られたのは、（3D ロボット手術から）3D 直視下内視鏡手術に変更したグループであり、3D で術野を確認できることにより、手術器械の操作の困難さが効率的にカバーされたといえる（この研究の詳細は Blavier et al., 2007 を参照のこと）。

　これらのデータは、適応力の発達に関する学習環境の影響を示している。つまり、適応的な熟達化は単に時間をかけることで獲得されるのではなく、適応的―柔軟型の専門技能を獲得するのか、それとも定型的―非柔軟型の専門技能を獲得するのかは、技術を学習する社会技術的な状況により影響を受けると考えられる。

考察

　今日まで、安全は技能育成、標準化、プロトコール、訓練を用いて向上してきた。このアプローチでは関心の的が「原因要素」にあり、特に事故の原因を技術的なものか人的なものか振り分けることに集中していた。このアプローチは、ヘルスケアを含む多くの複雑系産業における安全性を著しく向上させてきた。たとえば麻酔領域では、機器、薬剤、スタンダードの進歩により、全身麻酔の死亡リスクは過去20年間で、1/1,000から1/100,000に減少した。しかし近年では、たとえ安全性の向上が続くとしても、これまで用いられてきた伝統的な安全のツールでは、まだ残っている事故の要因をゼロにすることはできないであろう。それどころか伝統的な安全ツールはある程度システムを複雑化する一因となり、エラーや逸脱のリスクを増加させている。

　これを補うアプローチとして、レジリエンス・エンジニアリング、つまりHollnagelの用語を借りるとSafety-Ⅱアプローチがある。このアプローチで注目するのは、技術的変化を含む様々な状況下で、機能し成功するようなシステムの能力である。状況をふまえた行動分析は、フランス語生まれのエルゴノミックアプローチの柱となってきた。Faverge (1979) は1967年の時点ですでに、日常の業務において用いられている、変動や不確実性に対処する制御プロセスを解明する必要性を強調していた。人間の信頼性に関する研究の関心は、作業活動の範囲（エラーの有無にかかわらず）から、エラーや適応の失敗に関係するもっと小さな安全の要素へと次第にシフトしてきており、そのため「正しいパフォーマンスとシステム的なエラーは同じコインの裏表である」（Reason, 1990）ということをともすれば忘れてしまっている。

　本章では例証となる研究をいくつか用いて、どのように社会技術システムが変化や不確実性に適応するのかということを理解し、訓練、業務計画、およびマネジメントに関する安全面の主な課題に取り組むことを試みた。

現場の観察に基づく最初の2つの研究では、システムのレジリエンス能力がチームメンバー間での協力の仕方を変え、言語コミュニケーションの必要性を増やすという犠牲を払って実現されていることを示した。我々がまず実証したのが、システムは技術的変化に対してレジリエントであり、システムはテクノロジー（応用科学技術）の恩恵から学ぶということであった。ロボットインターフェイスは外科医の手ぶれをなくし、コントローラーの動きに縮小比例して手術器械を動かすことにより、手術の質を向上する。しかし同時に、ロボットを使用することにより、外科手術に要する時間は長くなり、チームの構成を変更する必要が生じ、協力の必要性が生ずるという点で脆弱性を生むことになる。また、たとえレジリエンスがシステムレベルで観察されたとしても、技術的変化がもたらす結果をチームや個人が実感する時期はそれぞれ異なることだろう。たとえば、（ロボット手術の導入により）執刀医はほかのチームメンバーから切り離される。手術助手は執刀医の指示に応えるテクニシャンのような存在となり、テクニシャンが重要な新しいプレイヤーとなる。結果的に、チームメンバーのあり様が変わるだろうと予測できる。すなわち、レジリエンスの評価は、時間経過や評価単位（個人から組織トップまでの階層等）をいくつも変えて判定すべきだということが重要な知見である。

　患者側の予測不能な変動により不確実性が増加するにつれ、準備した医療機器や予定した手術方法等では処置が遂行できなくなり、方針変更が避けられなくなる場合がある。ヘルスケアにおける機器（やプロトコール）は、代表的な患者、医薬品、問題、利用者を想定して設計されているので、異常や例外に遭遇する結果が生じ、ひいては術式などの変更を余儀なくされる。このような変更はいずれも、言葉コミュニケーションの回数増加を伴っているが、この増加は、外科医間で計画を明確にして共有し、手術操作をうまく行っていくために必要なのである。術式変更に至った事例はシステムが根底から破綻したように映る。しかし、いざというときの力量をもっているのがロボットではなく外科医であり、

ロボット手術から通常の手術（開胸手術や腹腔鏡手術）に変更することによって、患者に影響が及ぶ前に事態に対処した様子が観察されたのである。このことは、以前から用いられてきた手術方法やそれを行う技能が、現在の医療システムにおいても、必要なときに使える状態になっているからこそ可能なのである。

　すなわち、システムのレジリエンスは、エージェントと環境が相互作用してきた履歴や多様な広がりを通して現れるものであり、このような相互作用が、設計の想定外だった制約に挑む外科医の裁量を強化させる。不確実性に対処するためには、革新を必要としない。必要なのはむしろ、様々な社会技術環境において技能を繰り返し適用することであり、そのことによって適応的―創造型の熟達技能を身につけ、外科医は「とらわれ」に陥ることなく、自分のもつレパートリーの中から適切な方略を選択することができるようになる。したがって、標準化やプロトコールに基づく現在の安全へのアプローチは、定型的な技能の熟達化を高めはするが、適応型の熟達化を阻害するものであり、ひいてはレジリエンスの妨げとなることが明らかである。

　3つ目の研究では、さらに一歩進めて、我々の研究結果が訓練の結果にどのような形で現れるか、また、適応力が熟達化していく道筋はどのようなものかを調査した。何人かの研究者は、定型の技能を教えた上で、そのあと適応力を習得する訓練を行うことが最良であると主張している（Geary, 2003）。一方、別の研究者らは、定型的技能の練習がもつ硬直化効果に警鐘を鳴らし、これが適応的熟達化の妨げになるとしている（Feltovich, et. al., 1997; Hatano and Oura, 2003）。これを実験的な環境において、適応力に関する異なる学習方法の効果について比較した。まず、手術機器の変更と視覚条件の変更のどちらでも、すべての被験者（訓練プログラムの種類にかかわらず）のパフォーマンスが低下したことが認められ、このことから、ある手技から別の手技にはスキルの転移がないことが考えられた。次に、ロボット手術の手技を学習していると、腹腔鏡手術の手技の習得が妨げられているようであった。このことは、ロ

ボット手術によって（操作者は）より決められたとおりの手術操作や思考を行うようになり、結果として認知的な柔軟性が減少することが示唆された。我々の研究では、この硬直化効果は、逆向きの腹腔鏡手術からロボット手術に変更する際には見られなかった。

　考察を通じて、我々は最初に掲げていなかった新たな疑問にぶつかることになった。不確実性に直面した時に使えるようなルーチンで「恐竜時代の」技能をどのように、いつ、どれくらいの期間、保ち続けるのか。「古い」技術を義務的な定期訓練に盛り込むのか。トレーニングシミュレーターを用いるのか。これらの疑問に応えることや、適応的─定型的な熟達化の発達様式を探求するためには、さらに研究を重ねることが必要である。しかし本章で詳述してきた理由から、最も有益な教育のアプローチとは、多くの新しい医学カリキュラム、教科書、シミュレータートレーニングプログラムで提案されているような、医療スタッフが最も効率的な方法を選択できるようにアルゴリズム的方法で繰り返し練習することよりも、むしろ、定型的な技能と適応的な技能の両方に効果的なバランスをとって専門性を深めるアプローチであるといえる。そのためには、多様性を育成し、かつ様々な社会技術環境と繰り返し相互作用できるようにした環境条件が必要である。新しい技術や機器は人々の心を虜にするので、上記のような条件整備を推進することは、他の社会技術的システムではたやすいかもしれないが、ヘルスケアではそれほど容易ではない。

謝辞

　本研究にご協力いただいた外科医の皆様、特に、長期にわたってご支援下さった Guy-Bernard Cadière, M.D. に感謝いたします。

第9章
規制とヘルスケアのレジリエンスを調和させる

Carl Macrae

はじめに

　死、税金、そして規制。人生に確実なことなどほとんどないが、ヘルスケアの組織や質に関する議論が活発になると、この3つが必ず顔を出す。規制はどこにでもあり、近代ヘルスケアシステムにおいて拡大の一途をたどっている一方、規制に対する多くの医療従事者の不満は絶えないものとなっている。規制は、標準、ルール、プロトコール、目標のような形をとり、ヘルスケア活動の仕組みや、医療機関の組織設計を生み出す主要な原動力の1つとなっている。規制は、政策立案者や専門家集団が質や安全の向上を推進するために、また、合格基準未満のパフォーマンスという問題に直面した時、しばしば最初に手を伸ばす方法の1つである。しかし、ヘルスケアにおける規制とレジリエンスとの関係については、ほとんど研究されておらず、互いに相容れないものとして捉えられることもある。本章では、ヘルスケアにおいて規制がレジリエントなパフォーマンスを生み出したり、場合によっては弱体化させたりする役割について掘り下げる。規制とレジリエンスの相互関係は複雑であり、ヘルスケアにレジリエンスを生み出すことに関する規制の役割はあまり認識されてないことが多いが、実は決定的に重要だということが本章の

主張である。

　本質として規制は、何らかの望ましい状態を達成するために、医療機関における医療行為やテクノロジーを形作り、モニターし、管理し、改訂することを目指す体系的活動であると定義できる（Hutter, 2001）。ヘルスケアでは、これは通常、中央行政組織、たとえば、英国医療の質委員会（Care Quality Commission）のような組織が関わっており、広範な分野の医療提供者にわたって特定の水準の設定、監視、施行と取締りを行う。しばしば、これらの規制官庁からの要求事項は、正式な水準、特定のルール、細かく決められたプロトコル、規定されたプロセスという形で、医療機関における仕事のやり方に組み込まれ、活動を制約したり、パフォーマンスを最適化したり、エラーを予防したりする。このような形態の組織的な予測と制御が、ほとんどの規制執行体制の基本を形成しているが、レジリエンスに関する基本信条と相容れないもののように見える。レジリエンスは、適応力を有し、撹乱によって業務が障害され重大な破綻を来さないように、前もって修正し対応する組織の能力を意味する（Collingridge, 1996; Weick et al., 1999; Hollnagel et al., 2008; Hollnagel et al., 2010）。レジリエンスを発揮する組織の能力は、通常、非集中化され、臨機の工夫をし、適応力と柔軟性をもったプロセスに依存しており、そのようなプロセスでは、現場のリソースと特定の状況に発現している熟達技能が創造的に駆使されている（Hollnagel et al., 2006; Comfort, Boin and Demchak, 2010）。

　規制の基本的メカニズムが、レジリエンスの考えと衝突するだけではなく、規制とか規制官庁と聞くだけで、医療従事者はかなりの反感を抱くことが多い。多くの人々は規制というものを、外部から強制され、官僚的で、高圧的で、面倒で、チェックボックスに印を入れるようなことばかりで、患者のケアという本来の仕事を邪魔することと関連づけて考えているのだが、これでも控えめの表現だ。典型的な病院の病棟で数時間を過ごしてみれば、規制に対するこのような見方がどこからやってくるかよくわかる。プロトコール、方針、チェックリスト、標準、ガイド

ライン、パスウエイ、報告、監査、データ提出など、枚挙にいとまがない。ヘルスケアにおける標準化や説明責任を求めるプレッシャーが増えてきたことに伴って、一方向への流れがはっきりしてきた。ヘルスケアの現場で働いている人々が時折、規制に首までつかって溺れそうだと感じても無理はないだろう。

　しかし患者と話をしてみると、特に、質の低い医療を受けてきた人々や、そうした苦境をくぐりぬけてきた患者の家族からは、全く異なる物語を聞くことになるだろう。この見地からすると、ヘルスケアの規制はあまりにも緩く、監督官は十分な立ち入り検査をしていないのだから、指導、監視、取り締まりを強化して、事故の再発防止を図らなければならない。これは、英国ナショナルヘルスサービス（NHS）のミッドスタフォードシャー・ファンデーション・トラスト（Mid Staffordshire Foundation Trust）の病院で起こった問題のある医療に関する審問のような、医療の大型スキャンダルの後には、毎回指摘される見方である（Golding, 2012）。どちらの言い分にも真実が含まれているようだ。つまりヘルスケアでは規制が強すぎる部分と十分でない部分がある。物事は細部が難しいのだ。特定の規制ツールがどのように設計され、導入され、対応されているか次第で、規制は改善の強力な力にもなりうるし、無駄な邪魔ものにもなりうる。

　ヘルスケアの規制の話題が、しばしば感情的で対立した議論になりがちで、一般国民同士の会話でも、専門家の会話でも、またもっと理論的な分野のどこにでも見られることに不思議はない。この話題は、政治、論争、偏見、および個人的なフラストレーションによって歪められてしまうような話題である。これが残念なのは特に、レジリエンスを支援できそうな規制の役割は重要だが微妙なものであり、微妙なものはしばしば政治次第で真っ先に切り捨てられるからである。本章では、規制に関するより繊細な見方と、規制がレジリエンスの考えや理想と触れて相互作用するはたらきの重要ポイントをいくつか検討する。まず、規制とレジリエンスの基本的方法を紹介し、比較し、それぞれに含まれるプロセ

スは当初の見立てほど違いがないことを説明する。次に、ヘルスケアにおける規制とレジリエンスが関係をもつ重要な2つの面である、標準化と中央集権化について検討する。この2つは、たびたびヘルスケアにおける規制拡大の議論の火種となり、対極的な用語で単純化される傾向がある。つまり規制の多くの形態によって生み出される標準化は、レジリエンスに求められる柔軟性と対比され、規制の中央集権化はレジリエントなパフォーマンスに必要な分権化と対比される。さらに繊細な分析によって、規制とレジリエンスのメカニズムの間の微妙で重要な相互作用を明らかにする。これらの相互作用を理解することは、安全で質の高いレジリエントなヘルスケアを支援する規制執行体制を設計するために不可欠である。

規制とレジリエンスの理解

　ヘルスケアの規制が究極の目的とするのは、パフォーマンスを向上しリスクを減らすことである（Walshe, 2003）。同じように、レジリエンスは、高いレベルのパフォーマンスと安全を下支えするような組織的な能力と位置づけられる（Sutcliffe and Vogus, 2003）。しかし、ヘルスケアの向上に対するこれらのアプローチを支持する考えや文献が同じ土俵に上がることはほとんどない。実際、様々な形をとる規制は、しばしばレジリエンスと正反対のものとして捉えられる。規制は、予想に基づいて決めたルール、組織構成、計画、型通りの行動とプロトコールに依存するものと受け止められるのがふつうであり、その場その場に適応し、注意を払い、柔軟に対応する能力と対立するものと理解されている。このように外見から単純な区別をしてしまうと、精査を阻害することになる。組織の仕事のやり方のレベルで見ると、リスクを規制することと、レジリエントに対応することに含まれる活動や仕事は、非常に良く似ている。どちらも医療機関の最前線で仕事をしている人々にかなりの部分

第9章 規制とヘルスケアのレジリエンスを調和させる

を頼っている。レジリエントなパフォーマンスが、多くのスタッフが安全性の向上に関わることで得られるのと同様に、規制も広くゆきわたった活動である。「規制対応業務」は単にリスクマネジャーやコンプライアンスオフィサーのような特定の役割のスタッフに限定されたものではなく、クリニカルパス調整看護師、チェックリストを記入する外科医、手洗いキャンペーンを行う感染制御専門家、患者安全のためのインシデントレポートを提出する医療事務の人たちによっても行われている。規制対応業務は様々な形態をとり、組織全体に広くゆきわたっている。この核心にあるのが、レジリエンスを生み出すことと、パフォーマンスを制御することの両方を行う業務であり、これは組織の実務を制度化し、モニターし、改善することに重点を置いている。その内容は、現行の業務のやり方を観察し、見直し、手直しを絶やさないことを繰り返すループである（Macrae, 2010）。

　より一般的なレベルの説明においても同様に、両者の共通性は明らかである。規制の基本的機能は組織的なパフォーマンスに関する情報収集の反復プロセスに依存しており、標準を定め、逸脱を監視し、必要な場合には行動を修正したり変更したりする（Hood et al., 2001）。レジリエンスの社会的認知のプロセスは同様に、組織的な種々の活動への注意と配慮を払った関与、期待からの逸脱に関する継続的なモニター、適応や変更によって攪乱に対応することに依存している（Weick et al., 1999）。機能的にも実践上でも、規制対応業務とレジリエントなパフォーマンスを、きれいに切り離すことは難しい。

　一般的な説明でも特定の業務に関する説明でも明らかな共通性があるにもかかわらず、規制を成り立たせているインフラやテクノロジーは、発現した状況に独創的に対応し適応することを含むレジリエンスへの処方箋とは、たいてい根本的に違うもののように見える。このことは、おびただしい数の診療ガイドライン、質の標準、方針、プロトコール、手順がヘルスケアにおいて次々と生み出されていることからも明らかである。これらはすべて、特定の状況で受容される行動の領域を制約し、あ

らかじめ線引きし、範囲を定めようとするテクノロジーである。これらは、しばしば、集権化した規制機関が遠くから現場の行動を標準化し、監督し、管理するためのツールとして用いられる（Woods and Shattuck, 2000）。管理という規制のテクノロジーが設計され導入される点で、レジリエンスと規制の最も著しい違いが明らかになる。規制のテクノロジーは、集権化され標準化された形で行動の制御を支援することが目的であり、レジリエンスの多くのモデルが、現場の創意工夫、柔軟性、即興的創造性、適応力、問題解決、警戒心、試行錯誤的な学習に重きを置いている（Wildavsky, 1988; Bigley and Roberts, 2001; Hollnagel et al., 2006; Reason, 1997）ことと正反対であることはすぐにわかるだろう。レジリエンスはしばしば意図的に幅広く定義され、広範囲にわたる組織の能力を含んでいるが、中核となる原則は、現場で直面する問題を解決するために、その場で生み出される創意工夫の重要性と、予想外の事態に遭遇したとき各人が柔軟性と適応性を発揮できる能力に焦点をあてている。レジリエンスのこのような理想は、非集中化されて分散化された権限に重きを置き、専門的な判断や熟達者の裁量を認めるものである。特に高度の変動、不確実性、変化に直面した時はそうであり、このような特徴は、ヘルスケアの様々な領域に多く見られるものだが、過去からあった規制のツールではうまく扱うことはできない。

　規制に関する多くの課題や批判は、多くの規制用のツールの蔓延、誤った指図、実用性のなさ、さらにお粗末な設計がもたらす不慮の結果と関係している。規制・取締りは重い業務であり、そこに懸かっているものは大きい。たとえば、イギリスの医療の質委員会（CQC）は、医療提供者に対して広範囲の質の標準を定め、これらの標準に照らして医療提供者を監視し監査しており、これらの標準が守られていないケースでは行政処分措置がとられ、医療提供者の登録取り消し、つまり診療行為の許可の剥奪に至る場合もある。同様に、米国のジョイントコミッション（医療機能評価機構）は病院を定期的に監査し、様々な標準が守られているか確認しており、その認定は病院にとって重要なのだが、その理

由は、多くの州ではこれが病院の開設許可継続の条件になっているからである。このように多くのコンプライアンスを求められるせいで、組織は規制の要求に適合することに集中するあまり、規制的制裁を受けるリスクだけを管理するようになる（Brennan and Berwick, 1996）。これらのことは、規制が本来行おうとしている質や安全を脅かす隠れたリスクの管理を犠牲にして行われており、「二次的リスクマネジメント」と呼ばれる（Power, 2007）。さらに、ほとんどの主要なヘルスケアシステムは、様々な規制当局に監督されているので、法定職能規制団体、専門職能団体、国家機関、非政府組織、保険会社、委員会や他の多くの機関によって生み出される規制上の要求事項の複雑なネットワークの中を乗り切って行かなければならない。規制のシステムの中に、重複したり矛盾したりする要求やツールを合理化しようというプレッシャーはほとんど見られない。なぜなら、これらの規制当局はそれぞれ個別に、自身の権限や領域の範囲を広げようというインセンティブを有しているからである（Walshe, 2003）。同様に、標準、要求、プロトコルが現場から離れたところで設計されると、それらは「現場の最前線」で実用的でないし、時に全く使いものにならない（Hutter, 2001）。規制のシステムは、実際の診療業務とほとんど関係がない机上の空論になってしまうのである。

　設計がお粗末で施行がいい加減な規制は、医療機関の最前線における柔軟性の発揮に必要な注意資源、現場の権限と能力を劇的に損ねてしまう。つまり、お粗末な規制はレジリエンスに必要な組織の能力を低下させる。さらに、出来の悪い規制用のツールは、規制の執行体制全体の正統性を台無しにすることにもなりかねない。このような規制の有害な結果は、しばしば終わりのないお役所流形式主義と提出書式記入の煩わしさの物語として注目を集める。規制が組織やヘルスケアシステムのレジリエンスを下支えする方法については、ほとんど検討されていない。規制がヘルスケアのレジリエンスを積極的に支援できる2つの領域は、最も論争となっているものの2つであり、これについて次に検証を行う。

それらは、一見したところでは、レジリエンスの原則に真っ向からぶつかる活動である標準化と中央集権化である。

標準化

　標準化は極めて重要な規制活動である。ヘルスケアにおける安全と質の歴史は、かなりの部分が、チェックリスト、プロトコール、訓練、設計という手段を使った標準化の歴史といえる。これらの活動のすべては、ある意味、医療における様々な異なる要素を、標準化し系統だてようとするものである。しかし標準化は、ヘルスケアにおいては、いまだに不評を買っている。標準化は医療専門職の裁量と自律を損なうものと見られていて、特に声高に主張するのが医師であり、専門職としての自律を大切にしているためだが、しかし、医療職の人たちは誰もが、仕事を効果的に行うためにかなりの部分を裁量と現場の意思決定に頼っている。同様の理由で、標準化も同じようにレジリエンスの基本的な理想に反しているように見える。しかし、医療を標準化する努力は曰く言い難い方法で、ヘルスケアのレジリエントなシステムを支援できたり、欠かせないものになったりする可能性もある。

　標準化を適切に適用すればレジリエンスを支援することができる1つの方法は、枝葉末節に対して意識的で努力を要する注意を医療従事者に払わせているものを減らすことである。そうすることで、日常の些末なこと、たとえば、ある手術室の特別変わったレイアウトに注意を払う必要がなくなり、本当に複雑で緊急性のある事態、たとえば、気管挿管時の予期しないトラブルに集中して対処できるようになる。標準化は、医療従事者が頼っている基本的なシステムやプロセスにおける意味のない不確実性や変動を減らし、知的資源を重要な不確実性や変動に対して使うことができるようにする。ここで重要な前提となっていることは、個人と組織が予期しない出来事への対応に有限の適応力しか持ち合わせて

いないことである。もしこの適応力が手抜きの設計や組織的要因による変動によって継続的に消耗され続けると、患者要因による変動、つまり実際本当に問題となる変動に対応するための適応力が残り少なくなってしまう。

インフュージョンポンプを例にとるとわかりやすいだろう。英国の典型的な病院を1つとってみると、約30種類の異なる型のインフュージョンポンプを抱えていることだろう。これらのポンプの多くは異なっており、数字のキーパッドのレイアウトですら、ある機種と別の機種では逆になっており、数字の「1」が携帯電話のようにキーパッドの左上部にあるものと、電卓のように左の下にあるものがある。これは、毎日のように使う医療機器の一部にある、非常に小さなバリエーションにすぎない。しかし、このことは根本的な疑問を投げかける。これは、果たして、医療従事者が限られた注意資源を費やす価値のあるバリエーションなのか。また、このような簡単でちょっとしたことすら標準化の対象とならないのであれば、病院のシステムや医療機器の中で他にもあるどれほどのバリエーションが適応力を流出させていることだろうか。医療従事者が無意識にルーチンで行っていることを慎重に標準化すれば、妨害を減らし、患者のケアに必要とされる難しい決断や判断に向ける注意資源を増やすことができ、システムの全体的な適応力とレジリエンスが向上するであろう。標準化は、重要な変動やバリエーションを見つけるための基準となる安定した背景を提供することになる。そういう意味で、規制とレジリエンスは同じ方向に働くであろう。

中央集権

中央集権はヘルスケアにおける多くの規制活動の中核的な特徴である。標準は、中央の規制当局によって制定され監視される。監視や監督は、医療機関内やヘルスケアシステムにまたがる集権化されたヒエラルキー

を通じて行われる。権限、情報、管理の集中化は、レジリエンスの特徴である現場に行きわたった適応行動や思考錯誤から学習するという原則に対して、逆に働くように見える（Wildavsky, 1988）。しかしある意味、レジリエントなヘルスケアシステムは適切な中央集権があってはじめて機能するといえる。すなわち、中央集権は、様々な現場の改善からの教訓を統合し周知したり、システムのある領域での局所的な適応が、システムの他の領域に悪影響を及ぼさないように支援したりするのである（Woods and Branlat, 2011a）。

　わかりやすい例として、安全のためのインシデントレポートがある。予期しない事態に現場で適応することと、経験やエラーから学習することは、レジリエンスの4つの特徴のうちの2つでもある。患者安全のためのインシデントレポートシステムは、このような活動を支援するために制度化された仕組みの代表格であり、先進諸国のほとんどの医療機関で行われている。ある医療機関で経験したインシデントからの教訓を解釈して、ヘルスケアシステム全体にわたって改善として広めるためには、報告やコミュニケーションのための集中化されたシステムに、かなりの部分を頼らなくてはならない。ある特定の病棟や医療機関において、方針や診療のやり方を変更することで現場の出来事に対応することは、ある医療機関にとってレジリエントな対応の1つにすぎない。しかし、ヘルスケアシステム全体にわたってレジリエンスを確保するためには、このような教訓や改善が広まらなければならない。これには、現場の教訓を活用して他の多くの現場に周知し、他の医療機関においてもそのような情報が、現場の環境にあった形で採用、導入される必要がある。ある所での情報を広く周知するためには、何らかの形の集中化されたコミュニケーション機構や伝達機構、たとえば、様々な医療機関からアクセスできるような、中央情報共有空間や情報センターのようなものが必要である。これは、フェイスブックやツイッターのようなSNSと非常によく似た方法であり、きわめてローカルで個別の情報を、仲間のネットワーク内で多く共有することができる。しかしこれを実現するには、ネッ

トワークのユーザ全員が、各自のもつ情報を単一の集中化した共有空間を通じて共同利用したりアクセスしたりして、皆が互いに影響しあうためそこを訪れることにかかっている。

このようなヘルスケアの非集中化された情報を集中化することは、レジリエンスを規制することともいえるが、その1例として2008年にナショナルヘルスサービスにおいて起こった透析に関するインシデントに関するもので、National Reporting and Learning System（全国報告・学習システム）と呼ばれるメカニズムを通じて、このような情報を集中化し、調査し、ヘルスケアシステムの隅々まで周知したことがある。2008年9月のある日、1つの病院トラストが予期しない重大なイベントを経験した。退院後まもなく、数人の透析患者が急性の溶血、赤血球の急激な破壊により重篤な合併症を引き起こす病態により病院に再入院した。1人の患者は死亡し、4人の患者は輸血が必要となった（National Patient Safety Agency, 2008）。病院トラストによる迅速な調査によって、これらの患者が透析治療を受ける前の日に、水道水の質の問題を改善するために、病院のメイン水道システムに銀安定化過酸化水素が加えられていたことが判明した。この病院の腎臓部門は、病院のメイン水道システムから水を引いて、透析用にろ過と処理をしたあと使用していた。この事例では、腎臓部門は過酸化水素処理が行われることを知らされていなかった。腎臓部門には各種の水フィルターと処理システムがあったが、過酸化水素を除去することができず、患者の血流にそのまま取り込まれた。

この事象に対応して全国的な安全警告が、同種の潜在的なリスクをただちに点検することの必要な国内のすべてのヘルスケアトラストに送られた。関係するトラストは、30日以内に組織の諸システムを点検し、水処理部門に通知し警告するプロセスを是正し改善するように求められた。これは1つの病院で発生したインシデントに対してとられた、迅速で集中化された対応であった。これは、個別の現場の改善を国全体に広げたものである。安全警告は、医療機関がどのように対応すべきか、と

いう詳細までは規定せず、ただ対応するようにと述べているだけであった。このことは、監視、サーベイランス、コミュニケーションを集中化したシステムが、どのようにして各現場の教訓を把握し、ヘルスケアシステム全体に広げ周知し、医療機関レベルでのレジリエンスをヘルスケアシステム全体のレベルのレジリエンスに変換しているかを示している。これは高度に集中化された規制システムを通して達成されたものである。この話の皮肉な点の1つは、このような現場の対応などを集約していたNational Patient Safety Agency（国家患者安全庁）が英国政府によって廃止され（Scarpello, 2010）、患者安全は一義的には地域の責任であるという原則にのっとって、権力と権限が地域の臨床家の手に戻り、遠くの中央の監督官庁から離れてしまったことである。中央集権的な組織が局所的なレジリエンスや改善を支援する役割は繊細なものであり、実際、容易にないがしろにされる。

結論

　一見したところ、規制とレジリエンスは、互いに相容れないように映る。規制と規制活動は、ヘルスケアの中で非常に限定的な見方をされがちだ。規制は主として、事前に計画し、詳しく規定し、集中化し標準化した運用モデルを通じてヘルスケアシステムを形成することに焦点をあてており、受容される行動を制約したり範囲を定めようとしたりするものである。一方、レジリエンスへの典型的な見方は、予期しない出来事に対して、現場でうまく適応し、柔軟かつ臨機の工夫で対応したことの産物というものであり、これらは専門職としての裁量や現場の熟達技能に依存している。しかし規制とレジリエンスの間のインターフェイスは、水と油とか、まして1つのスペクトラムの両端などではなく、もっと繊細で微妙なものである。規制は組織のレジリエンスを拡充する組織の受容力を積極的にサポートし、レジリエンスがヘルスケアシステム全体に

わたって生み出されるようなメカニズムや構造を提供するものである。

　ヘルスケアの質や安全を向上するために行われるこれら2つの異なる方略が、出会って相互作用する活動は複雑で多種多様である。これらの相互作用は詳細な検証と説明が必要であり、できればそれを生み出すような診療や組織的メカニズムのレベルで行うことが望ましい。このような関係は、レジリエンスそのものに関して質問を投げかける。注意深い規制のあり方を通じて、レジリエンスを支援し拡充できるのならば、規制自体はどの程度までレジリエントになることができるのだろうか。ヘルスケアは、現場で生み出された改善や教訓を、国の政策や規制のプロセスに統合するようなメカニズムをどのようにして導入できるのだろうか。このような疑問に取り組み、ヘルスケアと規制執行体制のレジリエンスを改善することによって、回避可能な患者の損害や死亡、そして結果生じる患者、家族と納税者への重い負担といったヘルスケアの不幸な必然を減らすことができると考えられる。

謝辞

　本研究は、英国の医療の質を向上するために継続して活動している公益団体ヘルスファンデーションの支援によって行われたものである。

第10章
組織の再編とレジリエントな組織：ヘルスケアにおける検討

Robyn Clay-Williams

はじめに

　組織の再編は政府や規制当局による義務化、テクノロジーの変化、経済的必迫などに応じて行われ、ヘルスケアではよく見られる現象である。そのような再組織化の結果、ヘルスケアシステムを構成する制度上の構造と社会的な構造のどちらもたえず変化している。レジリエントなシステムとは、「変化や攪乱の前でも、最中でも、後でも、システムの機能を効果的に調整することができ、混乱や重大な災難が起こった後でも、要求されるパフォーマンスを継続できるもの」（Hollnagel, 2009b: 177）であるが、ヘルスケアにおける多くの研究は診療科やチームにおける変化を扱った（しかも機能ではなく形態を中心とした）ものである。医療機関の管理層レベルでの変化は、「小手先の見直し」ではなく、変革を行うことが多い。社会生態系としてのレジリエンスの研究は、このような現象、すなわち、構造的変化の規模が一定以上になると、機能が維持されるのではなく機能の転換をもたらすことを扱うものである。このような構造的変化には、突然起こるものも徐々に起こるものもあるが、こうした適応的または生成的プロセスは、レジリエンス・エンジニアリングで一般的にいわれるシステム変化よりも、もっと長い時間をかけて生

ずることが多い。本章では、巨大で複雑な生態システムの挙動から生ずる適応的変化とレジリエンスに関する理論を解説し、この理論をヘルスケアにおける組織の再編とレジリエンスに当てはめて検討する。

ヘルスケアは複雑適応システムである

　第6章で述べたように、ヘルスケアは複雑適応システムであり、様々なサービス、エージェント、プロセスから構成される多くのサービスが相互に作用しあっているという点において複雑であり、システムが自己組織化し学習することができるという点において適応的である。ヘルスケアのような組織を見るには、多くの違った視点があり（Bolman and Deal, 2008）、見方によって異なる中身が見えてくる。1つの視点が映し出すのは管理的構造であり、誰が誰に報告するのか、治療という「ビジネス」を行うために各診療科がどのように相互につながっているのかを示す「配線図」である。これは組織の全体像といえよう。もう1つの視点から見えるのは、組織文化や社会システムであり、物事がこの周辺でどのように行われており、医療従事者はどのように患者や他の医療従事者と関係しているかということである。これはよりきめ細かく組織を見たものである。他にも、人々は仕事の中でどのようにつながり、学習し、成長するのかという人間の能力の観点から見ることもできる。またほかにも、権力が組織の中でどのように行使され、意思決定がどのようになされるのかという政治的な見方もある。もっとわかりやすい視点は、組織が物理的な構造物から構成されており、建築物、建物のレイアウトや場所、インフラや公共設備から成っているというものである。

　構造的視点で見ると、病院には伝統的に2種類の階層構造があり（Rizzo, House and Lirtzman, 1970）、病院を管理するビジネス業務と患者を治療する臨床業務から成る。これらは入れ子構造になっており、それぞれの目的や時間のスケールは異なるものの相互に関係している。臨床業務

の分野では、医師、看護師、それ以外の医療職といった職種の入れ子システムがあり、これらの中に、心臓外科や薬剤師といった専門領域のサブシステムが入れ子構造になっている。ビジネス業務も、管理、財務、人事、安全・質など多くのシステムおよびサブシステムから構成される。階層構造に加えて、非階層構造、ネットワーク、様々なレベルでシステムが横につながる架橋結合に関係するものも同時に存在する。最近の動向では、新たな組織横断的システムで病院運営会議を構成するようになってきている。病院運営会議は通常、臨床および経営の両方の専門職から成り、典型的なものでは診療科別、臓器別、または疾病別のいずれかに区分した専門家で構成されている（Braithwaite, 2006）。

適応プロセス

　適応プロセスを研究するためには、まず、対象とするシステムを定義する必要がある。システムの境界線を定義することで、影響が外的なものか内的なものか決定することができる（この振り分けは独断的なものであり、我々がどこに線を引くかにかかっているということを思い出してほしい）。ヘルスケアに見られる1つの問題は、各システムの境界線には穴が開いており、厳密に定義がされておらず、動的なことである。最も定義しやすい境界線は、建物、電力、ガス、水道、その他のインフラから成っている物理的な病院システムの境界線である。このシステムは「強固」であり、ほとんど変化しないし、たとえ変化するとしても、通常非常にゆっくりである。このようなシステムを定義するのは非常にたやすいので、物理的存在としての病院が暴風雨や停電や地震に襲われた際のレジリエンスは、これまでよく研究されてきた（Carthey, Chandra and Loosemore, 2008; Carthey, Chandra and Loosemore, 2009; Cimellaro, Reinhorn and Bruneau, 2010）。

　それより我々が普段関心をもつのは、ヘルスケアサービスの提供とい

う「機能」がどのようにして発揮されているかである。急性期医療であれば、その機能の提供は、通常、病院内にある様々な物理的境界の中で行われているが、必要な場合には、そのような構造的な壁を超えて医療が提供される。ヘルスケアシステムの「機能的」境界を定義するとなるともっと難しい。なぜなら、境界線は見る枠組みによって、また時間の経過によっても変化するからである。我々はヘルスケアシステムを容易に「見る」ことはできないので、検討している問題の外か内かということで境界線を定義することの方がおそらく易しいであろう。直観的には、内部のプロセスの方が問題への関係が深そうに見えるが、外部の相互関係や影響もシステムのオペレーションやパフォーマンスを向上するためには重要である。

　複雑適応システムは、持続的に自己複製を行い、適応しイノベーションする能力を向上するために組織化する（Alderson and Doyle, 2010）。進化とは、システムおよびサブシステム内で起こる変動、相互作用、淘汰のプロセスである。変化には二種類あって、進化システムの内部のダイナミクスと、外部から作用する（時として強制された）変化である。外部から強制される変化は、しばしば常態からの逸脱をもたらし、システムが進化するという自然の傾向を妨げたり、変えたりする。システムの攪乱は（強制的か否かにかかわらず）強さ、パターン、期間が様々である。基本的パターンには、一定のもの、減少するもの、増加するもの、周期的なものがある。基準値を超える短期間で急激な変動、たとえばインフルエンザのアウトブレイクや、洪水やサイクロンのような自然災害が起きることもある。中長期的な変化、たとえば組織の組み替え、政府の予算修正、新しい規制は、正負両面の影響を与える。

　考えられる結果の重大性や発生パターンから、攪乱の区分方法を決めることもできる。Westrum（2006）は、規則的または予測可能な（外的要因による）変動を（短・中・長期的いかんにかかわらず）「規則的な脅威」と呼び、ランダムな変動を（規模に応じて）「不規則な脅威」か「空前の脅威」に分けて名づけた。「不規則な脅威」とは、偶発的事象でな

んとか対処できるが困難であり、一方、「空前の脅威」は大規模もしくは予測不可能で、結果は壊滅的である。ストレス要因は内部、外部、両方の場合がある。ヘルスケアのようなシステムでは、1つのシステムの内部に、多層のシステム、複数のストレス要因、複数の平衡状態、さらに持続的な変化までが含まれている。これらのシステムは、常に変化をとげている環境で動いており、相互作用をするいくつものシステムと外的環境との間には、複雑で双方向性のフィードバックが見られる。システムを構成する様々な人的要素間の相互作用、およびこれらの要素の創造性、予測不能性、変動性はまた、システムを安定化したり不安定化したりする力になるであろう。

　レジリエンスを調査し、またヘルスケアではレジリエンスがどのように特徴づけられるのかを調査するために、これまでかなり研究されてきた他の大規模な複雑動的システムの中に類似性を求めて検討することは有用である。そのようなシステムの1つが生態であり、生命体が環境においてどのように進化し存続してきたかを示している。GundersonとHolling（2002）は、動的な生態システムの挙動を自然複雑適応サイク

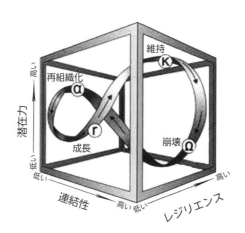

図 10.1　適応サイクル
出典：Lance H. Gunderson and C.S. Holling 編 "Panarchy"（版権 ©2002 Island Press）より。Island Press, Washington, D.C. の許諾を得て掲載。

ルの観点から説明し、変化に対するシステムの潜在力、システムの連結性の程度、システムのレジリエンスの３つの相互関係を示した。まず、変化に対する潜在力は蓄積されたリソースの観点から、また連結性は外的変動に対するシステムプロセスの感度として考えることができる。連結性は、さらなる結合や変動に対処するメカニズムを提供し、それによってシステム内により多くの冗長性が生まれる。そのようにして、やがて未熟なシステムは徐々に成長し（r）、連結が増え、リソースが蓄積されていく。システム内のカップリング（結合）の強さがシステムを脆弱にする点に達すると（K）、次に失敗が発生する（Ω）。失敗はシステム内に溜まったエネルギーを放出し、リソースを解放して、そのリソースが再組織化の実現に使われる（a）。この時点で、システムの学習や適応が起きる可能性が最大となる。再組織化の特質にもよるが、システムはこのサイクルを繰り返し、新しいタイプのシステムに転換する。生態系では、システムの中のあらゆるレベルにおいて、様々なペースで、発達、維持、創造的破壊、新生という適応サイクルが見られる。危機は新たな機能やプロセスを生み、生存するためにプロセスと環境との間でより大きな相互作用が行われる。

レジリエンスは動的である

レジリエンスは適応サイクルの第三の軸である（図10.1）。システムのレジリエンスは一定ではなく、潜在力や連結性に生ずる変化と相互作用をしながら、サイクルの中で大きくなったり小さくなったりする。再組織化や成長の間はレジリエンスが高いが、連結性やそれに伴う複雑性が増加するに従い、システムは脆弱性を増していく。どんなシステムでも、レジリエンスが最も弱くなった時点で、システムは破綻や崩壊をきたすのだが、それは変動や脅威があまりにも強すぎて、生じた変化をシステムが吸収できる能力を超えた時である。

重要なことは、レジリエンスをシステムの静的な特性でなく、変化し続ける現象として捉えることである。したがって、システムのレジリエンスを向上させることは、対応し、モニターし、学習し、想定するという進行形のプロセスであり、単一の活動や介入のことではない（Hollnagel, 2009b; Hollnagel et al., 2010）。

　本書では、レジリエンスを、機能の面から次のように定義している。「変化や攪乱の前、最中、後でも機能を調整できるシステムの有する内的能力を指し、予想される状況下でも予想外の状況下でも、求められるオペレーションを維持できること」（Hollnagel, 2011）。この定義は、Hollingが「システムが、その挙動を制御する変数やプロセスを変化させることにより、システムの構造を変えることなく吸収することが可能な攪乱の強さ」と定義した生態系のレジリエンスと似ている（Holling, 1996: 33）。今日的な理解では、システムレジリエンスとは、現行の構造やプロセスを現状のまま存続させるような弾力性に富んだ特質といった厳密なレジリエンス工学的な見方にとどまらず、機能の損失を最小化しその回復を最大化すること（もしくは以前のレベルを上回りさえすること）を意味する。したがって、レジリエンスは、粘り強さ、適応力、可変性、予測不能性という特徴をもつ。変化というものは時折起きるものであり、高速なプロセスと緩徐なプロセスの相互作用から生ずる。高速のプロセスと緩徐なプロセスがあることが、安定的で規則的な力を生み出すとともに、機会、多様性、レジリエンスのような不安定化する力も生む。

　社会生態システムと同様に、ヘルスケアのような社会技術システムは、相互作用する多くのシステムとサブシステムから成り立っている。適応サイクルに関していえば、これらのシステムは異なるペースで変化、適応し、異なるレベルの潜在力、連結性、レジリエンスに達する。このような同期のとれていないプロセスは、複雑性を増加させ予想のできない結果をもたらす。ヘルスケアの例として、患者の治療方法における革新と文化との相互関係がある。疾病や外傷の治療のモダリティ（手段）における変化は、手術器械や手術技術の革新をもたらす新しいテクノロジ

一の開発や遺伝学の発展に伴う疾病治療薬の開発とともに、高速サイクルで起こっている。一方、文化はたいていゆっくり変化しているため（Braithwaite, Hyde and Pope, 2010）、これらの新しい医薬品や手技の採用や受容状況は、たとえそれらの効果を示す十分な証拠があった場合ですら、かなりばらつきがある。

　システムの適応サイクルが様々な空間的、時間的なスケールで生じ、速い移行と遅い移行を起こさせているという理論は、「パナーキー（Panarchy）」として知られている（Gunderson and Holling, 2002, Walker et al., 2004）。システムの変化と適応という大きなサイクルは、通常、その中に小さなサイクルを含んでいる。しかし、異なるスケールにまたがる相互作用は、予想できない大混乱事態を引き起こし、1つのサイクルにおける失敗が、その中にあるサイクルに次々と連鎖反応を起こして伝わり、破滅への道ができることがある。その結果は必ずしも悪いものばかりではないが、次に例に示すように予想のつかないことが多い。2005年に、16歳のオーストラリアの少女がゴルフ中の事故に逢い、大規模公的病院で不十分な治療がなされ死亡した（Milovanovich, 2008）。大「騒動」が州のヘルスケアシステムと州政府に対して起こり、マスコミに大々的に報道され、地域では暴動が発生した。特別調査機関（Garling, 2008）が設置され、その結果、ヘルスケアシステムのいろいろなレベルで様々な変化が起こった（Skinner et al., 2009, Stewart and Dwyer, 2010）。変化の一例として、プログラムの効果はいまだ評価されてないが、すべての看護師とジュニアドクターに対して、患者の状態悪化の検出と管理に関する訓練が州全体で義務づけられた。事故の余波は2011年にも続き、州選挙の後に、新政権は州のヘルスケアシステムの構造改革を行った（Foley, 2011）。

　大きなサイクルは通常、ゆっくりと進化し、成長期は何年、何十年といった時間を要する。ヘルスケアでは、介入の成功や失敗があまりにも性急に判断されることが多いため、変化が起きるだけの時間がないことがある。たとえば、チームトレーニングを評価する事実上のツールの1

つに、態度に関する調査がある。態度は文化の構成要素であり、ゆっくりとしたサイクルで回るシステムなのに、訓練が終わった直後に測定されることが多い（Salas et al., 2006）。

　常態からの急激な逸脱に加え、ヘルスケアには、内的、外的要因により長い時間をかけて変化することが予想されるものもある。世界的に人口増加は医療費に影響を与えており、皮肉なことに、ヘルスケアの効果が向上すればするほど、高齢者の割合が増加し、ヘルスケアのリソースをさらに圧迫することになる。

組織の再編、適応プロセス、レジリエンス

　システム思考をする人は、適応プロセスを研究する際に、複眼的にヘルスケアシステムを見ることが重要である。物理的な構造については、ヘルスケアシステムは過去20年間変化し続けているし、分散化が進んでいることも認められる（Braithwaite, Vining and Lazarus 1994）。この一部はテクノロジーの進歩によるものである。コミュニケーションシステムが向上すると、システムの構成要素のある部分は、同じ場所に存在しなくてもやっていけるようになる。たとえば、放射線、病理等のような生物医学的サービスが別の離れた場所にあったり、テレメディシン（遠隔医療）の出現により、患者ですら遠隔地にいたりすることがある。このような分散型システムは、たとえば異常気象のような1カ所での物理的変動が発生した時、より大きな防御対策とレジリエンスをもたらすが、システムの複雑さも増すことから新たな失敗の経路が生まれる。たとえば、主治医と画像診断のような医療サービス提供者間で、以前のような頻繁な個人的やりとりがなくなると、コミュニケーションは難しくなるだろう。いくつかの国では状況はもっと複雑である。たとえば、米国では物理的構造の分散が、組織的な集権化と組み合わさっており、小規模の診療形態は大きなヘルスケアシステムに合併されつつある。

経営構造については、経営陣が一新されると、組織図、管理部門の役割、職種間の関係をどうしても変えたがる。ある研究では、組織の再編は病院の効率や有効性を改善せず、組織再編以前に達成していたパフォーマンスレベルまで回復するのにしばしば 3 年もかかっていることが示されている（Braithwaite, Westbrook and Iedema, 2005）。政府の影響をより受けやすいヘルスケアシステムは、政権や首脳が交代すると、しばしば再組織化を経験する。たとえば、NHS は「創設以来、絶え間ない改革の状態」にある（Braithwaite, Westbrook and Iedema, 2005）。もし、現存の構造を使い続けることと新しい構造案を試行することとのトレードオフにおいて、試行の方向に極端に舵をとると、システムは「永遠の沸騰」状態（Axelrod and Cohen, 2000: 43）か、絶え間ない混乱に陥る。ヘルスケアでは、政府の方針や決定に加え、医療機器や製薬会社のような民間企業という大きな影響力がある。政府がトップダウン型の影響を発揮しようとする一方で、医療機器や製薬会社は、政治献金から個々の医師へのアピールや対象となる患者への宣伝に至るまで、様々なレベルでシステムをかき乱すことができる。

　目標を絞った介入、たとえばチーム訓練、多職種合同の訓練やテクノロジーの導入は、安全を向上する小さな改善にはなってきたが、システムレベルでの改善は実現していない。製造業は、システムの変動を小さくするメカニズムを導入して短期間に改善を行うことが可能である。しかし長期的には、変動を減少させることでレジリエンスも低下してしまう。そのため、システムが効率的で効果的に動いているように見える反面、時間とともに小さな攪乱に影響を受け、有害事象がより起こりやすくなる。適応サイクルを抑えつけていると、生じてくる問題を直すのに高価なパッチをしばしば必要とし、このことはシステムの脆弱性を高めていく。バリアなどの対策は、Safety-I 思考の解決策であり、これは複雑さを増加させ、結局のところ失敗に至る経路を増やすリスクとなる（Braithwaite, 2006）。Axelrod と Cohen は「小さな効率を収穫しながら大きな失敗の種をまくな」と警告している（Axelrod and Cohen,

2000）。Meadows はシステムのリバレッジポイント、つまり変化を引き起こすためにシステムに介入する最も効果的な場所について説明している（Meadows, 1999）。リバレッジポイント、そしてリバレッジの力を加える方向は、直観と逆であることが多い。情報とシステムの管理要素を修正することは、組織の物理的、構造的な配置を変更するよりも、通常、効果的である。

　最近の組織上の改革（Braithwaite, 2006）やトレーニングにおける新しい工夫（Salas et al., 2008）は、ヘルスケアを患者ケア機能の1つと見なす考え方に基づいて導入されてきたが、医療の専門家の中には、同じシステムを専門技術職としての視点で評価する人たちもいる。管理的構造と現場の文化との間の断絶は、管理者が頭に描く仕事と病棟や手術室で実際に行われている仕事の違いのもととなっている（Braithwaite and Westbrook, 2005; Dekker, 2011a）。この違いは、職場での手順書違反が横行するもとにもなっている。管理と臨床のアプローチをうまく調整すると良い結果につながると考えられる。Woods はこれをボトムアップとトップダウンの両方を通じて生まれるリアルタイムのレジリエンスとして捉えている（Woods, 2006）。変化の様々なモードをうまく調整することで、システムレベルのプロセスを単純化することができるだろう。たとえば、もし組織の構造的な変化、多職種の訓練、新しいテクノロジーの導入、設備やリソースの物理的再配置を共通の目的のもとで達成できるなら、システムの複雑性は減るだろう。

　システムレジリエンスを理解し、究極的に改善するために、我々は全体像を、すなわちミクロに加えマクロの結果を視ることができなければならない。そうするためには、医療従事者がもつ患者中心の視点は、サービス提供者としての管理者による視点と合わせて考える必要がある。我々は、ヘルスケアがもつこの二元的で入れ子になった特質を、官僚的システムの中で自律的な行動を成り立たせるための処理として受け入れる必要がある。我々は、自律が「安住できる場所」を提供しなければならない。これは、安全なシステムオペレーションと矛盾しない。たとえ

ば、我々はデスクトップコンピュータを比較的予想可能で効果的なマシンだと思っている。しかし、微細なアナログトランジスターのレベル、つまりコンピュータの主要部品である集積回路を構成する何百万もの素子内部のレベルでは、ノンリニアな挙動が観察される。さらにトランジスタを流れる電子のレベルでは、挙動は混沌としており予測不能である。同様な意味合いで、巨大なヘルスケアシステムの中で、患者とのインターフェイスにおいてはある程度の裁量をもちつつ、組織レベルにおいては予測可能で効果的になることが可能である。

結論

　トップダウンの方法で組織を再編したり、様々なミクロの改革にこだわったりすることによって「システムを変化させる」のを急ぐべきではない。しかし、そのように自制するのは容易ではない。なぜなら、医療従事者や管理者は、まずいことに目を向けて直すように訓練されているからである。しかし、組織の再編の効果は、機能の喪失に至り、水準以下のパフォーマンスがその後しばらく続くのだが、このパフォーマンス低下は気象災害がもたらす効果と同じである。航空界の古い経験則に、あなたが「緊急事態」に遭遇したとき、まずやるべきことは「手出しを控えて観察に徹する」ことだというものがある。ヘルスケアでもまず観察し、焦って変更を導入したりしないでシステムに関する学習と理解を改善できるだろうか。おそらくできるだろう。将来こうありたいと思うものを想像して直ちにそれを強要するより、今何がうまく働いているのかということをはっきりさせる必要がある。直ちに措置しようとするのではなく、全体のパターンというものを、もっと長い時間軸で検証する必要がある。あらゆる変化はシステムに複雑さを追加する可能性があることを知った上で、目標を掲げながらも漸進的に改良するアプローチ（戦略的意思決定モデルとしてのシノプティック・プロセスとインクリメンタ

ル・プロセスの融合)(Camillus, 1982)を考慮すべきである。複雑適応システムに向き合うためには、大変革ではなく進化が求められている。

第11章

レジリエンスへの依存：
過ぎたるは及ばざるがごとし？

Robert L. Wears and Charles A. Vincent

はじめに

　一見したところ、この章のテーマは場違いのように見える。レジリエンスは混じり気のない善であって、医療機関がいつももっと手に入れたいと頑張るべきものだと通常考えられている。しかし希望の光が見えるのは暗闇があってのことだ。医療機関とその業務システムは、安全と有効なパフォーマンスを推進するために、レジリエンスに頼りすぎている状況があると信ずるだけの理由がある。また別の場合には、必要な変化に抵抗するために、レジリエンスを悪用しているようである。この章ではレジリエンスの負の側面、具体的にはレジリエンスの使いすぎと誤った使い方について検討し、原因と考えられることを示す。

レジリエンスすぎる？

　組織がレジリエンスすぎるということなどがあるのだろうか。適応力が高すぎて、主要なオペレーションを維持できない組織など想像しがたい。しかし、適応力を発揮することにも、主要なオペレーションを維持

するためにも方法がそれぞれ多くあり、さらに主要なオペレーションの中身は何かについて多くの見方がある。つまり、合理的な疑問として、組織が目標を達成するために（他に取り得る手段ではなく［Vincent et al., 2010］）レジリエンスに頼ってよい適切なレベルはどの程度かということがある。そこから派生する重要な疑問として、その目標達成活動では誰のレジリエンスが用いられているかということがあり、また、組織内のある部分にレジリエントな対応をさせているのは、組織内の別の部分で起きた問題なのか、それとも外部で起きた問題なのかということである。

　組織がレジリエントすぎる状態を思い浮かべるのは難しいが、レジリエンスが不適切に適用されたり、無駄に使われたり、あるいは危険な形ですら使われたりするようなことはありうる。第1に、たとえばある組織が日常的な成功を収めるためにレジリエンスに過度に依存し、大きい脅威や扱いにくい脅威に備えてとっておくべき貴重な適応力を日々の些事に浪費しているかもしれない。第2に組織は、真の難題ではないことに適応するために多くの時間と努力を費やすあまり、主要な業務を維持するために必要な組織の能力を、無秩序に絶え間なく沸騰させ、干あがりそうな状態にまで悪化させているかもしれない（Axelrod and Cohen, 2000）。第3に、組織の上から下までの各種レベルで不均等にレジリエンスが用いられ、一種のもたれ合いを引き起こしているかもしれない。現場のレジリエンスによって短期的な「処置」を行うことは、根本的で長期的な解決策を後回しにすることにつながる。そのことで上層部は不都合な真実から身を守り、現場の職員に責任がシフトする。そして最後に、組織は誤った判断に基づく目標や間違った目標—たとえば必要とされる変化に対してレジリエントに抵抗すること—を支援するようなレジリエンスの使い方をするかもしれない。以上のようなシナリオのいずれか、もしくはすべてが共存し、レジリエンスへの不健全な依存を強めてしまうと考えられる。

第 11 章　レジリエンスへの依存

ケーススタディ

　ヘルスケアにおいて先に述べたようなことが起こりうることを説明するために、レジリエンスが不適切に使われていると思われる2つのシナリオを紹介する。1つ目は、医薬品調達の上でよく経験される短期間の危機が、通常でない、一般的に不必要なレベルの用心深さと適応力を現場スタッフの側に課すことで解決している例である。2つ目で幅広く考察するのは、基本的な信頼性の問題が、どのようにしてレジリエントな適応力と一時しのぎ策によって克服されているのかということであり、これらは短期的に成功するものの、長期的には著しい悪影響を生み出す可能性がある。

医薬品不足を埋め合わせる：現場にレジリエンスを強いる

　過去四半世紀の間、欧米のヘルスケアシステムは医薬品不足にたびたび悩まされてきた（Institute for Safe Medication Practices, 2010）。プロポフォールは米国の救急部においてよく使用される重要な薬剤であるが、数年来、危機的な供給不足の状態にある（Jensen and Rappaport, 2010）。プロポフォールは、その安全性と速効性から、処置に必要な鎮静を行うために広く使用されている。静脈内に注入してから40〜60秒以内に鎮静が始まり、3〜5分で効果は消失する。このような特性などの理由からプロポフォールは、救急部において短時間での処置（骨折の整復のような）を行う際の第1選択薬とされる。他にも利用できる薬剤はあるが、プロポフォールほどの速効性と安全性の両方を兼ね備えた薬剤は他になく、使用経験も少ないこともあって、医師らはあまり好んで使わない。そのため、病院はプロポフォールを十分量確保するためにいつも懸命になっていた。

　この例に出てくる病院は、プロポフォールの供給元を見つけることが

できたが、シリンジに吸い上げで使う通常の形状のバイアルではなく、プレフィルドシリンジだった。プロポフォールは特徴的な外観、つまり乳白色（他のほとんどの注射薬は透明である）をしている数少ない注射薬の1つである。しかし、救急部でよく使用される別の注射薬である抗生物質のペニシリンベンザチンも、同様に乳白色でプレフィルドシリンジである（図11.1）。しかし、これら2つの薬剤には、適応と作用機序の違い以外にも重要な違いがある。投与経路が異なるのだ。ペニシリンベンザチンは筋肉注射（IM）のみ、一方プロポフォールは静脈注射（IV）のみで使用される。プロポフォールを筋肉注射すると効果がなく、注射部位に組織の壊死を生じることがある。もっと良くないことは、ペニシリンベンザチンを静脈注射すると致命的な結果となることである（Smetzer an Cohen, 1998）。

管理者らはこの2つの薬剤が混同される可能性を理解していたが、院内のほとんどの臨床部門では、通常これらのうち一方しか使用していなかったため、どちらも採用した（救急部は両方の薬剤をよく使用する唯

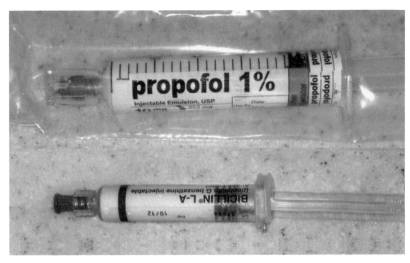

図11.1　類似の外観のプロポフォール（上）とペニシリンベンザチン（下）

一の部署であった)。彼らはプロポフォールシリンジに薬剤名を書いたラベルを貼り、包装・容器の変更について電子メールでスタッフに注意喚起し、スタッフはうまくやってくれるだろうと当てにしていた。他に考えられる混同防止対策(たとえば、プロポフォールをシリンジから滅菌ボトルに移す)は、コストがかかりすぎることと、細菌汚染の危険性があることから却下された。このような考えに基づいて、「スタッフが何とかしてくれる」という前提で、この病院では新しい形状のプロポフォールを仕入れ、病院の重要な目標を達成するためにやむを得ずリスクをとることにした。

確かに、この意思決定の理由づけとして明示的にレジリエンスを当てにすることが含まれていた訳ではないが、救急部のスタッフに対して注意と警戒心を高める要請が前提になっていた。つまり、黙示的であって明示的ではないとはいえ、レジリエンスを当てにしているのである。この例はまた、組織階層ごとに違っているレジリエンス相互の複雑さや、行き違いがあって失敗する可能性を示している(Woods and Branlat, 2011a)。このケースでは、病院は急性の課題と慢性の課題のトレードオフにおいて、病院職員のあるグループに対してレジリエントな適応力を上げることを要求することで、全体の問題を解決した。つまり現在の薬剤不足という短期的問題を、将来の致命的な薬剤取り違えが起こるかもしれないという長期的リスクをとることで解決した(Hoffman and Woods, 2011: Woods and Branlat, 2011b)。救急部スタッフのレジリエンス(そっくりの包装という「とんでもないもの」に何とか対処すること)を当てにすることができたために、そうでない場合に比べて、病院はより危険なオプションを選択することになってしまったのである。

低い信頼性の埋め合わせに使われるレジリエンス

信頼性とは、通常「構成要素やシステムが、与えられた一定の作動条

件のもとで、一定期間、正しく機能する確率」と定義される（Storey, 1996）。ここでは、「正しく機能する」とは、ある与えられた仕様に従って機能することをいう。信頼性とは通常、連続作動システムにおける時間あたりの故障率、もしくは指令の都度作動するシステムでは指令回数あたりの不作動率として表現される。たとえば電子システムやソフトウエアシステムには明確な仕様があり、このようなシステムの信頼性は、定義された入出力仕様に照らして評価される。

　ヘルスケアシステムでも、当然他の複雑系でも、「正しく機能する」を正確に定義することは、もっと難しい。その最も重要な理由は、信頼性は明確に定義されたプロセスに対しては厳密に評価できるが、多くのヘルスケアの問題とプロセスは、減らしようのないばらつきを有するからである。このようなばらつきと適応力の多くは、不均一で変化しやすく曖昧な問題空間では適切かつ必要である（Ashby, 1958）一方、ヘルスケアに柔軟性が豊富なのは、適応力が必要であるからではなく、安易にレジリエンスに頼って、低い信頼性を埋め合わせる手段にしてしまうことから生じていることも否定できない。

　たとえば、Burnettと同僚らは、英国のNHSの7病院における4つの臨床サブシステムを調査した。具体的には、外科外来の診療情報、入院患者の処方、手術室の設備、末梢静脈ラインの挿入についてである。彼らはこれらのサブシステムの信頼性と、どこで故障や失敗が生じているかの要因を調査した（Burnett et al, 2012）。欠陥のない作業単位（たとえば、患者全員が診察時に所定の情報を提示できた場合）について、信頼性が100％と定義した。研究対象としたサブシステムの信頼性は81％から87％であり、組織間で大きなばらつきが見られた。言い換えると、調査した臨床サブシステムは、総件数の13〜19％で機能不全が起きたことになる。信頼性が損なわれた例のうち約20％は、患者に損害を及ぼす潜在的リスクと関係していた。このように信頼性レベルが低いことからはっきり察しがつくことは、根底にあるプロセス、役割、責任が、彼らが行うタスクに対して不適切であることである。もしこの程度の信

頼性レベルが平均的だとすると、医師は外来患者を20人診察するごとに3人の診療情報が不足していたり、7件の手術のうち1件で手術器械が行方不明か作動不良になったりしていることに対応しなければならないことになる。ごくありふれた30床の病棟を考えると、看護師や薬剤師が毎日4〜5人の患者に対して、問題を修正し記録や医療機器を探すことに時間を無駄遣いしていることになる。このことから考えて、英国NHSの病院で患者安全が日常的に損なわれていたり、臨床スタッフが劣悪な信頼性を日常生活の一部として受け止めるところまで来てしまい、レジリエンスを高めて低信頼性の穴埋めに使ったりしていても、驚くには当たらない。

レジリエントに対応する：一時しのぎ策と適応行動

　低信頼性という問題が生じた場合に、どのように対応しているかと尋ねたところ、スタッフは自分たちがあみ出してきた一時しのぎ策を説明してくれた。たとえば、診療記録に不備があったら患者から直接情報を得ることや、ディスポの手袋を止血帯代わりに使うことなどである。多くの一時しのぎ策に関して、それに伴うリスクを直接的に評価できなかったが、情報のないまま臨床判断を行ったり、使用済みの針等を離れた場所にある針回収容器まで運んだりすることなど、リスクをとっていた事例もいくつか見られた。これらの一時しのぎ策は、「一次的な問題解決」、つまり、システムの基本的な非効率性にあわせて自分の仕事を適応させる一例である。臨床スタッフはこれにきわめて熟達しているが、彼らが埋め合わせの腕前を発揮していると、根本的なシステムの変更を妨げてしまうことになる。医療従事者たちがレジリエントな行動をとるのは、潜在的に危険な状況に適応したり、そこから正常状態に戻ったりする場合であるが、ほとんどの場合、レジリエンスが求められるのは単に信頼

性が低いためだった。

　一時しのぎ策はたいてい、至るところにあり必要なものであるが、正式な手順は決して細かいところまで決まってないため、管理者が「頭の中で考えた仕事（Work-As-Imagined）」と現場での「実際の仕事（Work-As-Performed）」との間には、進行性の乖離が生ずる。このギャップは、組織が学習する機会を事実上阻むことになる。またそれは現場の職員が目標達成の手段を見つける腕を上げるからであり、（Wears and Cook, 2010; Woods and Hollnagel, 2006）、またその腕が上がれば上がるほど、乗り越えていく問題が、現場からも管理者からも見えなくなる（Tucker, 2010; Tucker and Edmondson, 2002; Tucker and Edmondson, 2003）からである。

　さらに、どうせ物事はたいていうまくいかないと（結果として）思わせるように（いつも四角い釘を丸い穴に打たせるようなことを通じて）職員を訓練することで、組み込まれたインターロック（連動保護装置）が設計どおりに作動する可能性を奪ってしまう。医療従事者は驚き——たとえば、今週は薬剤がいつもと異なった包装で出てくるとか、デバイスやコネクターがうまく合わないなど——に適応することに慣れきっているので、間違った薬剤を取り出してしまったり、2つのデバイスを連結すべきでないといった警告シグナルを無視したりするようになってしまっている。

　これら2つの要因は、ある種の共依存関係の問題を引き起こす。つまり、目先の問題を解決するために良かれと思ってやったことが、内在する問題を長引かせ、実のところ、より根本的な解決策に向かわせないようにしてしまうのである。

バーンアウトと学習の失敗：レジリエンスに依存することの対価

　過度にレジリエンスに頼ることは、長期的にみて多くの点で高くつく。

1つ目に、前述したように、対応、モニター、学習、想定する能力には限界がある。日常的に頻繁にレジリエンスを用いることは、適応力を伸ばし維持することに役立つが、日常的に使いすぎていると、いざという時に枯渇してしまう。2つ目に、現場の職員が挫折し、不信感に陥り、燃え尽き、離職してしまう。なぜなら、細かい煩わしい問題という止まることのない潮流に逆らって、上流に向かって泳ぐ仕事に疲れて果ててしまうからである（Tucker and Edmondson, 2003）。

必要もないのに臨床スタッフのレジリエンスと適応力に頼っていると、組織全体に及ぶ重大な結果も生じることになる。スタッフが見当たらない医療機器を探しに走り回ったり、患者の診療情報が足りないためにその場合わせで手順を変えたりするのは、目前にいる特定の患者にとって非常に役立つ仕事になっているのが普通だ。このような一次的な問題解決は短期間には効果的であるが、問題が表面化して学習の機会になることを妨げることになる。信頼性の低さがずっと続いているのに、問題が正確に把握できなくなる。なぜなら現場のスタッフは適応し、不満を言わないようになるか、下手をすると不満を言っても無駄だと思いこむようになるからである。一次的な問題解決は結構なことだが、二次的問題解決が後に続かなくてはならない。これには、当面の問題にパッチをあてるだけでなく、関係者に問題が起こったことを知らせ、単にその場の手当をするだけにとどまらず、予防行動をとることが含まれる。

つまりレジリエンスは、問題を覆い隠して永遠に解決されなくなり、患者にとって脅威であり続けることを許すことによって、組織の長期的な利益とは反対に作用しうる。直感に反するかもしれないが、個人と組織の建設的な特性が、以下のように組織の変化を妨げることになる。

- 第1に、これまで議論してきたように、個々人の警戒態勢、高い処理能力、そして問題解決能力は、変化を阻止する方向に働く。
- 第2に、この影響を悪化させ強化するものとして、看護師が絶えず最大限に利用されることを確実にしているシステムがある。つまり、

看護師は患者をケアするだけで手一杯になり、より広い組織的な問題の解決はおろか、取り組むだけの時間もないという状態である。
- 第3に管理者は、長期的にこれらの問題を解決する能力を実際にもっているのが自分たちであるにもかかわらず、問題に気づいていないため解決に取り組まない。

レジリエンスの乱用はなぜ起きる

社会システムにおいて、ある行動が持続するのは、誰かがそこから利益を得るからである。本章では、ヘルスケアにおけるレジリエンスの誤用の原因となりそうなことについて、組織と個人の利益の観点から検討する。

組織

医療機関では、直面した問題に対して、レジリエンスによる解決策を無意識に選択している。このようなレジリエンスの使用が無意識的というのには2つの意味がある。1つ目は、問題を取り扱うやり方の中で意図せずに生じた副産物であり、責任者が明確な形で選択したものではない（管理者たちの多くはレジリエンスの概念を表面的に知っているにすぎない）。2つ目は、レジリエンスとSafety-IIの考え方はその多くがヘルスケアにおける支配的な論理と衝突することである。この論理は、近年ますますその傾向を強めている規範的でフィードフォワード制御を特徴とするテイラー方式の「測定してから管理する」アプローチを賛美しており、例として、エビデンスに基いた医療（Evidence-Based Medicine Working Group, 1992）、診療ガイドライン（Eddy, 1990）、および、再び重要視されるようになった個人の説明責任（Goldmann, 2006）などがある。

第 11 章　レジリエンスへの依存

　臨床業務を管理する明確化された方法と衝突しているにもかかわらず、医療機関がレジリエンスを使っているのは、単に仕事を成し遂げるだけでなく、他の有益な目的にも役立つからである（Cook and Nemeth, 2010, Dekker, Nyce and Myers, 2012）。とりわけ、レジリエンスは組織の中の権力階層の人たちが厄介な問題を避けることができるようにしてくれるからである。前述したように、病院は歴史から学ぶことができない。なぜならある意味、歴史がないからである。つまり現場での失敗しそうになった話や、失敗を普段どのように克服しているかについては、固く閉ざされて突破が困難な現場職員の結束交流ネットワークに封じ込められているからである。知らなければ、高くついたり、脅迫感を受けたり、混乱を引き起こしたりするかもしれない厄介ごとも起こらないので、組織は利益を得ることになる。さらに、こうして暗黙のうちにレジリエンス依存を続けていると、いつかまずい事態が生じたとき最前線の従業員に責任を振り向けることができ、権力者の評判と名誉は「訓練の改善という聞き飽きた命令」だけで守られることになる（Perrow, 1986）。最後に、通常の業務が安全かつ予定通りに上手くいっているように見えることで、心を和ませてくれる合理主義者流の「コントロールの錯覚」が強化される。つまり組織で決めたプロセスと手順によって、より素晴らしい管理可能な、そしてより混乱や脅威の少ない世界の実現に向かっているという考えを信じ込んでしまうのである（Cook and Nemeth, 2010, Dekker, Nyce and Myers, 2012）。

個人

　現場の職員もまた、レジリエンスに頼りすぎることに有利な面があることを認めている。まずレジリエンスは、臨床医が長年にわたって抱いてきたギルド指向のプロフェッショナリズム・モデルに適合している。リーン方式、診療ガイドライン、標準化、EBM 等のような「外から」

の介入に対する抵抗は枚挙にいとまがないが、このような抵抗は「専門職としてのアイデンティティのあり方に対するわかりやすい執着例である」(McDonald et al.; 2006, Radnor, Holweg and Waring, 2012; Timmermans and Berg, 2003)。

加えて、レジリエンスは、医療の専門家たちの間、特に医師の間で広く共有されている「ヒーロー物語」によく合っている（Dekker, 2011b）。この物語の中で打ち負かすべき「悪党」としての病気やけがを、不合理で扱いにくい「システム」に置き換えることによって、医療の専門家たちは、成功を収める上での主役集団として中心的役割を続け、社会の中で自分たちの特別な地位や特権を確保している。

結論

ヘルスケアではSafety-Iが主流を占め、中央集権的で規則重視の「合理的な」性質を強化したケアプロセスの管理が望ましいとする言説が満ちあふれているにもかかわらず、医療機関は逆説的ながらそうとは気づかぬままレジリエントな方略を使って、抱える問題の一部に取り組んでいる。こうした方略は乱用したり誤用したりすると、医療機関に別の問題をもたらす。すなわち、一時しのぎ策をとることによる安全や組織の学びの低下、スタッフの労力、不信感、挫折、バーンアウトの増加、および、必要な変化に対する抵抗である。このようなレジリエンスの誤用は、医療機関と個々の医療従事者の双方にとって有益であることから生じ、存続しているのである。

第12章
思慮に満ちた組織化と
レジリエント・ヘルスケア

Kathleen M. Sutcliffe and Karl E. Weick

はじめに

　2012年6月、米国マサチューセッツ州ウイリアムタウンにあるウイリアムズ大学の卒業式において、米国人医師でジャーナリストのAtul Gawandeは、レジリエント・ヘルスケアの重要性とそれに到達する方法について記念講演を行った（Gawande, 2012）。手術を例にあげ、手術は比較的安全でルーチンであるが、それでも医療機関によって手術成績、特に死亡率のばらつきは大きいという事実があることを述べた。

　Gawandeによれば、最大の疑問はばらつきの原因が何かということだった。成績上位の医療機関は、要するに合併症を発生させないことが巧みなのだと考えることも当然だろう（彼も長年そう思っていたように）。Gawandeは、ミシガン大学で行われた研究知見がこの理屈を全く否定するものだったことに驚いた、と続けた。彼が引用した知見とは、入院手術に関する院内死亡率の研究についてである。ミシガン大学病院の外科アウトカムリサーチ・評価共同研究グループ（Michigan's Surgical Collaborative for Outcomes Research and Evaluation）（Ghaferi, Birkmeyer and Dimick, 2009a, 2009b 参照）のメンバーであるAmir Ghaferiと仲間らは、死亡率の低い病院はリスク管理や術後合併症を予防するこ

とが上手なわけではないことを明らかにした。死亡率が高い病院でも低い病院でも、術後の合併症率は比較的似かよっていた。違っていたのは、死亡率の高い病院は「命を救えなかった（failure to rescue）[1]」率が高かったことであった。死亡率の低い病院は、重篤な合併症の兆しが現れ始めたところで、それに気づき管理することにたけていた。

合併症への気づきと管理をうまく行うことができることを、我々は注意と配慮が隅々まで行き届いた（思慮に満ちた／マインドフル）組織化の実例と解釈している。我々の関心は、静的な数値指標としての「命を救えなかった率」ではない。それよりも出現する合併症が致命的なことになる前に救命し、認識し、管理するということの中に秘められたプロセスに興味がある。救命できない症例をどのように減らすのかという洞察を得るにあたって、観察対象とするのは命を救えなかったことだが、正確に言うと正反対の命を救えたことについて観察する。組織化が失敗または成功のどちらに至るかは、組織化の思慮の充実度に依存しているという一般的なパターンがあるが、救命することはその実例といえる。思慮に満ちた組織化は、絶え間ない注意と介入を向上させる5つの相補的なプロセスと規定される。5つのプロセスとは、失敗に寄せる関心（問題視）、単純な解釈の回避、オペレーションへの敏感さ、レジリエンスへの深い関与（すなわち能力開発）、専門家に権限委譲する柔軟な意思決定構造のことである。

我々の分析では、レジリエンスとはシステムが何かを実行するさま（something a system does）を表すのであり、システムが有している何らかの能力（something a system has）ではないことを前提にしている。システムは多少なりとも注意と配慮を払って組織化されているので、以前から継続している活動というものは、複雑で驚くような事態に対して多かれ少なかれ適合し順応するであろう。我々は、思慮に満ちた組織化のプロセスを通じて、レジリエントに行動する能力が備わり、実行できるようになると考えている。したがって、思慮に満ちた組織化のメカニ

---

[1] 訳注：Ghaferi らの研究では、命を救えなかった率（failure to rescue rate）とは、術後合併症を発症した全患者数のうち、死亡した患者の占める率と定義されている。

ズムは、レジリエントなヘルスケアを下支えする。我々は、命を救うことに内在する組織化のプロセスに関して短い考察を行い、このような視点について解説し、続いて思慮に満ちた組織化そのものについての詳しい考察を行う。

命を救う

　命を救うとは、結果の成否にかかわらず、ダイナミックに刻々と展開していく状況において、「解釈して更新することを相互作用しながら繰り返す」プロセスを含んでいる（Rudolph, Morrison and Carroll, 2009: 740）。社会学者の Marianne Paget（1988）が観察したように、医療の仕事というものは発見のプロセスである——それは、ある事象が始まりかけた時、それを感知し、推論し、検査し、試行し、追跡し、経過観察するという行動に見られる。命を救うとはプレッシャー下での発見ともいうことができ、患者の状態が悪化するプレッシャーもあれば、治療チーム内のメンバー間の関係に関するプレッシャーもある。Lagadec（1993）は、増大するプレッシャーを、チームメンバーの関係性の弱点を暴露する厳しい監査であると表現した。このような弱点は、人々が相互に関係しながら役割を遂行する時（例として Weick and Roberts, 1993）や、お互いが信頼度、頼り甲斐、自己規律に関して期待して外れた時に生ずる（Campbell, 1990）。それゆえ、レジリエントなヘルスケアは動的で永続的な業務の遂行として捉えるのが、有用かつ正確である。

　Cook and Woods（1994: 273）は、命を救うことの基本を舞台に乗せて見せた。「世の中で起こっていることは、注意しなければ何も見えない。行動を起こそうとする対象に注意を向けなければ、変えたいことは一切実現できない。」術後合併症の認識と管理をより難しくさせているのは、医療システムが刻々と変化している状況に対処しようとする際に、離散的で不連続の概念と診断を無理に使うからだ。連続的なものと

して知覚したことに離散概念を無理に当てはめると、往々にしてちょうど今起こったと観察されたことから遅れをとる。離散的な区分づけはふつう少しばかり遅すぎ、また離散的であるがゆえに、連続的変化の一部を拾いきれない。事態は常に少し先を行っており、我々が想像していることとは少し異なっている（Weick, 2011）。この不一致から生じるギャップの大きさは、状況認識の更新頻度や、先行する診断に対する固着や認知バイアスの程度、部門の構成や構成メンバーの関係、部門メンバーの信頼度、頼り甲斐、自己規律の維持と、注意やパフォーマンスの方向を変えることができるような組織化の程度によって影響を受ける。難しい状況に直面した中でこのギャップを小さくし、うまく業務を続けることが、レジリエントな行動の核心である（Sutcliffe and Vogus, 2003）。しかしこのギャップのサイズを決める上で、「概念」も重要な役割を果たす。William James は次のように語っている。「私たちの知的生活は、知覚の世界（私たちの経験はそこではじめて成立する）を概念の世界に翻訳することに尽きるといってよい」（James, 1911, 50-51）（上山春平訳「ウィリアム・ジェイムズ著作集・7 哲学の諸問題」、光明社、1951 年 p.45 の訳文を引用）。James の総論は個人レベルの分析として述べられたものである。複数の人々が一緒に働くシステムでは、合併症を認識し管理するのはもっとうまくできるはずである。なぜなら集合として捉えた知覚を概念に変換して置き換えたものはより広く、より多様で、トータルするとより包括的で、このため患者の救命に適している。しかしその可能性は、システムがどのように組織化されているかによるだろう。組織化に注意と配慮が注がれるほど、救命できる可能性が高まる。

　救命そのものは、人々が「不確実で不完全で変化し続ける証拠を集めて統合することで可能になる…医療従事者は部分的で不確実なデータに基づいて暫定的なアセスメントをする。これらのアセスメントは、より多くのエビデンスが得られれば、次々と更新されていく」（Cook and Woods, 1994: 274-5）時に成し遂げられる。Rudolph、Morrison and Carroll（2009: 748）は行動指向の問題解決（action-oriented problem solving）モデルを用いて、救命に関する説明をした。彼らによれば、救命のような活動には少なくとも3つの特性がある。(1) 行動することでしか情報のきっかけが得られないこと、(2) 状況が悪化すると、先につけた診断に基づいて行動したり、新しい診断を考えさせたりするようなプレッシャーがかかること、(3) 行動することで、環境の特徴ときっかけの流れが変化して得られるようになること。上にのべた Cook らと Rudolf らの所論からも、救命が進行形の動的な診療行為から構成されることは明らかである。Langley と Tsoukas（2012: 13）の言葉を借りると、救命とは「今進展中のことの再構成」といえる。

思慮に満ちた組織化

「命を救えなかった」というプロセスに関する個別の問題から離れて、救命するための組織化、つまり発生した思わぬ事態の進展にあわせてうまく対処できるような組織化に関する一般的な枠組みについて検討するために、組織化に関して簡潔に論じて、いくつかの境界線を引いておきたい。組織化とは、互いに関係しあう行動を道理にかなった順序に組み立て、目的にかなったアウトカムを生み出すことである（Weick, 1979: 3）。言い方を変えると、「組織化とは恒常的な意味形成のプロセスであり、我々の認知、経験、期待に体系と秩序の網をかぶせる恒常的な努力である」（Gabriel, 2008: 212）。したがって組織とは、継続的な相互調整のプロセスから出現するアウトカムである。この相互調整は前述したように、協働して行う解釈、発見、検査、再定義のような活動において見られる。その目標は、実際何が進展しつつあるのかということについて最新の状況を把握することである。

思慮に満ちた組織化の諸プロセスは全体として、人々が協調的な行動をとり解釈や理解を共有する際に、一般的に見失われがちである知覚的な細部に注意を払うよう後押しする（Baron and Misovich, 1999）。思

慮に満ちた組織化は、組織全体にわたって注意の質を向上することによって、詳細を見失ってしまわないようにし、人々の警戒や認識のレベルを引き上げ、事態（situation）や状況文脈（context）が変化して不測の対応を必要とするような相違点や微妙な違いを検出する（Weick and Sutcliffe, 2006, 2007）。注意と配慮が充実していることは、状況文脈への気づきを高め、事態の意味をわかりやすいものにする。このような意味性の増大は、現在存在する難題およびこれから難題に関係する失敗、単純化、能力、専門技能に関する情報が多くなることで生ずる（Weick and Sutcliffe, 2007）。これらの文脈的入力がないと、気づきは過去に適用したことがある馴染みの深いカテゴリーへと単純に分類されてしまう可能性が高い。過去の影響を受けるのは悪いことではないが、そうすると前後の文脈ははぎとられてしまい、後知恵で編集されてしまうことになる。

思慮に満ちた組織化のプロセス

　思慮に満ちた組織化とは、（サブユニットや作業グループのような）集合体が状況に対してもつ注意力と行動力の関数である。思慮に満ちた組織化は、人々が相互作用する基盤となるものであり、それを実現するのは人々が直面する事態についての共通理解と、その理解に基づいて行動する能力の共通理解を作り上げ、精緻化し、最新のものに更新することである。作業グループのメンバーが継続してオペレーション（たとえば、彼らの担当業務が現在どのように進んでいるか）に注意を払えば、現場の仕事の状況文脈やそこに出現している脆弱性について、共通の理解を持ち、それを深め、最新のものに更新できる可能性が高まる。人々が直面していることに対して理解を深めるにつれ、必要な資源を動員する集合体能力が高まり、またその理解に基づいて、不測の事態に合わせて柔軟に対応する能力も高まる。

第 12 章　思慮に満ちた組織化とレジリエント・ヘルスケア

　思慮に満ちた組織化実現の力が与えられるのは、リーダーたちや組織のメンバーが、組織の社会的インフラと関係性インフラの形成に細心の注意を払う場合である（Weick and Roberts, 1993; Weick, 2011）。思慮に満ちた組織化は、相互関連性のある5つのプロセスと、それに関係した業務方式を通じて作り上げられる（Weick, Sutcliffe and Obstfeld, 1999; Vogus and Sutcliffe, 2007a, 2007b）。これらは一緒になって、システム（たとえば、チーム、ユニット、組織）の全体的な安全インフラ（たとえば文化）と、レジリエントに行動する能力を強める。次に、思慮に満ちた組織化に力を与え、かつ行動に移させることについて解説する。

思慮に満ちた組織化に力を与える

　組織のメンバーは、自分の見方が多数派の見解と一致しない状況に直面した時、しばしば脅威を感じる。人々は脅威を感じると、問題になりそうなことについて声をあげることを躊躇する傾向がある（Blatt et al., 2006）。このようなダイナミクスは、特に医療現場において顕著である。その理由として、医療現場では、仕事のやり方が階層的でありながら非階層構造があり（6章参照）、分権的でもあり、患者の状態が刻々と変化すること、医療従事者間でのケアの移行や引き継ぎが頻繁であること、チームのメンバー交代、専門職種間での力関係、社会的地位、使用する専門用語、コミュニケーションのとり方が異なることがある。このような傾向に対抗して人々が思っていることを声に出し、起こっていることの解釈について質問できるように後押しするためには、信頼と尊敬の環境を構築することが必要である。他人に敬意を払うことが普通になっている環境では、人々は自分の解釈を他の人たちに伝えようとするようになり、このようなコミュニケーションを通じて解釈の共有が促進される（Christianson and Sutcliffe, 2009）。その結果、誤った認識、誤った思考、誤った理解に陥ることが少なくなる（Schulman, 2004）。

尊敬と信頼という社会関係的な環境を築くことに加え、行動の相互関連づけにも注目する必要がある（Weick, 2011）。航空母艦の乗組員が自分の果たした役割が他の乗組員の果たす役割にどのような影響を与えるかを認識している場合には、重大な事故やエラーが少なくなる傾向が認められることを、複数の研究が示している（Weick and Roberts, 1993）。用心深い相互関係の持ち方とは、違いを明らかにした上で統合を図る1つのパターンであり、これは個人の行動が、より大きなパターンである共同行動に寄与することで行われ、また、個人個人の行動がより大きな行動にどのようにしてうまく収まるかを理解することにつながる（Weick and Roberts, 1993）。人々が用心深く互いに関係するときには、彼らはまず、システムが目標に達するためにどのように構成されているか理解し、彼らの仕事を独立した活動としてではなく、システムへの貢献として見なす。次に、システムの目標を達成するために、自分の仕事と他者の仕事との関わり方を心に描く。さらに、自分の責務を果たす際に、システムの構成とシステムへの貢献の両方を意識し続ける。

　敬意をもってやりとりし、用心深く互いに関係することで、解釈や行動の共有が生み出され、思慮に満ちた組織化のための社会的関係性の基盤が形成され、それは究極的にはレジリエントに行動するための基盤となる。信頼と尊敬がなければ、医療従事者は沈黙する。なぜなら声をあげても何も変わらないし、自分のイメージを傷つけたり上司との関係を悪化させたりすると考えるからである（Blatt et al., 2006; Edmondson, 2003）。Vogus（2004）は13病院の125看護単位を研究し、敬意のある相互作用と用心深い相互関係が高い部門では、医薬品投与に関するエラーや患者の転倒が少ないことを明らかにした。

思慮に満ちた組織化を行動に移す

　信頼と貢献を核にして構築される社会関係性の基盤が思慮に満ちた組

織化に必要であるが、それだけでは十分ではない。このような基盤は、組織のメンバーが発現してくる問題に早期に気づき、それらの問題に断固として対処できるようにする行為を通じて組織化され、行動段階に移されなければならない。このため救命することは、組織やそのサブユニットにおいて、次の5つのことを目的としたプロセスや実践がどの程度確立されているかの関数として様々に変動する。(a)失敗を問題視してシステム全体の健全性の理解を深めること、(b)外界に関する単純化した前提や解釈を避けること、(c)現在のオペレーションの運用とその効果に敏感であること、(d)レジリエンスを発展させることに深く関与すること、(e)柔軟性のある意思決定構造を創造し、意思決定が専門家に任されるようにすること。

1．失敗を問題視すること　失敗の問題視は、進行中の活動には分析エラーがつきものであることへの絶え間ない警戒心を反映したものである（Weick, Sutcliffe and Obstfeld, 1999: 91）。この警戒心（Reason, 1997）は、逸脱の常態化、荒っぽいレッテル貼り、現場の業務が今どう行われ何が起きているかへの無関心、ルーチンへの執着、柔軟性のないヒエラルキーといった脆弱性を予測して先手を打った分析を推進する。失敗の問題視ではまた、小さな失敗、間違い、ニアミスといったものを、大きな問題の起こりやすさの指標と見なして取り扱う。失敗を心配することは、思慮に満ちた組織化の優れた特質である。人々は物事がうまくいくためには何が必要か、何がうまくいかないかもしれないのか、どのようにしてうまくいかなくなるのか、また何がうまくいかなかったのかに対して、細心の注意を払う。これは、間違えることを心配したり、最後の引き金となった問題の修復や予防を考えることで麻痺状態に陥ったりすることを意味するのではない。むしろ、一見したところ大した異常ではなく、注意を必要とするほどではないが、システムの予想しない挙動を積極的に探していることを意味している。失敗の問題視は、惰性や注意心欠如につながるような成功の代償として生ずる思い上がり（Miller,

1993) や、楽観主義による尊大さ (Landau and Chisholm, 1995) を避けるための努力である。

失敗の問題視は、Safety-IIの精神の正反対に見えるかもしれない。しかし、我々が安全を動的な「平穏事象」として受け取るなら、正反対とはいえない (Weick, 1987)。うまくいった結果はほとんど注目されないという理由からも、安全は何でもない事象なのだ。言い換えると、安全が生み出す結果はいつも一定なので、そこには注目すべきものが何もないのである。このことは警戒心、つまり危うさの感覚を弱め、ひいては注意の質を低下させるとともに、他方では組織全体にわたって自己過信の油断と惰性の傾向を強める。これはすべて致命的である。継続的な用心深さの方が優秀な成績を示す。「継続的」とは何が動いていようと続いて起ころうと、その間ずっと続けることを意味している。「用心深さ」とは、やり続ける努力における罠を意識していることを意味する。さらに、継続的な用心深さは、確証バイアスや極端な楽観主義に陥らないようにするために重要である。ポジティブ・アシンメトリー (Cerulo, 2006) とは、最高条件での特徴や最も楽観的な見通しや結果を過大視する傾向であり、しばしば手遅れになるまで気づかれない。

２．単純化した解釈を避けること　単純化した解釈をしない組織や部門は、過去を未来への揺るぎない指針とはみなさない。そうではなく、構成メンバーを組織の目的に合致させて、できるだけ憶測をなくし、常識的な分別をあえて問い直し、盲点を見つけ、問題や決定に影響を与える様々な視点を考慮することによって、重要な変化を見落とさないようにする。単純化することは、直面している事態を正確に知っているかのような誤った感覚を人々に与えることが問題である。また、人々がとる用心や、想像する望ましくない事態の数を制限してしまう。サイバネティクスには制御機構に必要とされる状態数（必要多様性）という概念があるが、単純化で生ずる問題はある程度、必要多様性の問題といえる。必要多様性の法則によれば、組織やチームや個人といったシステムの多様性は、

制御しようとする環境の多様性と同等以上でなければならないという（Ashby, 1956）。どのような形態の多様性も必要条件であると通常考えられているが、実際には影響力のある多様性が重要である（Dimov, Shepherd and Sutcliffe, 2007 参照）。より思慮に満ちた組織によって追求される多様性とは、特定の環境や進行形の活動に対する洞察をもたらすものである。言い方を変えると、前提に疑問を呈するとともに、多様な選択肢の提供を通じて単純化した解釈を回避することで、仕事のグループでなされる解釈の多様性を広げ、より多くの可能性を想定することが可能になる。したがって解釈の単純化を嫌うことが、組織が必要多様性を創造し、利用し、次々と生ずる状況に対してより効果的に適応するための手段になる。

3．現在のオペレーションに対して敏感であること　オペレーションに対する敏感さとは、リアルタイム情報に進行形で注意を払うことを通じて、現在の状況を統合した全体像を作りだし維持することを意味する。リアルタイム情報と状況理解を保っている組織は、多くの小さな調整をすることによって、複数の小さな問題や失敗の複合体がいっそうひどくなるのを未然に防ぐことができる。小さな調整は、間違いやエラーが組み合わさって重大な危機に発展することを阻止する機会である。多くの思いもよらない出来事は、潜在的不具合に由来する。潜在的不具合とは、たとえば監督、訓練、ブリーフィング、ハザードの特定における欠陥のような、システムの防御機構にある抜け穴のことである（Reason, 1997）。ここで今起こっていることにしっかり取り組むことで、潜在的問題が下流に及ぼす影響は軽減されたり何らかの方法で埋め合わされたりする。

4．レジリエンスに深く関与すること　人々は、個人でも集団でも、過去の経験からの教訓をふまえ計画や手順を作り出し、改善し、見直すことで、起こりうる危険を想定しようとする。これは Hollnagel の Safety-I

(第1章参照)に関する所見と一致している。しかし、不確実性をなくしたり、人々の仕事を形成するあらゆる状況や状態を想定する手順を作りだしたりすることは不可能である（Wildavsky, 1988）。そのため、レジリエンスに熱心な組織は、個人や組織の能力を伸ばしたり広げたりし続ける。システムがとれる行動のレパートリーが増えれば増えるほど、より多くの問題が見えるようになる。もし目前にある問題をどうにかする手段をもってないなら、もともとそれらの問題に気づくのは難しい（Westrum, 1994）。

5．柔軟な意思決定構造を創造すること　柔軟な意思決定構造（専門家への信服ともいう）（Weick, Sutcliffe and Obstfeld, 1999; Weick and Sutcliffe, 2007）とは、ある共同体が問題や予想外の出来事に直面した際、目の前にある問題に対処するために、高い専門技能をもった特定の個人や人々が制度上の階級に関係なく意思決定できるようにすることで、必要な専門知識を共有し、それを活用することをいう。階層的な組織では通例として、重要な選択は多くの選択に関与することができる高位の意思決定者によってなされる。思慮に満ちた組織化は、通常と異なる優先事項に特別な権限を与えるのだ。予想外の問題が起こったとき、思慮に満ちた組織は、誰が「重要な」意思決定者を務めるかの制約を緩めて、問題にあわせて意思決定の場を移動させることができるようにしている（Roberts, Stout and Halpern, 1994: 622参照）。その結果、階層的序列は専門知識の下に立つことになり、そのことで新しい能力が新しい問題に立ち向かえる可能性が増え、生じてきた問題が膨らんで破裂する前に迅速な注意が向けられる。言い換えると、組織はより多くの技能と専門知識を手に入れて利用できる。このような柔軟性によって、システムは避けることのできない不確実性と不完全な知識に対処することが可能になる（Weick, Sutcliffe and Obstfeld, 1999）。

　思慮に満ちた組織化は、システムとしての気づきと警戒を持続的に向上させることと、対応する能力を有していることを重視していることか

ら、救命やレジリエンスの重要な手段である。具体的な組織化のやり方は、もちろん状況によって様々であるが、思慮の充実を目指して組織化する集合体は、次のようなタイプの挙動を示す（Vogus and Sutcliffe, 2007a 参照）。

- 部門のメンバーは、先行的に時間をかけて、良くないことが起こってほしくない活動を特定し、どのようにうまくいかなくなるのかを想像する。
- 部門のメンバーは、驚きや失敗、それらの予防やそこから学ぶことについていつも話題にする。
- 次のスタッフへの引き継ぎや報告において、何に目を光らせるべきか話し合う。
- 部門のリーダーとメンバーは、別の見解を積極的に求め、懸念を口にし異なる意見を述べるように奨励しあう。
- 信頼や尊敬の基盤があり、問題点や難しい課題を安心して発言する気になれるという声が多い。
- 人々は1日の間に頻繁にやりとりし、ここで今何が起こっているのかということについて明確な心象を作り上げる。
- 予期しない驚くような事態が突然生じたときはいつでも、人々は様々なリソースにアクセスできる。
- 人々は互いの得意とする技能や手腕をよく知っており、自分で解決できない問題が生じたとき、このような専門知識をうまく引き出す。
- 人々は自分自身の専門技能を向上し、新しい対応レパートリーを身につけるよう継続的に努力している。

さらに、研究結果でも、思慮に満ちた組織化に関する有益な効果が示されている。たとえば、小児集中治療部門における定性的な縦断的研究では、思慮に満ちた組織化が診療に導入されているところでは、患者状態の悪化の程度が低かったことが認められており、臨床状態の非常に悪

い患者が顕著な回復を示した（Roberts et al., 2005）。別の研究で、Knox, Simpson and Garite（1999）は、思慮に満ちた組織化がしっかりなされている病院の産科部門では、より安全な医療が行われ、医事紛争も少ない傾向であることを示した。最後に、Vogus and Sutcliffe（2007a, 2007b）は、思慮に満ちた組織化と部門の投薬エラーや患者の転倒との間には、負の相関があることを見出した。

結論

　救命の失敗に着目した本章は、一見したところ Safety-I の実例に見えたかもしれない。これは Safety-II を推奨している本書の中では異分子に映ったことだろう。しかし、そのような受け止め方は間違っていて、反応的で過去指向の Safety-I と先行的で未来志向の Safety-II の違いを強調して対立させることの欠点を示している。この欠点は、現在進行形で実践行動型の、我々が Safety-III とでも呼びたいものを無視していることに由来する。Safety-III、つまり実践行動型の安全とは、反応的安全と先行的安全を融合させたものであり、それゆえ過去と未来をつなぐとともに、2つがもつ教訓と見通しを統合して現在の行動にまとめ上げる。すなわち、我々が議論してきたように、思慮に満ちた組織化は、驚くような事態や合併症に直面することを想定することと、そこから立ち直ることの両方を含んでいる。

　想定外の事態を認識して事に当たることは、動いているシステムが行うことである。失敗の問題視、単純化した解釈の躊躇、オペレーションに対する敏感さの組み合わさったものが行動化されて、脆弱性、不測の事態、不具合を想定でき、それらを防止したり、さらなる合併症の出現を予防したりすることができる（Weick and Sutcliffe, 2007）。これら3つのプロセスを合わせると、潜在的脅威の複雑さをありありと描き出すことが可能になる。これらにレジリエンスへの深い関与と柔軟な意思決

定構造が合わさることで、専門知識の共有と柔軟な方法で専門知識を利用する能力が構築され、素早い回復が可能になる。全体として、これら5つのプロセスが思慮に満ちた組織化を構成する。これらは仕事の1つの様式を表しており、そこでは患者を救命し、状況を解釈し、更新することに伴う上述のような行動が、進行形の秩序ある相互関係性によって結合されている。このような共同作業の様式は、複雑な関係性を含んでいるので維持するのは難しい。しかし、このような関係性を創造し、維持し、強化することは、努力に値する。なぜなら、これらが破綻すると、予防可能な院内死亡数が増加するという道筋ができてしまうからである。

第3部

レジリエント・ヘルスケアの特性と実践例

第13章
レジリエンスと成功を切り離して考える

Rollin J. Fairbanks, Shawna Perry, William Bond and Robert L. Wears

レジリエンスと結果の関連性：レジリエンスと成功を切り離す

　結果（アウトカム）は強力なシグナルであるため、レジリエンスと良好な結果は関連づけられがちである。表面的に見ると、良好な結果が得られるシステムにはレジリエンスがあり、不良な結果を招いたシステムにはレジリエンスがないように思える。しかし、もしレジリエンス・エンジニアリングが、机上論から実際の複雑な社会技術システムの全体のパフォーマンスを改善する実践論に成長すべきだとすれば、レジリエンスであることを示す何らかの手がかりや指標が必要となる。レジリエンスを成功から、つまりプロセスを結果から切り離して考えることによって、レジリエンスの概念が出来事の結果いかんにかかわらないことを明確にすることができる。言い換えると、成功や失敗といった結果とは無関係にシステムをレジリエントにするような能力や活動があるだろうか。このことはシステムの安全性に関しても同様のことが言え、安全なシステムでも事故が起こることもあるし、安全でないシステムでも長期間にわたって事故がないこともある。

　結果を見ればプロセスを解釈し判断できるという強い先入観が人間に

はあり、あたかも、結果を見ればある出来事がたどった経過の中でとられた決定や行動が適切であったか否かを実証できるかのように思われている。これは様々なレベルで発生しており、期待どおりの良好な結果はいちいち説明する必要がないのに対し、期待はずれの結果に対しては説明が求められる。幸い成功の方が圧倒的に多いので、それに慣れてしまうと、成功に終わった仕事は意識されなくなる一方で、失敗に終わった仕事は数が少なく、注目されることになる。失敗は詳細に分析され、再構成する課程で歪められ、その結果できあがるのは、いくつもの「意思決定」を数珠つなぎに並べたものである。しかしそれらは、物事の展開というものが実際には、状況を察知し行動をとり、すばやく対処し、あいまいな信号を扱い、定まらない目標に対応するといったことが、ごちゃまぜになっている現実と、ほとんど無縁なのである。

　このような傾向により生み出されるバイアスのために、個人や、その人たちの行動や、ひいてはレジリエンスシステムについて間違った方向に注目し、（不安解消でしかない）誤った結論に導かれがちである（Cook and Nemeth, 2010; Dekker, Nyce and Myers, 2012）。理屈の上では、手元にある情報から考え得る最良の決定をしても事故が起こることもあるし、逆もまたしかりで、最良の決定をしていなくてもうまくいくこともあることは誰もが理解できる。しかし、事故後の検証では、往々にしてこの常識が判断に反映されていない。

　このようなプロセスと結果が相反する具体的な事例は、救急部門における急性発症の胸痛に対する一般的な対応でも見られる。胸痛を引き起こすような生命に直結する病気（たとえば、心筋梗塞）とそうでないもの（たとえば、胃液の逆流）を区別するための検査があり、万が一見逃すと死亡のリスクが高いために、救急医は危険な胸痛を見逃すリスクを回避するために胸痛の患者全員に同じ検査を施行する。たとえ心筋梗塞や生命に直結する疾患による胸痛患者はごくわずかだとしても、陰性の結果が出るまでは危険な胸痛として治療にあたる。この方法は、システム内部の仕組みとしてはレジリエンスが欠けているとしても、ほぼすべ

ての患者に良好な結果がもたらされることになる。しかし、単に大多数の胸痛患者において良好な結果が得られるからといって、この方法がレジリエンスであると見なしてはならない。

正しい行動をとった結果がその行動の根拠を否定することになる場合

　レジリエンスと結果における成功を一緒くたにしてしまうことから生じる2つ目の問題は、プロセス中の思慮深い行動が、後知恵の目には妥当でなかったとされてしまうことがあり、これは行動が適切だった証拠があっても、結果に及ぼした効力によって取り除かれされてしまうことによる。通常通りでない状況に対して人間は経験、状況認識と判断を上手に使ってモニターし、学習し、想定し、対応することによってシステムのレジリエンスを強化していく（Hollnagel, Woods and Leveson, 2006）。人間はまた、事故を未然に防ぐために潜在的な脅威を予知してうまく対処行動をとることができる。しかし一方で、潜在的な脅威が無事除去されると、後から見た者にはその脅威が見えにくくなり、予防的な行動の重要性が過小評価されてしまうことになりがちである。特に、脅威がはっきりと特定できるものでなく、あたかも失敗に向かって押し流す潮流のようなものであれば、予防的な行動は時としてとらなくてもよかったとすら考えられることもある（Dekker, 2011a）。

　このことをわかりやすく示す一例が、救急部門から自宅に戻った翌日に敗血症で死亡した少年として大きく報道された事例である（Dwyer 2012）。救急医が他にとり得た選択（後知恵ではこちらの方が望ましいとされた）は、患者を入院させて、抗生剤を点滴投与し、より細かい観察を行うことであったと考えられる。しかし様々な要因が救急医の行動に影響を与えており、たとえば入院患者用のベッドの不足、患者を入院させたがらない気難しい上級医、一見大したことなさそうな少年を入院さ

せる抵抗感、「不要」な抗生剤の投与を減らさなければならないという心理的プレッシャー、抗生剤の不足などがあった。これらの要因はすべて本件問題に影響を与えていたが、事後の検証では見過ごされがちであった。しかし、もしこの救急外来の医師が患者を入院させていたなら、まして患者が順調に回復したりしていれば、やりすぎた治療であると非難されたり、抗生剤の不適正使用と批判されたりした可能性もある。このように、レジリエンスと臨床上の結果を混同することは、レジリエンスそのものを余分で効率の悪いものと誤解させてしまうリスクをかかえている。

ケーススタディ

ここでレジリエンスと成功の違いをより正確に探求するために、臨床事例を2例検討してみる。1例目は「レジリエントなシステム」で起こった死亡事例であり、2例目は「レジリエントでないシステム」での治療成功例である。

ケース1：レジリエントなシステムでの失敗例

24歳の船員が3日間断続的に続く左足の疼痛としびれを主訴に救急外来を受診した。またこの患者は反復性の短時間のめまいと低血圧も自覚していた。救急医はこの患者に珍しい特徴的な胸骨の変形があり、それが大動脈解離を起こしやすい遺伝形質に関係しているものであることに気づいた。大動脈解離とは生死に関わる病気で、最も太い動脈壁が劣化して破裂しやすくなるものである。救急医は胸部レントゲン写真の異常を見て、いっそう大動脈解離を疑い、緊急手術が必要と判断した。救急医は心臓血管外科をコールしたが、応答がなかった（通常はトレーニング中のレジデントが電話を受ける）。そのため、心臓血管外科のアテン

ディングドクター（上級医）に相談しようとただちに電話をしたが、こちらも応答がなかった。ひょっとすると、心臓血管外科医は手術中かもしれないと思い、普段はやらないことだが手術室へ直接電話をかけたところ、心臓血管外科医は手術の真最中であった。心臓血管外科医が手術中であり、非常に混乱を招くことを理解していた上で、救急医は口頭での報告よりも緊急性を理解してもらいやすいと考え、手術室看護師に救急外来患者の異常所見の認められる胸部レントゲン写真を手術室内のモニターに表示してもらうように依頼した。この斬新な方法で救急外来の緊急患者の存在、緊急手術の必要性を伝え、それに対応して心臓血管外科医は緊急手術の準備の手配を開始した。そのおかげで患者は救急外来到着後、早期に手術室に入室することができた。しかし、8時間程度と予想された手術の約4時間が経過した時点で、患者は突然心停止をきたし、懸命の蘇生治療にもかかわらず死亡した。

　この症例が描いているのは、緊急対応の必要性に関する想定と適応的な対応というレジリエントな行動である（また、そこから多少学習もして、現在では手術室のモニターに画像を提示するやり方が一般化している）。しかし、結果的に患者は死亡してしまったことから、この症例はレジリエントなシステムでの失敗例とされるだろう。

ケース2：脆弱なシステムでの成功例

　次のケースを理解するためには、アメリカ合衆国における救急外来の状況を背景として少し理解しておく必要がある。救急外来は病院の初療部門といわれ、病院の入院患者の約50％は救急外来を経由してくる（Schuur and Venkatesh, 2012）。病院の収入は主に入院患者から得られるために、救急外来は医療機関の健全な経営にとって重要である。そのため病院は、救急外来業務の見かけの効率に基づいてしばしば競争している。病院は救急外来での診察待ち時間や救急外来滞在時間など「処理能力」に関する数値を収集しているが、それはこれらのデータが患者に

わかりやすく、他の医療機関と比べたときの強みや弱みを示すからである。

新しい競争環境の中で、巨大で患者の多い救急外来は、処理能力に関する指標を向上するために、患者の受け入れの際の方法を、伝統的な看護師のトリアージ方式から「医師による迅速アセスメント方式」に変更した。従来の看護師のトリアージ方式では、救急外来患者はまず看護師の面接を受けて、重症度順に診察の順番が決められる。たとえば、レベル1の患者はすぐに診察を受け、レベル5の患者は大丈夫だからと待合室で待たされる。しかしこのシステムでは、待合室で待っている分、患者の診断が遅れることになる。新しいモデルでは、看護師主導の方式にとって代わり、「迅速アセスメントユニット」(RAU) を創設して、その中ですべての来院患者に対して医師が初期診断を行い、評価や治療に2時間かからないと考えられるケースはすべて、検査と治療計画を開始するようになった。8カ月の試行期間を経て、救急外来の対応能力は向上し、患者満足度も60％から90％に改善し、平均待ち時間も短縮し、診察を受けることなく帰宅する患者数も減り、患者処理能力も増加し、新しいシステムに直接起因する有害事象は発生しなかった。このプログラムは経営指標の観点から成功と考えられたが、このプログラムが導入された時点では、安全についての評価基準が策定されていなかったことに注意しなければならない。

救急外来で働くスタッフは新しいRAUプログラムに対して異なる見解をもっていた。ここで働く医師や看護師は「崖っぷちに追い詰められて仕事をしている」ように感じていたと述べている。患者が次から次へと来るために、状況認識を維持することが困難な時間が続き、認知的な負荷が過剰な状態となっていた。彼らはあたかも安全上の余裕がなく、たった1つの予期しない事態や1人の患者増があっただけでスタッフが不安全で危険な状態になりかねないと感じていた。スタッフは、十分な情報がないまま「即断」を下しているような状況で、激しいストレスの増加を感じていたと述べている。あるスタッフは、「うまくいくことを

祈り、幸運を信じるしかなかった」と報告している。

　この救急外来での仕事は、電子ホワイトボードに表示される患者ステータスの更新から、心電図が患者の診察までにまわってこないことに至るまで、思わぬ形で妨害されていることが判明した。院内のより広いマクロシステム（放射線部、検査部、情報伝達、入院）を巻き込んだ多くの業務プロセスが影響を受けた。RAUから救急部の主治療室まで患者を搬送するために今までになかった電話連絡が必要となり、診療が中断されることも多くなった。また、RAUで働く医師の判断に対する疑念や不信が生まれる結果となった。また、複数のニアミス症例のレビューで、RAUでの治療が開始された患者の治療に関して、医療従事者間でメンタルモデルの共有ができていないことも明らかになった。

　ケース2は「脆く壊れやすいシステムの中での成功」の実例、つまり「定型度の高い」事例を対象に最適化することが、適応能力を失わせてしまうことを予測できなかったものである。そして、プログラムの目標達成指標によれば「成功」となってはいたが、このシステムはレジリエンスを失い、予想外の悪影響も後で生じたのだ。

レジリエンスと結果の切り離しが医療機関にどのように役立つか

　レジリエンスと結果を分けて考えることは、失敗の理解というものを、単に良くない結果に終わった症例の根本原因分析で抽出されることにとどまらせず、視野を広げた理解に役に立つ。このような物の見方は2つの理由で役に立つ。1つ目は、最も重要な関与要因がシステムの問題であって、個々の登場人物による判断や意思決定ではなかった事象を見分けるための拡大鏡になるからである。さらに、悪い状況を好転させる一助となり、広がりつつある失敗の影響を何らかの面で緩和した失敗の進行中に行われた意思決定をクローズアップすることも可能である。この

ような良い意思決定が明らかになれば、強化したり重視したりできるだろう。2つ目に、結果と一緒くたにして考えることを制限することで、最も頻繁に起こっているがめったに分析されることのないうまくいった出来事に対する見方も変わってくるであろう。こうすれば、システムがどのようにして障害を克服して成功をおさめたのかを理解（際立たせることも）できるようになる。「脆弱なシステムの中での成功」のように、レジリエンスがない中での成功もあれば、逆に「レジリエントなシステムの中での失敗」のようにレジリエンスが備わった中でもうまくいかないこともある。

　ケース1を見ると救急外来医師だけではなく、手術室内の手術チームも全員レジリエントな行動をとっている。外科医を含め医療チーム全員が、規則に定められたコンサルテーション（他科の医師等に相談し助言を得ること）や治療のレベルアップのプロトコールから明らかに外れた変則的な方式を受け入れていた。これは一時しのぎの問題回避策の重要な例であり、システムに対して負の影響を与えるどころか、レジリエンスに貢献している。

　一時しのぎの問題回避策の重要性を理解するのは、外科チームのような複雑適応マイクロシステムの中で階層が果たす役割を考えないと難しい。医療現場では、「オンコール」方式による他科の医師のコンサルテーションシステムは、予定されていない事態にうまく対処していくための仕組みとなっている。我々にわかっていることとして、複雑適応システムにおいては、専門家や経験豊かなスタッフは初めて経験する制約や思わぬ制約に対して常に適応し続けている（たとえばケース1では、救急外来の医師が急変のリスクのある患者についての外科的コンサルテーションを仰げなかったが、これは稀なことである）。これらの適応的行動は一時しのぎ方略の1つであり、レジリエンスの一例である。ケース1に見られるとおり、一時しのぎ策はシステムの安全性を高めることができる。図13.1に示すように、結果とレジリエンスを切り離して考えることによって、適応的な回避策が、実は設計不良のシステムから患者を救

第13章　レジリエンスと成功を切り離して考える

い出し、回復させる源泉であって、医療機関の管理者や医療規制当局によって意図的な規則違反行為だと決めつけられるべきものではないと認識する機会を与えてくれる。

　ケース2は脆弱なシステムの中での成功であり、経済的効率を上げる目的で行われた介入がもたらしうる意図しない結果を、あらかじめ予想しモニターすることの重要性がよくわかる。近年、医療機関もシックスシグマ、リーン生産管理、診療ガイドライン、品質改善、トヨタ生産方式などを用いた医療の標準化に魅せられ、夢中で進めている。組み立てラインや他のリニア（線形）プロセスのような単純だが入り組んだシステムなら、実行手順で固めるプロトコール化がうまくいくだろう。しかし、プロトコール化は、複雑系のようにそれがなじまない状況にも見境なく適用された場合には、効果がないどころか逆効果なこともありえることは、（少なくともほかの業界では）以前から知られている（Hayes and Wheelwrite, 1979a, 1979b; Perrow, 1967; Reason, 1997）。確かにライン生産（流れ作業）型の最適化で、仕事のある側面を改善でき、待ち時間の短縮による患者の満足度向上といった結果を生んだものもあるが、一方で、ケース2で導入された新しいやり方が医療従事者のレジリエン

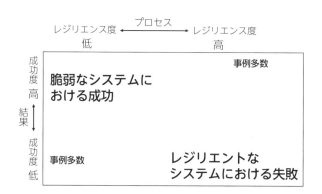

図13.1　レジリエンスと結果の切り離し

あるケースではレジリエンスが欠如しているにもかかわらず良い結果になり（脆弱なシステムでの成功）、別のケースではレジリエンスが存在するにもかかわらず良くない結果となる（レジリエントなシステムでの失敗）。

トな適応力を損なったことも否定できない。

　ケース2では、迅速アセスメント救急外来と病院全体（または管理者層）の双方でレジリエンスが欠如していたと考えられる。レジリエンスが欠如してしまったのは、脆弱性が高まるという結果を想定していなかったからである。従来、システムを変更した結果はすぐに表面化すると信じられてきたが、このケースで見られるとおり、元来あった正常な安全マージンが徐々に失われていくことから、システム変更の結果が遅れて現れたり、不透明で見えなくなったりすることがある。レジリエンスの見地に立ってケース2の「成功」を抑制的に見ることによって、システムの変更が安全に及ぼす結果は「なかなか見えにくい」ということを解明しやすくなる。

結論

　成功とレジリエンスは本来、パフォーマンスを表す2つの独立した座標軸として扱うべきである。医療従事者は従来から治療プロセスと結果が別物だと承知していた。しかし、臨床的アウトカムを改善するために方針や手順の「遵守」を力説するメッセージを規制当局や組織が送り続けるために、成功とレジリエンスが混合される危険がある。プロセスと結果を明確に区別し、レジリエンスの考えをシステムのプロセス（言い換えると、システムが行うこと）に限定することで、医療機関が限られた部分の最適化を行って、些細でよくある問題は減らすが、重大で稀な問題を増やしてしまうようなことを避けることができるだろう。そうすることにより、組織の関心をSaftey-I（問題が起こらなければ、すべてはうまくいっているに違いない、逆もまた然りである）からSafety-IIに移行し、アウトプットだけではなく、対応、モニター、学習、想定する能力も把握することができると考えられる。

第14章
患者安全における適応行動と標準化

Sheuwen Chuang

はじめに

　ほとんどの患者安全のシステムでは、標準化された手順やガイドラインを用いて医療従事者を訓練する。訓練を受けた人たちは、患者安全に役立つはずの標準的手順に従って行動する技能を身につけるが、ヘルスケアシステムは動的であり、人々の構成（医師、管理者、患者）や外的状況は常に変化している。刻々と変化する状況に医療機関やスタッフが適応することを促すような安全システムがなければ、望ましくない出来事が起こってしまう。

　台湾のある病院の複数の呼吸器病棟で疥癬のアウトブレイクが17カ月間に3回発生した（Chuang, 2012; Chuang, Howley and Lin, 2011）。この事例は標準手順の下で、どのような経過でアウトブレイクが再発し、規模が大きくなっていくのを阻止できなかったのかを物語っている。この病院は国民健康保険制度の総額予算制度（global budget）のもとで運営されており、呼吸器治療サービスにおいてコスト増大に直面してきた。このアウトブレイクは、過去10年間にわたり人工呼吸器の長期装着患者数が増加してきた中で発生した。17カ月間に感染率は初回の0.38%から2回目は1.59%に、さらに3回目は2.07%に増加した。そ

れぞれの疥癬アウトブレイクで、確定診断および迅速な初期治療開始に加え、タスクフォースが根本原因分析を用いて各アウトブレイクを調査した。

1回目のアウトブレイクにおける主な根本原因は、病院訪問者の皮膚状態をチェックする標準手順がないことだと判断されたため、当該病棟は訪問者用の自己申告書と報告手順を確立した。270日後に2回目のアウトブレイクが発生した。この時には、疥癬への感染が疑われる患者がいたが、確定診断がなされないまま一般病棟に収容されていたことが問題の中心とされた。主治医は標準手順（疥癬の確定診断がなされない限り隔離しないこと）を守っていたことから、今回の対策として、疥癬が疑われる患者は2週間隔離し、抗疥癬薬で治療するというルールを追加した。

6カ月後、3回目のアウトブレイクが起きた。このときは疥癬が疑われる患者が2週間隔離され、確定診断がつかなかったため一般病棟に戻されていたのだった。その後、この患者は角化型疥癬であることが明らかになったが、主治医は疥癬が隔離期間中に確定診断されない場合には、隔離期間は最長で14日までというガイドラインに従っていた。これらの合計3回のアウトブレイクには、インシデントに対する医療従事者の典型的な対応が見られる。すなわち、何かが起こったときに、将来起こることを想定するのではなく、ケースを個別に取扱い、反応的に行動するのである。

この例では標準化によりもたらされるいくつかの弊害が露呈している。まず、人々は方針や手順が患者安全を確保してくれると期待するが、願いが叶うとは限らないことである。2つ目に、コスト意識が標準化に関係する判断を左右することがある。3つ目は、標準化されたルールに従うことで、医療従事者間でのコミュニケーションや協力の必要性が弱まることである。4つ目に、根本原因分析を用いた現在の安全対策は、このケースでは安全を改善したとはいえないことが挙げられる。標準化が必ずしも患者安全を確保することにならないことから、すべての医療機

関はこれら4つの問題に直面しているといえる。したがって、将来のエラーを防止するためには、（根本原因分析で行うような）失敗から学ぶことや学んだことを標準化するだけでは十分ではない。

システムのレジリエンスを構築することは、急速で予期しない変化に対応する上でも、時間や予算的プレッシャーに対応する上でも、標準化に勝る方法である。ここでいうレジリエンスとは、ギャップ、ハザード、トレードオフ、複数のゴールといった困難を抱える現場において、安全を創造することができるような学習力と適応力のことである（Cook, Render and Woods, 2000）。この章では、組織や個別のレベルでの標準化と適応行動が、どのように安全方略や計画を形成するのかを検討する。より実践的なレベルで、患者安全の課題をレジリエンスの観点から分析する方法についても提案する。

業務に固有の安全問題

医療機関は方針やガイドラインを使用してルーチンで行われることを標準化し明確化することにより、効率性、生産性、安全性を向上しようとしている。ヘルスケアのスタッフは、日常業務に関係のある数多くの方針を遵守し、最新情報を知っておくことが求められている。このような「頭の中で考えた仕事（Work-As-Imagined）」は、設計者、管理者、規制当局者らが、そうだろうと考えていること、もしくはそうあるべきと信じていることである。ある状況の下では、スタッフはこれらのルールに進んで従うし、頑固に守ることすらある。しかし、業務や変化が急速で予期しない形で次々と発生すると、医療従事者は様々な理由で、これらのルールを破ったり、改変したり、迂回策を考えたり、また一貫性なく取り入れたりする。「頭の中で考えた仕事」と「現実に行われた仕事（Work-As-Done）」との間の折り合いを付けるプロセスは、終わりのない小さな出来事であり、これらが集まって日常業務のパフォーマン

スを構成している。

　システマティックレビューとは、ある特定のトピックについて、複数の研究の知見から確実にわかっていることをまとめ上げるとともに、いまだ解明されていないことや、時代遅れになった知見に対して行うべきことを検討しようとするものである。最近のシステマティックレビューは、ヘルスケアにおける予防可能な損害が、主として次のような状況に関連したことを明らかにした。(1)特定可能で改善可能な原因が存在している（44%）、(2)プロセスに合理的な変更を加えれば再発防止が可能と考えられる（23%）、(3)ガイドラインが守られていない（16%）（Nabhan et al., 2012）。この研究は、医療上の損害の予防が、主としてこれら3つの重点対策によって達成できるという定量的な認識をもたらす一因となった。これらはどれもレジリエンス指向やSafety-Ⅱ思考の立場からは疑わしいものであり、どこでどのようにしてまずいことが起きたのかではなく、どこでどのようにしてうまくいったのかに着眼する主張と相容れないものである。上に述べた3点のうち第1の項目は、Safety-Ⅱの信奉者なら否定するだろう。特に、第2および第3の状況は、標準化に加え、合理的な適応的改作をプロセスに加えることが、患者安全には重要であることを示唆している。第3の状況は、ある状況に対して現存のガイドラインを適用して正しく従って行動すれば、医原性の損害は予防されるはずだと仮定している。

　状況(2)と(3)は、患者安全に関する業務上の問題のタイプを表している。すなわち、適応不足による失敗と、方針や手順に従わないことである。これらの問題はヘルスケアに付きものであり、望ましくない事態の発生を不回避のものにさせている。

適応不足による失敗

　適応不足からくる失敗は、環境が変化していくために、アセスメント、

優先順位、対応に関して、質的な変更が必要だとわかっているのに、人々が標準化された作業手順や活動を行うことに固執したときに生ずる（Woods, 2006）。後方視的に見ると、3回の疥癬アウトブレイクは、明らかにこのような失敗の代表例といえる。適応不足に関する同様のケースが、自動化の導入された領域、たとえばロボット手術（8章）で見られる。そのようなケースでは、業務が自動で行えなくなった場合に求められる手動での重要な制御技能を、自動化が損なわせるという皮肉な状況が発生する（Dekker et al., 2008）。

　意思決定や相互作用を「ルール」に従って行うなら、折り合いを付けなくてよい。ルールは迅速で、（当局や上層部にとって）安全で、コストを削減する行動方針を提供する（Patterson, 2008）。したがって、標準に従うことで起こった失敗は、スタッフの適応力の欠如として捉えるのではなく、システムエラーとして扱われるべきであり、新しい、もしくは変更した業務手順が必要となる。ヘルスケアにおける根本原因分析の研究において、Card, Ward and Clarkson（2011）は、根本原因分析の後に最もよく推奨され導入された活動（改善策の80%）は、管理的な対策であったということを明らかにした。これらの管理的対策には、方針、手順、訓練の確立と改善が含まれていた。しかし、ヘルスケアのように急激に変化する環境において、過去にだけ照らして未来を予想することや、標準手順で未来に起こりうる失敗の予防を期待することは、現実的でない。

　伝統的な改善サイクルでは、数十年にわたってSafety-Iの概念とPDCAモデルが支配的であったが、その結果、適応不足とノンコンプライアンスによって望ましくない事態がくりかえし起こっている。次のセクションでは、この概念やアプローチがどのように患者安全における改善に影響を与えるのかということについて説明する。

方針や手順の不遵守

　組織というものは、パフォーマンスの期待値を定めるために、標準、方針、手順を確立し、これらの期待に応える説明責任を促進する。実際問題として、標準や方針に対するノンコンプライアンスの増大は医療界の懸案事項である。Cartheyら（2011）は、様々な異なる機関からの多くのガイドラインが出されており、スタッフがそれらすべてを遵守することは不可能であると述べている。Hollnagel（2004）は、仕事を計画する際に前提とされている4つの状況を挙げている。(1)業務プロセスにおけるインプット（入力）は規則的で予測可能である、(2)業務において要求されることやリソースは限度を超えていない、(3)仕事の状況は一般的に通常の範囲内に収まっている、(4)アウトプットは期待や規範にあっている。しかし、実際の仕事では、これら4つの条件が揃わないことがよくある。ヘルスケアの現場で働いている人たちは、時間やリソースが十分にない中で、任務を成し遂げるために仕事のやり方を調整している。また彼らは仲間や自身のためにノンコンプライアンスをうまく使うし、そうしないと、特定の環境や新しい環境のもとでは、正式な手順に従うのは難しいと感じる（第1章参照）。

　あらゆるヘルスケアの現場における引継ぎは、内容やプロセスに大きなばらつきがあり、しばしば標準や手順に対するノンコンプライアンスが見られる領域である。引継ぎにおけるエラーを回避し患者の損害を予防するために、WHO（2007）はシフト交代時のスタッフ間での引継ぎコミュニケーションや、患者が別の部署に移動する際の引継ぎコミュニケーションに関して、標準化アプローチを提唱した。しかし、ほとんどの引継ぎは、理想的な状況では行われておらず、スタッフはしばしば患者のデータを適切に伝えるための時間がない（Raduma-Tomàs et al., 2011）。人々は適応力があり臨機の工夫をするため、引継ぎにおけるノンコンプライアンスは避けられない（Amalberti et al., 2006）。そのため、引継ぎに関連したインシデントが医事紛争にしばしば登場する（Hoffman,

2007; Andrews and Millar, 2005)。

　方針や手順に対するノンコンプライアンスは、様々な理由による状況への適応レベルが一定程度にあることを示している。人々がルールを守る意思の有無にかかわらず、標準化は複雑なヘルスケアシステムのすべての状況をカバーしきれない。しかも Patterson（2008）が指摘しているように、複雑なプロセスにおいて単純な標準を課すことは、単純化にはつながらない。善意の標準化は患者安全にとって十分なものになりえないし、逆にヘルスケアにおける標準や方針へのノンコンプライアンスを蔓延させてしまい、その結果これらの防御策を最適に機能させないようにもしている。

現在用いられている改善の方法

　ヘルスケアシステムは継続的に改善と適応を進めなければならない。図 14.1 は患者安全に向けた従来型のシステム成長アプローチを示している。まず、すべてのシステムは事前に確立された能力を有しており、これによって方略や対策といったものが、日々起きる業務の変動や不確実性をどのように対処するのかを予めモデル化する。しかし、日々、システムの内外から撹乱がもたらされるため（たとえば新しい要求、時間やリソースに関するプレッシャー、驚くような事態の発生）、医療機関やスタッフの能力は不完全であったり、限定的であったり、不適切であったりする。これらはすべてシステムの有効性を弱め、本来もっている業務上の問題や、適応不足、ノンコンプライアンスなどを通じて、患者安全上の不満足なアウトカムをもたらす。これらの望ましくないアウトカムが、「現状」のシステムを見直す改善サイクルを起動することになる。こうした種類の改善が何度も何度も繰り返される。

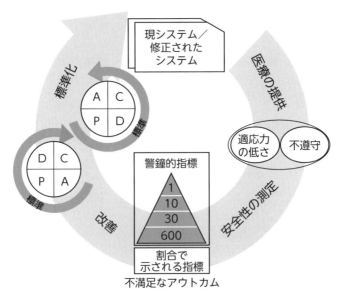

図 14.1　患者安全の伝統的なシステム成長アプローチ

患者安全の指標

　患者安全の指標（PSIs）は管理的な質の測定であり、院内での治療中に生じた予防可能な損害に関係したイベントに着目している（Agency for Healthcare Research and Quality, 2008）。PSIs は損害に対する認識を高めることを目的としており、直接的な観察、診療記録、事務的データ、医事紛争、エラー、ニアミス、有害事象の報告から算出される。患者安全の指標について国際的コンセンサスは得られていないが（Chang et al., 2005）、McLoughlin et al.（2006）は損害の見られる、とりわけ5つの領域を指摘している。それは、院内感染、周術期合併症、警鐘事例、産科領域、転倒のようなケア関連事象である。これらの指標は2つのカテゴリーに分類される。**警鐘的指標**は、個別の事例や現象を示しており、手術部位間違いや医薬品投与に関するエラーといった本質的に望ましくないものである。これらの情報はインシデントレポートを通じて収集さ

れる。**率で示される指標**は、ある程度の頻度で起こることが予想されるイベントについてのデータを用いる。これらは、割合（proportion）や率（rate）（たとえば、院内感染）として示され、インシデントレポート、事務的記録、定期的な監査により集められたデータから算出される（Mainz, 2003; McLoughlin et al., 2006）。

図14.1は、これら2つのカテゴリーにおける不満足な患者安全上のアウトカムを示したものである。警鐘的指標は、バードの法則によると1対10対30対600の割合の三角形として示され、患者に損害の生じなかったインシデントが630件あれば、10件の軽微な事故、1件の重大な事故が起こると推定されるというものである。このカテゴリーでは、有害事象は、良くないパフォーマンスの極端なものであり、一般に根本原因分析手法を用いた詳しい調査が行われることになる。割合で示される指標は、院内感染のように、頻度は高いが重症度としては低から中等度である有害な安全上のアウトカムを表している。このカテゴリーでは、際立った事例を特定することはできないため、調査対象となるようなはっきりとしたインシデントを明らかにするものではない。生じた損害の強度が、医療機関やスタッフによって迅速な改善を行わなければならないような深刻な安全上の課題ではないので、このカテゴリーの患者安全問題には、クオリティサークルやチームリソースマネジメントのような質改善方法が適用される。医療機関によって行われる根本原因分析や他の質改善活動は、予防的効果があると広く信じられている（Greenberg, 2010）。

患者安全は、典型的には上で述べたような2つの「事後の」測定によって評価されてきた。これらの「後追い」指標は、患者安全に関する過去の情報を提供し、損害に対する認識を高める。しかし、安全を測定する重要な目的は、将来発生する事故を回避するための介入方法を開発することである。後追い指標を使っていたのでは、そこから生ずる変化が将来のパフォーマンスに影響を与えるかもしれないが、起こってしまったインシデントの結果を変えることはできない（Grabowski et al.,

2007）。一方、安全の専門家は、事故が起こる前にある種の注意信号に気づけば、安全を向上する機会になると考えている（Grabowski et al., 2007; Rivard, Rosen and Carroll, 2006）。このような先行指標は、事故の予兆を示唆するようなものであり、良くない事態に先立って起こる状況、出来事、指標を含んでおり、予測的な価値がある程度ある。医療の質のうちプロセスに関する指標を先行指標として用いることが提唱されているのは、アウトカム測定よりも感度が高く、解釈しやすいという点で実用的だからである（Mant and Hicks, 1995; Mant, 2001）。プロセス測定に加えて、Rivard et al.（2006）は、ニアミスに関するデータは、有害事象に関するデータと比べ先行指標として用いやすいことから、組織の学習をタイムリーに促すものと主張している。先行指標を用いると、患者安全のパフォーマンスを変容する対策をとることができるという強みがある。

失敗からの学習と PDCA サイクル

Hollnagel（2012）は、Safety-I を有害なアウトカム（アクシデント／インシデント／ニアミス）の数が可能な限り少ない状態と定義した。この定義はある意味、我々が安全に関わる問題点を追及する努力を払うのを、何かよくないことが起きてしまった場合（アウトカムが予防可能か否かにかかわらず）に限らせ（Henriksen and Kaplan, 2003）、その上で過去の経験や失敗の分析を通じて、システムの安全性を向上する努力を行うように仕向ける。根本原因分析や質向上活動のような失敗から学習をする方法は、何が失敗したのか、何が安全性の低いパフォーマンスをもらしたのかということに着目し、誤った行為や行動に至った原因を見つけ、再発防止策を提言するために用いられる。

PDCA サイクルは工業分野の品質改善活動でよく知られた方法である（Moen and Norman, 2012; Tague, 2004）。これは、計画（問題の定義、

および可能性のある原因と解決策に関する仮説）、実行（計画履行）、点検（結果の評価）、改善（結果が不十分な場合には計画フェーズに戻ること、満足できる場合には結果を標準化すること）から構成される。規制官庁や管理者は、新しい標準を遵守することを要求、もしくは要請する。図14.1に示すように、PDCAサイクルは新しいルールやガイドライン（標準）を生み、それらはシステムの改善目的のために、現在のシステムモデルに加えられる。このようなPDCAの伝統的な理論は、患者安全のシステム成長サイクルの中で重要な役割を占めている。

Safety-Iは、不満足なアウトカムへの対抗行動を医療従事者に起こさせるものであり、このようなアウトカムは、通常、システムに内在する業務上の問題によって引き起こされる。PDCAサイクルでは、安全の改善は、うまくいくような是正措置に基づいて標準を確立することによって、エラーの再発防止を行うこと強調している。図14.1に示すような、失敗から学び標準化を通じて安全性を求めるという全体のアプローチは、徐々に発展していく。試されて信頼できる手順が変更されるのは、うまくいかなかったときだけであり、通常は別の要求や構成要素（更新されたか新たなルール）がもう1つ追加される。したがって、多くのルールがありすぎるために意図しない結果が生ずることが予想される。

このようなアプローチが個人や組織の学習にとって価値があるにもかかわらず、その効果が限定的であるのは、推奨された行動が関係する当の組織構造に完全には統合されていないからである（Kuhn and Youngberg, 2002）。そのような手法は、医療従事者がより強固なリスクコントロール計画を作るのに役立つものではない（Wu, Lipshutz and Pronovost, 2008; Pham et al., 2010）。安全に関わるとても重大な事態が起こったときだけしか、失敗から学ぶために根本原因分析が行われないので、学習の機会が不十分になるだろう。PDCAサイクルと質改善活動は、標準化を通じて安全が確保できるという信条を助長することだろう。しかし上に述べたように、根本原因分析、質管理活動、標準化、手順を増やすことのような伝統的な患者安全へのアプローチは、医療機関やスタッフ

が、損害の発生する前にリスクを想定するような適応力や能力を損なう可能性がある。

安全哲学としてのレジリエンス

レジリエンス・エンジニアリングは、安全に対する新しい見方であり、従来の方法に欠落している事柄に取り組むものである。動的なヘルスケアシステムへの対処に標準化や適応力を正しく適用するために、レジリエンスに関する研究者達は、安全管理の哲学における以下の変革を導入するよう提唱している。

- 物事が最大限うまくいくように注力し（Safety-Ⅱ）、医療の悪い結果を重視したり旧習をかたくなに守ったりすることは二の次にする。Safety-Ⅱとは、結果よりもプロセスに着目すること、および日々の仕事がうまくいくようにパフォーマンスを先行的に調整することを意味する（Hollnagel, 2012）。
- パフォーマンスの変動は日々の業務において不可避なものであることを認識すること。PDCAサイクルの中で標準化を導入する際には、同時にパフォーマンスの変動という概念もプロセスにとりいれるべきである。標準化は、患者安全のための作業が規範的に行われているやり方を組み替えて、再構成する良い機会となる。このような概念は（PDCAのような）見直しの仕組みの中に柔軟な思考をもたらし、特定の状況に最適の計画をたて、ルーチンでないケースに対する特別の取り扱いを支援し、トレードオフする際に優先度のフィードバックに適応しやすくする。

第 14 章　患者安全における適応行動と標準化

革新的方法

　哲学的変化に加え、Chuang and Howley（2012）の強化版システム指向イベント分析（SOEA）モデルは、患者安全問題の分析手法に関して、以下のようなことを提唱した。

システム分析が根本原因分析にとって代わる

　ヘルスケアは複雑で動的なシステムであり、多くの事象はシステムの流れがノンリニアなネットワーク構造になっている結果として起こり、エラーはシステムの状態の様々な組み合わせから生ずる。根本原因分析は、インシデント発生の背後にあったシステムレベルの原因と関与要因を明らかにし（因果思考）、原因を除去し、因果の連鎖を断ち切る（リニア思考）。この手法は、問題に関係するシステムの特性を取り扱うことができないことから、システム全体を理解することなくシステムをレジリエントにすることは困難であるといえる。SOEA はイベント分析にシステム思考を取り入れ、システムの要因や要素を検証するための定式化した手順や尺度を提供し、対象とするシステムの全体構造を評価する。レジリエンス・エンジニアリングで用いる方法は、システムの構成要素間での相互作用を理解するためにシステム全体を把握しようとするものであり、根本原因分析がリニアな因果関係に基づいた調査であるのと対照的である。

頻度の高い様々な事象から学習する

　Safety-I は失敗から学ぶことを強調しており、ヘルスケアの法令や規則は一般的に、結果が重大で頻度の低い有害事象や警鐘事例のみを対

象に根本原因分析を行うことを求めている（World Alliance for Patient Safety, 2005）。ニアミス、患者に損害をもたらさなかったエラー、結果が重大でない事象を含む、頻度が高く幅広いグループのインシデントは一般的に記述統計として分析されたり、医療現場の管理者の裁量で検討されたりする（Braithwaite et al., 2006）。これらのインシデントの適切な分析をして臨床システムへのフィードバックをしなければ、悲劇的なことが起こる前にシステムの弱点を特定し、学習し、修正する重要な機会が失われる。

　Safety-Ⅱの視点では、過去の経験から学習する際に3つの条件がある。(1)学習の機会（学習する状況やケースは、学習する習慣が育つほどに頻度が高いものでなければならない）、(2)十分な類似性（学習する状況は、一般化できるほど共通性がなければならない）、(3)確認の機会（学習したことは正しいとフィードバックを通じて確認できなければならない）（Hollnagel, 2012）。意図しないインシデントは、しばしば日々のパフォーマンスの根底にある問題を映していることから、これらのインシデントに関する小さな改善を行えば、例外的なパフォーマンスにおける大きな改善より大きな恩恵が得られるだろう。頻度が高く類似のインシデントをしっかり分析する方が、膨大な数のインシデントを大ざっぱに一覧するよりも、おそらく価値があるだろう。SOEAは、様々な事象の調査を支援できる統合プラットフォームを提供しており、意図しない事象を効率的に分析することができる。

組織全体にまたがってリスク管理策を調和させる

　Rasmussen（1997）は社会技術システムの様々なレベルで発生する変化を統合しなければ、システムに作用する外力が期せずして「事故の舞台を設営する」ことになると指摘している。望ましくない出来事を防ぐには、リスク管理策が確定され、組織に十分統合されなければならな

い。リスク管理策は、患者安全の望ましい水準を支える条件を維持するために、ある特定の行動を実現することを目的とする。安全上の失敗に関する根本原因は、特定化されたハザードの背景にあるリスク管理上の欠陥（不適切な管理や管理不在）と見なされる。しかし、このような見解は、必要となる管理策がもつシステム的な特性を覆い隠すことになる。なぜなら、このような管理策には根本原因分析だけで到達できないからである。SOEAは、組織全体にまたがるリスクを調整する手法を備えており、安全調査員や医療安全実務者に対して、システム全体にまたがる重要な相互関係性に着眼させるものである。

結論

　問題が起きた台湾の病院は、安全対策として一貫して標準に従い、リニア思考に基づいて根本原因分析を行ってきたが、疥癬のアウトブレイクを繰り返し経験した。病院は強化版システム指向イベント分析手法を再分析に取り入れ、3回目の疥癬のアウトブレイクに対応して以来、1161日以上にわたって疥癬の院内感染は報告されていない。SOEAの際立った特徴は、システム分析、多重イベント分析、体系的なリスク管理策の作成と整合性の点で根本原因分析より優れている。本件ではSOEAを用いることで、根本原因分析では成しえなかった疥癬問題を制御することができた。このことは、患者安全の向上に対する教訓を示している。

- 根本原因分析や類似の方法は、特に現場の業務レベルにおいて断片的な原因を探し出すものであり、組織的な要因を見落とし、将来望ましくない事態が起こらないように部門や組織全体にまたがる協力を築き上げることはできない。
- 適応するためには、医療従事者間での協力が必要である。医師、看

護師、支援スタッフは、疥癬のような脅威を検出し対応する責任を共有している。
- SOEA はシステムの適応行動をもたらすものであり、システム分析に特化した開発理念に支えられて、システムの構成要素間での相互関係を理解する共通基盤を生み、また医療従事者間での協力を促進する。効果的なシステム分析を行うためには、事象よりもむしろ内在する構造やプロセスを理解することが必要である。
- 標準化は重要であるが、PDCA サイクルを通じてすでに獲得した能力モデルを過去の経験(失敗から学ぶということ)に基づいて改善するだけでは不十分である。スタッフは疥癬が疑われる患者を一時的に隔離するという妥協策を講じたが、それは SOEA を用いたシステム分析を通じて医療従事者間での相互依存性や相互関係性を理解することで可能になった。安全を計画する者は、現場の人たちが、非ルーチンの事態に対して例外的な対応をとり、トレードオフで生じた状況に対してうまく適応がなされるように調整を毛嫌いしない態度で臨むことが必要である。

第15章

患者のエンパワーメント促進とヘルスケアシステムのレジリエンス向上のための PROMs の活用

Alessandra Gorini, Ketti Mazzocco
and Gabriella Pravettoni

協働による意思決定と患者のエンパワーメント

　医師が患者の親の立場になって、患者にとってベストと考える治療を勧めることが伝統的に行われてきたが、近年このパターナリズム的アプローチから、患者に情報を提供する患者中心のアプローチへと転換を図る顕著な動きが見られる。このアプローチでは、医師は患者に、提供できるすべての治療選択肢について説明し、話し合い、患者が自分の望む治療方法を選択できるよう手助けするべきであるとされる。患者中心のアプローチで必須だと考えられているのは、決定された治療方針が患者の価値観、希望、ニーズと確実に合致したものとするために、治療に関する意思決定プロセスに患者が積極的に参画することである。

　患者中心の医療に基づく協働による意思決定（shared decision making）は、医師と患者間の双方向に情報交換がなされ、協働して合意することを意味する（Neuman, Charlson and Temple, 2007）。協働による意思決定を効果的なものにするために、診察における患者とのコミュニケーションでは、事実データとともに患者の考えについても情報を得るべきである。前者が医師の知識、医学的情報、臨床検査から得られるのに対し、後者はその疾患を自ら経験し、疾患の症状、疾患が日常生活と

QOLに及ぼす影響を体験してきた患者から直接得られるものである。Barnatoら（2007: 627）が述べているように「理想的な世界なら…、患者たちは十分な知識、明確な個人の価値観、治療選択肢の長所と短所について思慮深い議論をする能力を備えて受診することだろう。治療者たちは同様に、患者の知識のギャップ、考えられる治療結果に対する患者の価値観と、治療方法の選好への理解を備えて、患者たちをサポートする準備ができることになる」。しかしながら通常の診療は限られた時間とリソースの中で行われるので、医師の話す言葉が患者の希望や考えを押しつぶしてしまう。

　この理想的な状況と実際に直面する多くの状況とのギャップは、いわゆる患者報告アウトカム尺度（patient-reported outcome measures; PROMs）と呼ばれる具体的な評価尺度を用いることで減らすことができるかもしれない。PROMsとは、「健康状態と治療に関連して、患者がどのように機能しどのように感じているかについて、患者から直接回答してもらうレポートで、医師や他の誰の判断も介在しないもの」と定義される（Valderas, Alonso and Guyatt, 2008）。したがってこうした尺度は、健康と疾患そして治療効果についての患者由来の情報を、判断材料として提供する手段である。

　臨床場面でQOLを測定する理論的根拠について述べると、PROMsを使うことは患者ケアに様々な面で役立つと考えられている。第1に、患者が自分の状態や健康関連QOLをどのように考えているかについて、医師と看護師がより注意するようになる。第2に、PROMsを使わなければ見逃され、把握されないままであったかもしれないような、身体的あるいは精神社会学的問題を同定し優先順位を決定しうる。第3に、患者が望むアウトカム上の具体的な目標を同定しうる。これが重要なのは、治療の目的、病気が患者の人生に及ぼす影響、および考えられるアウトカムの価値判断に関して、医師の考える優先度と患者にとっての優先度は食い違うことがよくあり、時には著しくかけ離れることもあるためである。加えて患者の望みを取り入れることにより、治療に対する患者の

アドヒアランスが良くなることも期待できる。第4に、PROMsによって、臨床試験で明らかになっていないような疾患の進行や治療経過についてモニタリングすることができる。第5に、PROMsは紹介を必要とするような、未達成の要求を調査するスクリーニングの尺度として用いることができる。第6に、治療過程にPROMsを取り入れることで、患者はケアが行き届いてきたように感じ、そのことが患者の情動機能に肯定的な影響を与える可能性がある。最後に、最も重要なこととして、臨床にPROMsを取り入れることで、医師と患者のコミュニケーションが促進され改善することが認められてきたことである（Meadows, 2011, Greenhalgh et al., 2012）。これらの利点は相互に連関しているとはいえ、コミュニケーションが改善し、患者のQOLに医師側が配慮する意識が高まることが、医療の質を改善するカギであると考えられる。

　一般にPROMsを用いたアプローチは協働による意思決定と患者のエンパワーメントを促進すると考えられており、ひいては、個人のレジリエンスを強化し、それによって患者のアウトカムに影響を与えるはずである。PROMsを臨床で用いて、協働による意思決定のプロセスを促進し、常に患者をエンパワーすることによって、治療に関する選択を十分な情報の下で患者自身が行う能力を身につける機会を増やすことが、提供する医療を改善することになり、その結果として症状の軽減という形で現れる患者のアウトカム改善や、健康関連QOLと患者の満足度も向上することになる。

協働による意思決定の結果としての個人のレジリエンス

　協働による意思決定が医療専門職と患者の相互関係を含む動的プロセスであるのと同じように、レジリエンスもまた個人とその環境との間の動的相互作用として考えることができる（Masten and Write, 2010）。

ここでいう環境とは、患者の意思決定過程の一部を担う専門職も含めた、患者の人生に関わるすべての人を含んだものである。協働による意思決定とレジリエンスは似ている（どちらも人々どうしの相互関係を必要とするプロセスである）ことから、意思決定を共有することはレジリエンスにひらめきを与える肥沃な土壌となり、個人の特性、家族の事情、社会的環境、専門医、医療機関といったシステム全体が、レジリエンスに影響を及ぼす上でどのように重要な役割を果たすかを示している（Ungar, 2006, 2008）。

医療の現場は、医師と患者が関わる時間が比較的短いので実行が困難かもしれないが、それでもやはり重要なことは、良くない事態から回復できる見込みを高めるすべての要因を理解することである。それをできる限り患者とともに始めることだ。言い換えれば、ヘルスケアシステムにおけるレジリエンスを研究する際には、個人のレジリエンスを無視することはできない。患者のこれまでの人生のすべてを理解している唯一の人間は、まさに患者自身なのである。

心理学的視点から見ると、個人のレジリエンスとは、リソースを活用して逆境を乗り切れる能力と定義することができる。そのようなリソースの分類方法には、様々な研究で提案された各種のものがある（Kumpfer, 1999; McWhiter et al, 2007）。Grothberg（1995）はレジリエンスの源を次のように類別することを提案している。(1)外的サポート（家族、友人、コミュニティなど）(2)内的強さ（感情、態度、価値観）(3)対人スキル（コミュニケーション、問題解決、感情と気性のマネジメント、社会的関係）である。

Grothbergの分類は「協働による意思決定―エンパワーメント」のプロセスの中でとてもしっくりくるようだ。このプロセスとは、たとえささやかでも運命を自分の手で切り開こうとすることが、患者として行うべきことをきちんと行い、人生を良い方向へ変化させていく後押しをするものであり、またここではその意味で行う選択が、変化を生む動機づけに必須である（Benderet et al., 2007）。Benderと同僚らの見解に副

うこととして、レジリエンスのリソースは、自身の力量評価、自己効力感、自己主体感、健康に関する信条、そして自立心の中に見出すことができ（Hass and Graydon, 2009; Maluccio, 2002）、自由と選択する能力に関係するすべての要素の中にある。さらに、個人のレジリエンスを育てる上で、患者の感情が重要な役割を果たすようだ。弱気な感情は有害である一方、前向きな感情はレジリエンスの形成を強く促すのみでなく、効果的に育てることができるものだ。前向きな感情が育つと、健康とレジリエンスと幸福を増強するようなスキルを向上させることだろう（Fredrickson, 2002; Fredrickson et al., 2003）。

　良くない出来事に出遭うと、患者に加わる認知的負荷が高まる反面、先に述べた個人のレジリエンスのリソースは減少してしまう危険性がある。たとえば、たった今、癌だと診断されたばかりの人のことを想像してみよう。落ち込み、不安、お先真っ暗の恐怖心、そして生じている事態を自分でどうにもできないという受け止め方、といった否定的な感情がわきおこる。痛みや疲労のような身体的問題と関連して、患者は計画を変更したり、しばしば疾患を軸にして自分の人生を再編したりする必要が生ずる。このような要因は、良くない出来事にうまく対処する能力の低下と見ることができるだろう。言い換えれば、人に加わる認知負荷と利用可能なリソースを天秤にかけると、認知負荷の方が重くなるということである。つらい目に遭うことが決定的なものとなって、アウトカムが悪化する可能性が増すかもしれない。そのような窮地に対処することが「自然に」（患者の個性や認知要素が強靭で、自身のリソースに頼れる場合）起こりうることもあれば、ある種の介入によって育まれ、患者が自分の行動、感情、思考をコントロールできるという感覚を獲得できるようエンパワーされることもある（O'Leary and Bhaju, 2006）。

　患者と医師とのやりとりが、このような介入が行われる鍵となる場面だろう。PROMsを用いて患者の要求をよりよく理解することが、患者に効果的な情報を届け、協働による意思決定の過程を支援する基礎となり、ひいては個人のレジリエンスを高めることを促してくれる。

ヘルスケアシステムにおけるレジリエンスを高めるために患者のエンパワーメントが果たす役割

　個々の患者のレジリエンスを高め、治療プロセスに患者が積極的に参加するようになる可能性を与えるだけでなく、「協働による意思決定―エンパワメントのプロセス」全体は、ヘルスケアシステム全般におけるレジリエンスを高めることにも寄与する。

　まずいことが起きたとき、患者が医療提供者に対して苦情を言ったり、医事紛争を起したりする傾向が強くなっている。これには主に2つの場合がある。すわわち、質の低い医療がなされた場合と、治療方針決定の場に患者が参加して自分の意見や希望を表明することが許されなかった、あるいはできなかった場合である。医事紛争は医療機関にとって深刻な経済問題であり、直接経費（保険料）と間接経費（保身医療の増加）を著しく増加させる。我々が議論してきたことと同じ趣旨で、Cassel と Guest（2012）は協働による意思決定が、このような浪費と米国のヘルスケアシステムが直面している質の低い医療を減らすのに役立つだろうと提案した。彼らは、「医療改革の主要目標は、患者中心の医療を推進すること」であり、患者―医師間のコミュニケーション、医療における意思決定への患者参加、医療の質、そして医療情報や医療へのアクセスを改善することであると論じている。

　患者をエンパワーして、説明を受けて選択すること（インフォームド・チョイス）に自らも参加することの利点に気づかせ、意欲を出させることは、医療提供者が患者の人生の量（つまり通常は客観的な変数であり、患者たち、医師たち、政策立案者たち、研究者たちにとって同じ価値を意味するもの）だけを考慮することがないようにするために、きわめて重要なものである。実際、患者の人生の質は、評価の仕方が患者と医師では大きく違う。結論として、人生の質の主観的な評価を理解することが、自身の受ける医療に対する患者の満足度を改善するために最も重要であり、結果としてヘルスケアシステムの全般的なレジリエンスを高めるこ

とになるだろう。

結論

　人が病気になったとき、これから行う処置や治療がその人にどのような影響を与えるだろうかという疑問が、2人の共同探求者—患者と医師（もっと範囲を広げれば、ヘルスケアシステム全体）にとって公開実験となることが多い。ダイナミックな旅の始まりであり、特に慢性疾患の場合はそうだ。このような場合、患者がこのダイナミックな旅に積極的なエージェントとして参加していることが重要であり、そうすることとで、よいアウトカムをもたらす可能性を高める。このことは、患者にとっての回復（少なくとも人生の質の改善）へとつながり、そしてうまくいけば、ヘルスケアシステム全体のコストを削減できることだろう。

　すなわち、介入（たとえばPROMsの使用）を進め、「協働による意思決定—エンパワーメント」のプロセスを活性化して、医師は患者を治療するための最良の選択肢を提示し、患者は自分が何に取り組んでいるのかをはっきりと理解し、困難な問題や、しばしば絶望的な経験にどのようにアプローチするかを決定することができることがきわめて重要になってきている。目標はレジリエンスを高めること、そしてその挑戦は、医師と患者が出会った瞬間から始まるのである。

第16章

レジリエント・ヘルスケア

Rob Robson

　この章では、検証事例が発生したシステムのタイプ、最も有用であると思われる分析アプローチのタイプ、安全調査担当者を最も効果的に訓練することができる方法の3つが、密接に関連していることを基本的な前提としている。様々なタイプの調査アプローチに関して簡潔に考察し、対象とするシステムにどの方法が最も適切か検討する。

学習：レジリエントな組織の本質的な能力

　組織がレジリエントであるために必要なものと特定されている4つの要素または能力（対応、モニタリング、学習、想定）(Hollnagel, 2011) は、相互に関連し、相互に依存している。どの能力要素が「最上位」かと思いを巡らせても役には立たない。どの能力をとってみても、かなりの学習が積み重ねられてなければ、またレジリエントな組織がもっている他の要素と全システム的に結びついてなければ、まともに機能を発揮するとは考えにくい。

　実際この概念は、「インシデントからの組織的学習」を通じて組織が事故を防止する能力に関して、多くの安全管理システムの設計者や管理

者によってほとんど「聖典」のレベルに格上げされている (Sanne, 2008)。

　学習は、レジリエントで複雑で適応性のある社会技術システムに必須の特性であると思われる。もっと肝心なことをいえば、継続して**効果的な学習**を推進できるような十分に発達した学習システムを有することが、そうした組織がレジリエンスを獲得するためには不可欠である。したがって、そのような学習システムをどのようなアプローチで開発するのか、また、事故やインシデントが起きているシステムに最適の原理やツールを効果的に適用できるように安全の実務家をどのようにして養成するのかを検討することが有益だと考えられる。

学習を促進する手段としての事例レビュー

　前述のとおり (Sanne, 2008)、様々な事故、重大なインシデント、その他の有害事象を検証し調査することが学習につながり、将来の再発リスクを低減することになるという考えは、システム安全を専門とする人々に支持されている。「うまくいかなかったこと」を後方視的に検証や調査することは、システム安全分野できわめて普通のことになっている。このようなアプローチは、非常に「純粋な」Safety-I の考え方を反映しており、また、ヘルスケアの領域においては、故意でない損害のレベルが他の複雑な社会技術システムと比べて高く、とうてい受容できないという意識が大なり小なり後押ししている。

　Safety-I の考え方は、イベント報告（ヘルスケアでは特に、患者に深刻な健康被害をもたらした重大インシデントの報告）が絶望的に少ないレベルにとどまっているという大きな課題を抱えており、これには組織文化が懲罰的な性格として認識され、報告することをためらわせていることが影響している。また、システム安全の実務家が、組織的学習を推進しうる効果的な検証を行うための十分なリソースがないということが非常に深刻な問題になっている。

概していえば、多くのシステム安全の実務家は、発生事象の検証や調査が学習につながり、学習は将来の事故発生のリスクを減少させると信じているが（そのような盲信を裏づける証拠は薄弱にもかかわらず）、こうした調査に Safety-I を適用することが、なぜ目に見える良い結果を生んでないかを説明する実際上の理由が多数ある。

ヘルスケア領域の不安全事象に対して後方視的検証をしても、ケアプロセスにとって長続きする改善につながる提言を生むことがほとんどない理由の1つは、明らかに検証で用いるアプローチのタイプに関係している。選ばれた分析手法と検証を受ける状況との間には、しばしばミスマッチが見られる。Hollnagel（2004, 2012）は、重大なインシデントを検証するために開発された主要なアプローチを、歴史的、機能的に検討した。

それらのアプローチを区分するのが2つの主要な論点である。1つ目は、因果関係の捉え方に関連するものである（分析手法に組み込まれているのが伝統的なリニアモデルに基づいたものか、それともノンリニアモデルに基づいたものか）。2つ目は、用いるアプローチが事故を比較的単独のものとして検証しようとするものなのか、それとも複雑で適応性のある社会技術システムを構成する一部として、システムの観点から検証しようとするものなのかという点である。Hollnagelの分析（2004）によって、後方視的な事例検証には3つの主なカテゴリーがあることが提唱された。

1. 単純なリニアモデルに基づく検証技法—よく知られた例として1930年代に展開されたハインリッヒのドミノ理論（Heinrich, 1931）がある。
2. 複雑な／入り組んだリニアモデルに基づく検証技法—例としてReasonのスイスチーズモデル（1997）がある。
3. システムを広く見るノンリニアモデルに基づくアプローチ—1つの良い例は、機能共鳴解析手法、略して FRAM（Hollnagel, 2012）である。

これら3つのアプローチを詳細に説明することや、それぞれの手法の強みや弱点を評価することは、本章の目的を超えるものである。リニアアプローチの弱点についての説得力のある分析が Dekker, Cilliers and Hofmeyr（2011）によりなされている。Lundberg et al.（2009）は、スウェーデン国内にある8つの異なる安全分野で使用されている調査手法を記述し分析したマニュアルを、様々な基準に基づいて検討した。興味深いのは調査したすべての手法が、複雑な／入り組んだリニアモデルの部類に属していたことである。著者らは以下のように結論づけている。調べた種々の手法は、最近発表された原理「（調査の中で）見つかったものだけ修理する（what-you-find-is-what-you-fix, WYFIWYF）」を反映しているように見え、先に述べた「インシデントから組織が学習することを通じて」（Sanne, 2008）事故を予防するという聖句の内容より俗な結論である。これは、有害事象の調査・分析のすべてのアプローチの特徴として、Hollnagel（2004）が指摘した「（調査の中で）見つかるものは探しているものだけ（what-you-look-for-is-what-you-find, WYLFIWYF）」とは混同しないようにしなければならない。

どんな種類のシステムを我々は研究しているのか？ヘルスケアシステムはそれほど「異質」なのか？

　いくつかの例外はあるが、ヘルスケアがシステムとして研究されたことは比較的少ない。プロセスやシステムが複雑であること（complex）と入り組んでいること（complicated）は違うということが Plsek によって提案された。彼は、ヘルスケアが複雑適応システム（以下、CAS）であることから生じる影響を幅広くレビューした研究にも参画している（Zimmerman, Lindberg and Plsek, 1998）[1]。Kernick（2004）の研究は

1）　この研究では CAS を「変化する環境に適応する能力を有する複雑でノンリニアな相互作用システム」と定義している（P. 263）。

Letiche（2008）の研究と同様、複雑適応システムとしてのヘルスケアを理解するための努力を記述している。しかしながら、ヘルスケアには「独自性信仰」があって、これが研究者、計画者、管理者、医療提供者らが他の複雑系に注目して助言を得ようとすることを妨げてきた[2]。

複雑系というヘルスケアの特性が注目されてないのは、ヘルスケア自体に限ったことではない。複雑な組織に関する初期の先駆的研究の1つ（Perrow, 1999）では**カップリング**（強固か緩いか）と**相互関係性**（複雑かリニアか）の軸によって4象限グリッドを用いて組織を分析した。しかしヘルスケアはPerrowの初期の研究にはどこにも見当たらない。Snook（2000）は、ルールに基づく行動とタスクに基づく行動という軸で、**行動理論**の概念を説明した。残念なことに、カップリング、相互関係性、行動理論のような2項対立の概念に基づいたモデルは、複雑系が周辺環境との相互作用においてダイナミックなものであるという事実から我々の関心をいとも簡単に遠ざけさせてしまう。

CASとしてのヘルスケアの特性には、なぜこれほどわずかの調査や研究しか及んでないのか。この謎の根源はおそらく、ヘルスケアが容易な分類を寄せつけないような非常に複雑なCASであるという説明が一部は当たっているだろう。あるいは、おそらく本当の難しさは、（ヘルスケアとはどの種類のシステムかという）質問に対して、そのシステムを（政府から管理者、臨床医や他のケア提供者までをも含む）幅広い医療提供者の視点から見るのか、それとも医療受益者の視点から見るのかによって、回答が大きく異なった種類のものになることを認識できてないことから生じていると思われる。

医療を受けている患者の視点でヘルスケアを見ると、ヘルスケアを雑種または異種混成のCASであると性格づけることになるだろう。いつ

---

[2] この「独自性信仰」のよくあるばかげた例は、「たしかに我々のアウトカムは航空産業よりも悪いだろうが、ボーイング737のパイロットは冠動脈疾患や慢性閉塞性肺疾患を患う虚弱高齢患者で満席の飛行機を飛ばしたりしなくていいのさ」というコメントに見られる。

の時点でも、患者がたどる「旅路」は、結合が緩やかだったり緊密だったり、相互作用がリニアだったり複雑だったりするプロセスやサブシステムが同時に混在して作用していることを反映しており、いうまでもなく行動論理にもタスクベースとルールベースの両方があることも反映している。言い換えると、白か黒かを求める概念は、患者の視点からみると、ヘルスケアの動的な特性を記述することに大して役立たないだろう。次に説明する症例は、CASとしてのヘルスケアがもつこうした異種混成の特性を例示するものである。

症例

　僻地に住む54歳の男性が、長く続く消化器症状の精査のために看護ステーションから紹介されてきた。コミュニティ病院の客員専門医は、胃内視鏡検査を行い、数週間後に報告された生検の結果は悪性腫瘍であった。患者は中核病院に紹介され、そこで手術を受けた。

　手術待ちの期間中に、患者は再び看護ステーションを訪れ診療を受けた。その時には、最初の紹介結果（コミュニティ病院での悪性腫瘍という結果）は入手できていなかった。そのため、患者は別のコミュニティ病院に紹介され、別途生検が実施され、その結果が数週間後に出たが、悪性ではなく慢性炎症の所見であった（その時点で手術は終わっていた）。手術を実施した外科医は、患者が別の病院で2回目の生検を受けたことは知らなかった。手術標本でも悪性所見は認められなかった。

　患者は手術のあと複数の障害を伴うような合併症を生じたが、これは手術が完璧に行われてもそれほどの大手術のあとでは起こりうるものだった。患者はその後2年間で14回も自宅から遠い病院に入院した。いずれの医療機関（看護ステーション、2つのコミュニティ病院、大きな三次医療センター）も電子カルテがなく、患者の受診歴、処置、病理結果を共有することはで

> きなかった。
>   また、調査の結果、15 年前から財政的理由や政策的な理由により、病理検査技師の養成プログラムが打ち切られていたことがわかった。このことにより、緊急でない病理結果の報告に要する時間が、プログラム廃止前は平均 1 週間程度であったのが徐々に延びて、本件発生時には平均 4 ～ 6 週間になっていた。このような遅延は「新しい正常状態」として徐々に受け入れられていき、逸脱の常態化という概念が現実の姿になった。

　ヘルスケアを特別珍しい CAS として捉えることは、有害事象を分析するために使用される様々な手法を取り巻く混乱を説明することに役立つかもしれない。ある種のプロセス（典型的には緊密に結合しリニアに相互作用するもの）に対しては、単純なリニアアプローチを使えば事故を適切なレベルでうまく理解することができる。別のプロセスやサブシステムの活動に対しては、複雑な／入り組んだリニアアプローチを用いると、当該ケースに起こったことをかなり理解することが十分できる（そして効果的な学習にもつながるだろう）。これらのリニアな手法がある程度通用することから、プロセスやサブシステムというものが実際には複雑で適応性のある社会技術システムの一部であるという事実から、事故調査員の目をそらさせ、また起きたことの意味を十分に理解するには、もっと広く全体を見るシステム的なノンリニア・アプローチを本来適用すべき状況に対してもリニアな手法の適用や使用を蔓延させてしまうのだろう。

　不適切な調査アプローチを適用してしまうと、重大なインシデントを後押しした真の要因には迫ってない結論や勧告を生んでいるし、今後もそうなるだろう。調査を通じた学習は形ばかりとなり、組織の変革（適応）はまちがいなく不完全なものになる。事故が発生したシステムのタイプを正しく把握できないと、システムを構成する様々な要素どうしの関係性にではなく、個別の要素に的外れの焦点があてられてしまうこと

になる。同時に、このことは CAS につきものの変動性の理解や育成に
つながらず、むしろ信頼性の追求に向かわせる。様々な環境の制約に直
面した中で生じるパフォーマンス変動の問題は、FRAM で詳細に検討
されている（Hollnagel, 2012）。

　ヘルスケアにおける重大な事故の検証に、システム全体を広く見るノ
ンリニア・アプローチを適用することは、ある患者個人の経験をよりし
っかりと理解することにつながるだろう。ここで本章の目的である「シ
ステム安全の実務家にシステム思考のノンリニアな調査のアプローチを
教育するためのワークショップをどのように企画、運営するかを考える」
ことに立ち戻って、複雑性科学の諸原則と CAS の理論を考えてみる。

複雑適応システム論と複雑性科学はインシデントの検証手法に何をもたらすか

　過去数十年にわたって、複雑性科学と複雑適応システム論の発展を支
えた論文が多く発表されている（Gleick, 1987; Stacey, 1992; Waldrop, 1992;
Lorenz, 1993; Cilliers, 1998）。これらの著作は視点や対象としたシステ
ムのタイプが異なるが、基礎となる原理と複雑適応システムの共通した
特性に関しては一致している。

　Cilliers（1998）は、これらの原理と特性について明確に記述している。
一般的に言えば複雑系は、

- ダイナミックに相互作用する多数の要素から構成されている。
- 周囲の環境と絶えず相互作用を行い、情報やエネルギーを交換している開放的で活動的なシステムである。
- 主にノンリニアな相互作用を呈し、直接的、間接的の双方で多くのフィードバック機構を有する。
- システム全体に広がる動的な（内部および外部の）相互作用の結果

による、システムの特性や挙動パターンを呈する。
- システムとしての記憶を有し、ふつう多くの構成部分と構成要素の中に分布している。

　Cilliers（1998）は、複雑な社会技術システムや組織では、これらの特性が次のような挙動として現れると主張している（すべての挙動がヘルスケアにおいて明らかに認められる—Kernick（2004）およびZimmerman（1998）を参考のこと）。

- 関係（構成要素と半自律的なエージェントとの相互作用）がきわめて重要である。
- 状況（コンテクスト）が重要である。
- 沿革も「共同参画」して複雑な組織の特性を決定する。
- 予測不可能性は、創発に共通する特徴である。
- ノンリニアリティ（非線形性）は驚くべき結果につながる—アウトカムはパターンや相互作用の大きさや強さに必ずしも比例しない。
- 自己組織化が進化を促進して、システムは自己の生存にとって重要な要素に最も敏感となる。

　不安全事象の意味を理解するためには、不安全事象が育って発生した環境と状況を理解することが重要である。CASで起こる事故を検証する安全の実務家を養成するためのワークショップでは、上記の特性がどのように現れるのか、また調査対象となる重大事故が創発した状況はどのように作られたのかを示す必要がある。Lundberg, Rollenhagen and Hollnagel（2009）の調査によると、レビュー対象にしたスウェーデン国内で使われている8つの事故調査手法では、これらの問題のほとんどを探っていないし、複雑な社会技術システムの特性を調査員に理解させる訓練もしていなかった。

効果的なトレーニングプログラムの設計

　コンフリクトマネジメントとメディエーションの分野におけるワークショップは、ほとんどの場合が次の効果を生むよう意識的に計画されている。すなわち、ワークショップの構造と機能は、コンフリクトマネジメントに携わる実務家のパフォーマンスを効果的なものにする基礎となる原理、テクニック、価値観を具体化し反映したものになっている（Costantino and Merchant, 1996）。成人学習の原則（Price, 2004）はそれ自体重要なものだが、これらのワークショップが取り入れているのはこの原則をはるかに上回る。安全実務者が効果的な事故調査を行えるよう、特にシステム全体を見てノンリニアな手法を使えるようにするワークショップを設計するには、このアプローチをそのまま取り入れることができる。

　以下に、CASとしてのヘルスケアの理解から導き出されるワークショップ・デザインの概念（講習内容と学習プロセスの両方の観点から）の一部を示す。

1. 事故に対してシステム指向の／全体的な物の見方ができるようになる

　これは単純明快な概念のように思えるが、実際には多くの問題がある。我々はCASで起こった事故に関心があるのだから、安全の実務家が事故のシステム全体にまたがる背景を理解するのに役立つ内容を提供する必要がある。さらに、ワークショップの教材は、CASの特性（たとえば創発や自己組織化）を反映した形式で提示されるべきである。そうしなければ、トレーニングワークショップは、CASに当てはまらないリニアな世界像を反映したメニューやチェックリストを提供することになってしまう。囲み欄の事例は、事故分析で全体的アプローチを行うことの価値を示したものである。

2. システムの要素間のノンリニアな相互作用と結合に関する理解を促進する

　Price (2004) は、ノンリニアな学習方法のいくつかの例を見出した。そのうちの多くは、トレーニングワークショップの手法として取り入れることができるし、取り入れるべきである。これらには、ケーススタディの分析、シミュレーションやロールプレイの使用、小規模のグループワーク、問題解決学習法などが含まれる。これらの提案は、Fraser と Greenhalgh (2001) の初期の研究成果によって触発されたものである。これらの手法を統合して、学習経験というものがノンリニアな特性を有していることについて率直に話をすることが重要である[3]。同様に、ケーススタディを通じて、自己組織化、創発、ノンリニアリティ（事例を参照）のような CAS の現象の多くの例を提供することが重要である。ワークショップは参加者に対して、終始リニアで機械的なモデルによる思考と分析をなぞるのではなく、複雑性科学の原理をいくつか使って現象の「見方を変える」（また実際に「理解し直す」）ことができる「免許証」を与える点で、大きな役割を果たす。

　たとえば、重大なインシデントを検討していると、問題解決を行い、安全を促進するために、スタッフが方針や手続を無視することを余儀なくされている例を見つけることがよくある。軽蔑的な言葉である「一時しのぎ」というレッテルを貼るよりも、むしろ、CASで発生する自己組織化のプロセスの結果である創発パターン例として気兼ねなく説明することができる。

　囲み欄の症例は明らかに非線形性を反映している。15年前に病理検査技師養成プログラムを廃止した際に、この結果を予測または予見しておくことは非常に難しかっただろう。

---

[3] これは、他の学生や参加者から、特に彼ら自身の実体験の背景的要素を共有することから生ずる、想定も予想もできない影響を意味している。このことは、しばしば驚くような飛躍的学習につながる。

3．何が起こったのかを理解する中心的な方法としての語りを促進し尊重する（物語に息を吹き込む[4]）

　語りは、CASにおいて事故と現象を理解する上で中心的なものである。CASに存在する種々なユニット（単位）、コンポーネント（要素）、サブシステム、半自律エージェントの間での関係性や相互作用の重要性は、語り（ナラティブ）の中で表れ、明らかになる。物語を構造化しようとする試みは（紙や電子媒体の報告書に多くのチェックボックスの欄が設けられていることがよくあるように）、物語をひどく省略されたものにし、問題となっている出来事が起こったときに存在していた状況や環境を、人工的で不完全な景色として提示することになる。Klein（1998）は最も意義深いデータを取得し、事故を理解するために重要な関係を表に出す方法について貴重な洞察や提案を行っている。Frank（2010）は多くの例を使って、物語が正確にはどのようにして聞き手や読み手の学習を促進し、彼らの理解のパターンを刺激するかを示している。ヘルスケアCASにおいて検証されるどの事例でも、（唯一の「真実」の説明とは反対に）多くの物語が「構築」されるものであり、それらは様々なプレイヤーの経験と社会的状況を反映したものである。

　質的研究の手法に懐疑的な（あるいはさらにひどくて、そのような手法の妥当性について全く知識がない）者は、物語や語りを単に「逸話」にすぎないと排除する。我々は慎重な進め方をすべきであり、そのようなコメントに対し一定の理解を示しながらも、トレーニングワークショップの構造や内容を通じて語りの力を示さなければならない。

---

4) これはFrank（2010）による近著タイトルを少し変更したものである。

第 16 章　レジリエント・ヘルスケア

4．患者を含めた多種多様のソースからの（量的、質的）データ収集を奨励する

　これはわかりやすい概念である。残念ながら、メニューどおりの、ないしはレシピに基づくリニアな調査方法は、有用なデータ源となりうる領域をしばしば狭めている。このことは、安全が重要な多くの産業領域でも見られるが、ヘルスケアでは特に、調査のプロセスで患者や家族が排除されていることに現れている。トレーニングワークショップでは、患者や家族の観察や疑問が、問題となった事故を十分に理解することに役立った例やケーススタディを取り上げるべきである。そのような例を見つけることは難しいことではないし（そうする意思があることが前提であるが）、そのようなインプットが付加価値をもつことをトレーニングワークショップの参加者に対してはっきりと示すことは、ヘルスケア CAS の不可欠な部分である患者／家族の役割を理解するための確固たる方法である。

5．対話によるデータ収集の有用性を実証する

　この重要な概念は、ヘルスケア CAS で起こる重大事故を検証する安全の実務家のための、最も効果的なトレーニングプログラムの設計方法に関する前述した 4 つの提案の根底にあり、またそれらをサポートするものである。これは Isaacs（1999）の研究からアイデアを得たものであり、彼の著書「対話：一緒に考えるというアート」は、対話の要素について概要を説明している。CAS における事故調査を扱うワークショップは完全な対話形式で構成されるべきで、そうすることで機能するはずである。このような方法をとると、問題となっている CAS の動作状況についての理解が浮かびやすくなるだろうし、このようなアプローチから生まれるデータの豊かさを明らかにするだろう。対話による議論や調査を牽引するスキルを身につけることは容易ではなく、システムに着目

したノンリニア・アプローチのワークショップに参加しさえすれば、安全の実務家が有害事象の分析をこともなくこなせるようになると期待しているなら、それは幻想にすぎない。ワークショップの教員が対話の技術をうまくこなせるということも重要である。ワークショップで対話的なアプローチを適用してみせることは、検証／調査プロセスを、CASにおいて成果の少ないリニアなメニュー方式の手法から引き離すための重要なステップとなる。

6．データ表示を三次元の動的なアプローチで行う

　これは、重大インシデントの検証を担当するヘルスケアの担当者にとっては、非常に難しい課題である。我々の世界は、厳密にリニアな時系列で進行しているように見える。我々の治療記録（病院の診療記録、コンサルテーション記録、手術記録、処置記録）はすべてリニアな時系列での位置づけを反映したものであるが、それらは初期研修やその後の臨床経験の中で暗黙的、明示的の両方で刷り込まれたものである。ほとんどの時系列事象関連図は、明らかに平坦な x 軸に沿って直線的に進むという一次元の出来事として描かれている。主たる「時系列のハイウエイ」と組み合わさる他の要素が考えられる場合は第二次元が追加され、y 軸上の様々な位置を移動する。CASにおいて事故が起こる様子を本当に捉えるためには、z 軸という第三の次元を追加する必要があり、それは周期的に動き、しばしば確率的に上向きや外向きにも動く影響として捉えられる。CASの発生事象マッピングをこのように特徴づけるのはDekker（2011a）が創案し発展させたことである。

　事故が起こる際に、CASに見られる関係性のある要素がどのように創発し明らかになるのかを、参加者が観察できるようになるために、トレーニングワークショップでは三次元表示を用いる示すことが重要だ。三次元表示をケーススタディの症例に適用すると、これらの関係性のつながりが明らかになった。Dekker（2006a）は、データを表示する方法

が、データの理解のされ方に顕著に影響を与えることを観察した（典型例は、ヒューマンファクターズの分野における**観察することができた**データと**入手することが可能だった**データを区別することである）。トレーニングワークショップは、この概念を実証するための最適な環境を提供する。FRAM（Hollnagel, 2012）の主な利点は、複数の機能を視覚的に表現し、互いの機能が連結している様子（カップリングと呼ぶ）と、共鳴を起しうる箇所を見えるようにしていることである。

上記以外にも、CAS 理論から生まれた複雑性科学の原理やその概念の中で、安全の実務家向けのトレーニングワークショップに組み込むことが望ましいものが間違いなくいくつもある。このワークショップは、複雑な社会技術的適応システムで発生する主要な事故の調査方法を学ばせるものである。このアプローチで経験を積み、自信をもって実行できるようになれば、さらにあらたな概念を導入できるだろう。

結論

本章では、ヘルスケア CAS で起こる重大事故の効果的な検証や調査に関して、安全の実務家を養成するワークショップの設計上の課題を検討した。複雑性科学や CAS 理論の基本原理をヘルスケア（雑種または異種混成の CAS の例）に適用した場合に、ワークショップの（内容と実施方法の両面における）設計にどのような影響を与えるのかについて解明を試みた。本章では、CAS における事故を理解するために最も適しているものとして、システム指向のノンリニアな解析アプローチに優先的に焦点を当てて述べた。この課題に関して、いくつかの提案を行った。今後まちがいなく他にも重要な概念や原理が加えられて、本章での分析を増補していくであろう。

本章の冒頭で述べたように、「うまくいかなかったこと」を後方視的に調べることは、Safety-I の視点にしっかりと根を下ろしている。そ

うしたSafety-Iの活動にシステムを広く見るノンリニア・アプローチをとれば、CASにおける特定の単一事象や一連の事象に起きたことをより揺るぎなく理解できるというだけではなく、さらに有益な結果をもたらすことを示唆する証拠（未発表であるが）を筆者は把握している。これらの結果の1つには、組織的なレジリエンスに影響を与える要素に関する洞察が特に多く生まれ、ある特定のCASの機能について、よりしっかりとした理解ができるようになることが含まれる。

　今のところ、システムを広く見るノンリニア・アプローチを、ヘルスケアCASのプロセスや事故に関するプロスペクティブ・リスクアセスメントに適用した例は多くない。しかしそのようなアプローチをプロスペクティブ・アセスメントに適用すれば役立つことは直観的にうなずけるし、実際にも、あるCASに対してもっと総合的で堅固な見方をすることを促進することによって、システムを広く見るノンリニアなアプローチが、CASとしての組織がもつレジリエンスを評価する我々の能力を高めるだろうと考えられる。

第17章
現場でのSafety-Ⅱ思考:日々の活動を支援する「ジャストインタイム」情報

Robyn Clay-Williams and Jeffrey Braithwaite

はじめに

　ヘルスケアにおける情報通信技術（information and communication technology / ICT）の利用、便益、そして特に困難な取り組み課題については大量の文献（たとえば、Bates and Gawande, 2003; Buntin et al., 2011）が揃っており、それには情報と意思決定支援システムに関する多数の試行が含まれている（たとえばKaushal, Shojania and Bates, 2003; Roshanov et al., 2011; Gagnon et al., 2012）。しかし、適切に統合化されたICTシステムと、そのデータを上手に使う方法の実現は端緒についたばかりだ。他の産業界では統合化システムからのデータを安全性向上と効率改善のために利用しているが、ヘルスケア専門職者は、経験不足から統合化ICTシステムにわずかなことしか期待していない。臨床医であれば、診療上の意思決定をサポートするダッシュボードを思い浮かべるかもしれない（Mathe et al., 2009）。これはたとえば、患者情報が蓄積された電子カルテシステムに、意思決定支援システムを組み込んだようなものである。このようなタイプのシステムは患者のデータへタイムリーにアクセスできるが、これらは、我々がここで提案しようとして

いる「ジャストインタイム（just in time）[1]」情報システムのうち１つの構成部分でしかない。

　過去 10 年間、ヘルスケアは航空などの高安全度産業を頼って、危険な環境の下でどのようにしてヘルスケアを改善できるかについて、ICT の利用を含めアイデアを求めた。ヘルスケアは多くの部分が大きな変動に曝されているとともに、そのような変動を必要としている。このため、高度に規則的で規制されている環境向けに設計され、その中でうまく作動している解決策を移植することは筋違いである。いずれにしても、ICT の導入率に従来よりばらつきが見られるが、医療の専門分野が異なるとリスクの程度はもっと差が大きい。行く手に横たわる難題は大変なものだから、我々は直面している問題のもつれを解きほぐさなければならない。

リスクとレジリエンス

　安全への伝統的なアプローチは、良くない結果になることの数を減らすことを必要とする。この考え方は Safety-I として知られているものだが、まずい結果になる物事はうまくいく物事とは異なるプロセスによって引き起こされるという考え方に基づいている。Safety-I の考え方は、プロセスが線形で、故障モードが反復するものか予測できるものであるような産業の中なら効果的な解決策につながる。しかしながら、ヘルスケアのような複雑適応システムはもっと手ごわい。防護壁の数を増やしたり重層化したりすることのような Safety-I の対策を追加することは、複雑適応システムをもっと取り扱いにくくする。うまくいかないことは、時間、場所、特性のどれをとっても予測できないことが多いため、うまくいくことに注目する方が、達成できる影響力は大きい。このタイプの

---

[1] 訳注：生産工程の需給をシンクロさせ効率を追求する概念または方式。トヨタ生産方式の重要な要素としてカンバン方式と並び西欧の産業界で広く知られている。

考え方は Safety-Ⅱ と呼ばれているものであり、アウトカムがプラスかマイナスかに関係なくプロセスが同じものであることを事実として認めると共に、エラーマネジメントを目指してより先行的な取り組みをする特徴がある。Safety-Ⅰ と Safety-Ⅱ の考え方は第1章に詳しく記されている。

　もしリスクを Safety-Ⅰ の概念モデル、すなわち各種の産業に適用されているモデルを通して眺めるなら、麻酔と輸血は民間航空や鉄道とよく似たリスク・カテゴリーに入るといえるだろう。しかし医療全体で見た場合、有害な事象の起こりやすさは、はるかに高い（Amalberti et al., 2005）。Safety-1 の考え方に問題があるのは、単にヘルスケアで起きる有害事象が多数にのぼるというだけでなく、事象のタイプや発生のタイミングがあまり予想できないためである。

　産業界が高信頼性を推進する安全管理手法として、標準化や規制当局の監督があるが、患者の診断と治療における変動性、複雑さ、および柔軟性の必要から、産業界の管理手法がヘルスケアには適切に当てはまらないことがますますはっきりしてきた。高信頼性産業なら、もし機器や職場のプロセスが劣化してくれば、故障が起きないように取り替えられる。しかしヘルスケアでは、機器に相当するものがテクノロジー、プロセス、そして患者のたどる臨床過程ということになるが、主に財源のプレッシャーのため、これらが本質的に必ずといってよいほど時代遅れや修理不足に陥る。航空がそうしているように、考えられる機能不全のどれにも規制上のまたは官庁手続きによる障壁を導入したなら、資金不足に陥るとか、ヘルスケアが止まってしまうと人々が心配するのはもっともなことだ。

　ではどのようにして、複雑性と変動性を柔軟に取り扱える我々の能力を保ちつつ、Safety-Ⅱ の考え方が示す進歩を促進すればよいのだろうか。答えは、システムのレジリエンスを管理する点にあり、その中核となるのはリアルタイムのデータを供給することである。この点を正しく理解するには、若干のシステム思考をしなければならない。レジリエンスと

は「変化や攪乱の前、最中、後でも機能を調整できるシステムの有する内的能力を指し、予想される状況下でも予想外の状況下でも、求められるオペレーションを維持できること」である。(Hollnagel, 2011)

　レジリエンスが見せるパラドックスは、リスクの高い組織の方がレジリエンスが高い傾向にあることだ。そう見えるのは、規制がとても行き届いて秩序の取れた活動にとって、レジリエンスはもし必要だとしても他の活動ほど必要度が高くないからである。仕事の実行や危機の解決に人々が経験を積めば積むほど腕が上がる。この事実は医学のあらゆる領域で知られている。古典的な例をいくつか挙げると、戦禍の環境におけるトリアージ能力や、手術件数の多い外科医は、あまり忙しくないか専門領域を絞っていない同業者よりもスキルが高くなることがある。

　個人としての臨床医は比較的自律していて、それぞれがレジリエンスを蓄えているが、それは複雑で独特で、時間が勝負の問題を不完全な情報を頼りに解決することに研鑽を積むからである。一部のグループでは、ヘルスケアの安全を改善することは、お役所手続きや規制の強化を意味するため、この苦労して勝ち取った自律と自然発生のレジリエンスを犠牲にしない限り実現しないだろうというあきらめの気分がある。多くの臨床医にとってこの代償は高すぎてとても払えない（Braithwaite and Clay-Williams, 2012）。

手本となる軍事航空

　しかしながら、もし頼る先を変えて軍事航空のような別の分野に目を向けると、その特性はヘルスケアによく適用される民間航空モデルとは違っていて、そこでは柔軟性、レジリエンスと安全が互いに相容れない概念ではないことがわかる。平時における軍事航空のオペレーションは、民間航空と大差ない規制的な安全環境の中で行われている。しかし戦時や災害救助任務の場合、軍事航空はヘルスケアと同じように柔軟性とレ

ジリエンスを必要とする。次々と出てくる複雑さのプレッシャーの下で、物事を素早く処理するが、情報が手に入るのは意思決定の直前でしかない。軍事航空はまた、不確実な条件の下でもオペレーションを行い、この条件はタイムプレッシャーの条件と同じくらい重要だ。軍の訓練には不測の事態に対処する課目を取り入れているが、戦場でのパフォーマンスをかなり左右するのは、イノベーションと、起きてくる状況に応じた、その場を乗り切る工夫である。未知であったり予測できなかったりする何かに備えた計画をすることはできない。このため我々はその場でパフォーマンスを調整する能力に頼らなければならない。過去20年、米国の軍事航空はおそらく、驚くべきことにこれをなしとげ、オペレーション全体での安全レベルを麻酔と同じくらいに保ってきた（リアルタイムのパフォーマンス調整）(Wiegmann and Shappell, 1999; O'Connor et al., 2012; Gibb and Olson, 2008)。優先度と価値は変わるが、作戦の目標を達成することと併せて、航空機および鍵となるよく訓練された人々のような価値の高い資産を守る必要性は変わらない。軍事航空では、戦時の要求事項が平時の管理レベルとは別物であることが認識されている。このため、適切な切り替え境界線または交戦規則が定められていて、軍人はこれらの境界線上またはその付近ではレジリエントになるよう訓練されている。

　戦時の軍事航空と同様に、ヘルスケアは絶え間ない生産圧力を受け、変化し続けるだけでなく制御できないことも多い境界をもつ動的なシステムである。図17.1 (Cook and Rasmussen, 2005) はヘルスケアシステムにおける典型的な業務の境界線を描いたものであり、境界に圧力を加えている要素を表示している。

　管理層からの圧力と患者に起因する要求の増加が、安全なオペレーションの空き場所を狭め、代表的な運用点を「受容できる安全パフォーマンス境界」に向かって押しつける。この境界にはエラーの余裕（マージン）があり、マージンはどの条件が優位かによって変化する。CookとRasmussenは「…現在の業務が行われている地点と境界線の位置を正

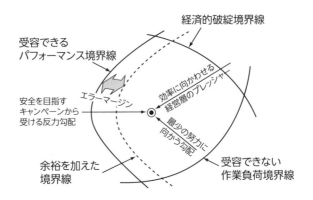

図17.1　動的システムにおける安全業務境界線
出典：次の論文から、BMJ Publishing Group Ltd. の許可を得て再掲。Cook, R. I. and Rasmussen, J. (2005), 'Going solid': A model of system dynamics and consequences for patient safety. Quality and Safety in Health Care, 14(2), 131.

確に知ることは、安全文化に必要な構成要素である」ことを示してみせた（Cook and Rasmussen, 2005: 133）。この図式がヘルスケアでは複雑になるが、それは、現実世界での境界は目に見えないし、環境条件が変化するにつれ境界が急速に変化するからである。したがって今のところ、ある状況に対してどこに安全業務境界線が引かれているかを確かめる唯一の方法は、安全に穴が空いた徴候が出るまで包囲線を押して動かすことだ。これはとうてい許されることではない。

「ジャストインタイム」情報が必要

レジリエンス・エンジニアリングは安全性向上に別の方法があることを我々に示している。レジリエンス・エンジニアリングは単にリスクをコントロールすることに関係するだけでなく、「リスクのコントロールの管理プロセス改善を実現することである」（Dekker, 2006b: 82）。行動を起こす前に、調整の結果が推測できて、有害な結果になるかもしれ

第 17 章　現場での Safety-Ⅱ 思考

ないことをくまなく特定できるようにしなければならない。こうするためには情報が必要だが、現状で我々が情報を得ている方法はもちろん、新しい ICT を使って入手しようと今計画している方法ですら問題がある。我々が本当に必要としているのは、システムが今どうなっているかに関する膨大な情報ではなく、それよりはシステムが今から 15 分後にはどこにいるのかということだ。つまり、軍事航空がそうであるように、ヘルスケアも情報をリアルタイムかそれに準じた時期に必要とする。「ジャストインタイム」情報とは、患者のケアにとって重大な意思決定が関係するタイムフレームで入手可能な情報と定義される。システムが標準的な状態から外れた場合、早期に、つまり乖離がごく小さいうちに措置をとれば、システムは回復しやすくなる。「ジャストインタイム」情報があると早期に逸脱を識別でき是正策をとれるようになる。ヘルスケアの用語で表現すれば、多忙な臨床医が重大な決定をするとき関連データがすぐ手元にあって使えるようになることだ。ところが、ほとんどの情報は今のところアクセスできない形になっていて、意思決定を行う時点ですぐには利用できないか、何週間も何カ月も後になってから出てくる報告の中でやっと見つかる。

　現在のヘルスケアでは患者情報がますます複数のコンピュータシステムに貯蔵されて、臨床の専門家が患者のケアをする際に使われるようになってきた。こうした特有のコンピュータシステムが多数あるのは、臨床に関係するあらゆる部門や組織がそれぞれ自己のニーズに適合する自分たちだけの情報システムを持ったり欲しがったりした結果であり、また上手な売り込みの口車に乗せられた結果である（Goldfinch, 2007）。少なくとも理論的には、結果として得られるデータはユーザフレンドリーな形態に集約され、理路整然と意味がわかりやすい形に順序正しくまとめ、ユーザのワークフロー要件に合わせたフォーマットにして、「ちょうどぴったりの時期」に表示することができる。Leverson は「事故を減らすのに効果的なものとするため、システムレベルの情報という文脈の中で、またシステム全体の観点から」自律的な意思決定を行うこ

245

との重要性を説いている（Leveson et al., 2009: 237）。

それでも我々は膨大な量のデータに圧倒されている。これがデータの洪水と呼ばれているものだ（Szalay and Gray, 2006）。システム「全体の」見方、または「正真正銘の」患者の視点を手に入れることは、したがって疑わしい。この情報を収集して集約された視覚情報の形で提供する試みがたびたび行われてきたが、多くの場合、情報は切り離された個別システムの管理、品質、研究などの目的に向けた体系でまとめられており、基本的に過去を振り返るものである。この情報は目立つことが必要であり、患者のケアを遂行するにあたって必要とされる時には利用可能でなければならない。ヘルスケアに向けて提案されている新しいICTシステム（Bates and Gawande, 2003; Buntin et al., 2011; Kaushal, Shojania and Bates, 2003; Gagnon et al., 2012; Goldfinch, 2007）ですら、ほとんどが「ジャストインタイム」の要求を処理できると想像できるところまで達していない。

ヘルスケアは複雑でたえず進化し続けているので、「頭の中で考えた仕事」と「実際に行っている仕事」の間に、違いがよく見られる。管理者は医療従事者が定められた規則や手順に一言一句たがわず従うことを期待するだろうが、実際には時間と生産の目標を達成するために回避策がとられることもよくある（Gabbay and May, 2004）。時にはその手順が時代遅れだったり、的外れだったり、他の目標と両立しなかったり、実行不可能だったりすることがあるので、患者にとって最適の治療を提供するためには所定手順からの逸脱が必要になる。組織の中で、管理者層が仕事はどのように行われているか思い込んでいること（信念）と、タスクが「現場の最前線」で実際にはどのように成し遂げられているかの間に断絶があると、組織は脆く壊れやすくなる（Dekker, 2011a）。これはArgyrisがいう「（頭の中で）信奉している理論」と「（実際に）使っている理論」の対比と似ている（Argyris, 2010）。つまり、組織のメンバーは自分たちが独自のやり方、たいていは組織のビジョン、ミッションと価値観に則ったやり方で行動していると信じている。しかし実際

第 17 章　現場での Safety-Ⅱ思考

には、生産の圧力と社会的圧力の結果、彼らは全く別の振る舞い方をしている。一方で経営層は、従業員たちがどのように振る舞っているかについて、一連のもっと別の信念を抱き続けることだろう。タイムリーで正確な情報を入手できることが、集団の努力を集中させて、システムのレジリエンスを築くことを後押しすることになる。

必要とする情報を入手する

　この話題について、ちょっと思考実験をしてみなくてはならない。もし欲しい情報だけを必要なときにだけ手に入れられようになったら、何が起きるだろうか。人々がどの情報をいつ欲しがる（または必要とする）のかをあらかじめ判断することが、どうすれば可能だろうか。もし「実際に行っている仕事」が「頭の中で考えた仕事」とぴったり一致しているなら、そうした判断もできるだろうが、そのことはすなわち、規則遵守と Safety-Ⅰ の思考を暗に意味する。もし状況がうまく組織立てられていない場合（ヘルスケアはしばしばこれにあてはまる）、要求すればすぐに、また柔軟なフォーマットで情報が提供されて、臨床医が状況に応じて求めることに応えられなければならない。

　このジレンマに単純な解はないし、解決しなければならない課題は数多くあるが、これは多くの人々が考えるような夢物語ではない。他の諸産業ではリアルタイムデータを意思決定者が入手できるようになりつつある。各国の中央銀行はリアルタイムデータを使って GDP やインフレーションといった経済指標の「ナウキャスト（直後予報）」の理論構成に使用し始めている。ただし実証された成功事例はまだきわめて限られている（Gainnone, Reichlin and Small, 2008）。軍も同様に、統合化リアルタイムデータを使って、戦闘中に鍵となる戦術的意思決定への利用を始めつつある。いまやヘルスケアでもリアルタイムデータを処理して表示することができる。複数のシステムに分散している電子的ヘルスケ

247

アデータからパターンを識別して、ケアを実行しやすくするフォーマットにして臨床医がデータにアクセスできるようになる（Plaisant et al., 2008）。最近米国のある病院に所属する小児科医が、蓄積された病院の電子カルテ（electronic medical record／EMR）データを検索することで、ほかに文献的なエビデンスがなかったが、抗凝固療法が、全身性エリテマトーデス（SLE）に罹った13歳の患者に対する最も安全な治療かどうかの判定を行うことができた（Frankovich, Longhurst and Sutherland, 2011）。これには数時間を要したが、治療を（試行錯誤ではなく）根拠に基づいて行えるよう医師と患者のニーズにあったぴったりのタイミングで情報を入手することができた。官僚組織や、現在多くの国で構築されつつある硬直的なICTシステムの費用とは違って、このジャストインタイムの情報提供システムは対価を支払うだけの価値がある。

　それでもヘルスケア分野での事例はきわめてまれだ。効率の向上、需要の急激な伸び、およびリソースが乏しいことは、今日のヘルスケアシステムが容量の限度一杯かぎりぎりで機能していることを意味する。バッファーがほとんどない。医療提供システムが緊密な結合という性質をもつことは、医業の安全特性が急速に変化し、組織を通じて伝播することを意味する。病院の1つのエリアでの問題が、ただ辺縁で接しているだけでしかない別のエリアの中で行われた活動の結果として起きることがある（Rasmussen, 1997）。たとえば手術室や病理診断の手順を変えると、関係する救急部門の医師、外来や総合診療が影響を受ける。病院が満床で身動きが取れなくなるのは、別の好事例といえるだろう。パフォーマンスの向上に欠かせない構成要素は、タイムリーな情報へのアクセスなのだ。

結論

　もし未来の不確実性が低下するなら、安全な意思決定がもっと易しく

なる。医療従事者とヘルスケア管理者は、考えられる進路に覗き窓を開けて不確実性を低下させるか、改善するためにリアルタイム情報を必要とする。Argyris（1999）はこれが学習する組織のもつ中核的特性の1つだと述べている。予測を助ける情報は想定能力を強化する。そして、この能力がレジリエンス・エンジニアリングとSafety-Ⅱの考え方の中心的テーマの1つである。「ジャストインタイム」情報システムは、患者の治療を効果的に行うために必要とされる複雑で時間勝負の意思決定を行うための基盤となるものだが、間違いなくこの面での進歩が境界領域で安全を強化することへの鍵ではないだろうか。そして同様に間違いなく我々は、銀行業、戦時の軍事航空、およびヘルスケアから時折引き出される事例に見られるナウキャストから学習して、レジリエンスを促進する素晴らしい機会として「ジャストインタイム」問題に取り組むべきなのである。

第18章

ジョーンズ夫人の呼吸困難：
レジリエンスの枠組みで救えないか？

Patricia H. Strachan

はじめに

　ヘルスケアにおけるレジリエンスがよく話題になるのは、大惨事や緊急事態についてであり、そこでは医療システムが劇的な形でストレスを受け、多くの人たちに同時に影響を及ぼす。これに該当するものとして、大規模な事故や伝染性疾患のまっただ中にいる患者、医師、地域社会があるだろう（Bhamra, Dani and Burnard, 2011）。このような状況に注意が引かれるのは、自然のなりゆきであり必要なことであるが、もう1つ重要なことは、組織が日常的に行っていることの中で、それもヘルスケアという状況の中で、このような組織に頼って医療を受ける各個人との関係の中のレジリエンスを吟味することである。そのような一群の人々として重要なのが、進行性で慢性で命にかかわる疾患を有する患者、たとえば心不全（HF）患者である。

　この章が目的としているのは、重症心不全患者に安全で心のこもった医療を提供するという難題に対して、レジリエンスの枠組みを適用することについて関係者の論議を喚起することである。次節から次のことを記述する。

- レジリエンスの観点から健康の背景状況（特に重症心不全）の概要を説明し、**個人**のレジリエンスと**システム**や**組織**のレジリエンスとの関係を検討する。
- レジリエントな組織がもつ4つの基本的な能力を、重症心不全のケアに適用する。
- レジリエンスの枠組みに秘められた力が、どのようにして重要で安全で心のこもった患者中心のケアを、重症心不全やその他の進行性で慢性の命に関わる疾病を抱えた人々に対して広めていくかについて、検討すべき課題とアプローチを提案する。

進行性で命に関わる慢性疾患におけるレジリエンス：心不全の症例

心不全は高齢者が患うことの多い、進行性、慢性で、命に関わる疾病の1つである。この病気は、心機能が低下して代謝要求量を満たせなくなった複雑で慢性の症候群であり、進行すると苦痛を生じさせるとともに、疲労、息切れ、うつ状態や活動制限によりQOLを著しく低下させる。末期段階では、認知機能の変化、吐き気、腹部膨満感、および不快感が典型的症状として見られる（Beattie and Goodlin, 2008）。

先進国では心不全が罹患率および死亡率の原因分布の上位を占めている。医療の進歩と人口の高齢化に伴って、心不全患者の増加が予測されている（Ko et al., 2008）。心不全は高齢者の入院理由として上位グループの1つである。また再入院率が高く、総医療費高騰と深く関連している（Chun et al., 2012）。これらの課題を全体として考えると、この心不全という疾病がもつ、個人、ヘルスケアシステム、そして社会全般にとっての重要性が浮き彫りとなる。

重症心不全の患者は、様々な形で変動し予測できない経過をたどり、時として生命を脅かすような状態悪化を経験し、患者たちはいつも当た

り前のように救急医療によって救命され、一定期間の入院加療を受け、そして帰宅する（Beattie and Goodlin, 2008）。こうしたことから、患者は自分自身でも、家族からも、医療従事者からも「レジリエント」な連中と見られていて、患者の多くはこの呼び名を勲章にしている。たしかに患者には、急性肺水腫を起こした死の淵から立ち直る力があり、それに加えて、急性期医療の（サブ）システムには一貫して患者の回復を後押しできる能力があることが、レジリエンスのパラドックスを生じさせている。急性増悪に対する個人やサブシステムの対応がレジリエンスであるかのような姿を見せることがあるにしても、これらの（蘇生時間、在院日数、死亡率などのアウトカムで測られる）対応は、（とにもかくにも）そのことだけで評価されていて、患者の病状悪化や緊急医療の必要性に影響したもっと広範囲の状況とはあまり関係づけられていない。つまり、レジリエントなシステムの要素である想定・モニター・対応・学習の4点が急性のエピソード（上記アウトカムで測定されるような）ばかりに集中したならば、患者も含め多くの人々はヘルスケアシステムがうまく機能していると結論するだろうが、実際のところヘルスケアシステムの機能は不十分であり、そのサブシステムも最適な形では相互作用していない。そうではなく、本当にレジリエントな心不全ケアシステムであれば、結果が平穏事象（救急治療を受ける必要性が減るといったこと）として現れるのだ。

　複雑なヘルスケアシステムが、広範囲に組織的レジリエンスを発展させることができれば患者のためになるのだが、個人と組織の相互関係を考慮し深く探求することを怠ると悪影響を及ぼすと考えられる。個人のレジリエンスと組織のレジリエンスが合わさった結果、重症心不全患者の予後、治療の目標、事前ケア計画、および緩和ケアが必要となる見込みについての、重要かつ患者中心のコミュニケーションが弱まる状況を生むことが懸念される。患者は嫌でもこの結果、すなわち、楽にならず治療効果が出ないなどの症状、安楽でない死の迎え方、そして介護者である家族の負担を耐え忍ぶしかない（Beattie and Goodlin, 2008; Kaasalainen et al., 2011)。その一方で、ヘルスケアシステムは、患者予備軍が増加し続ける絶え間ない危機に対応するための経済コストと人的コストに頭を悩ませている。

　レジリエンスは患者、家族、地域社会にとって貴重な特質とされることがよくあるが、慢性疾患とシステムの問題点を結び付けた検討の中では、レジリエンス自体が特に注目を浴びたことはない。心不全などの患者により良いケアのシステムを提唱する調査報告や研究論文は多いが、その実現は恐るべき難題のままである。

ジョーンズ夫人：重症心不全の多くの顔の1つ

　重症心不全を患う人々に共通して見られる多数の特徴がある。彼らは傾向として高齢者であり、併存疾患を抱え、多くの服薬をし、医療機関にアクセスするのに援助を要し、人的資源の問題により、心不全専門循環器内科医や専門クリニックの治療を受けられるとは限らない（Heckman et al., 2007）。ジョーンズ夫人はカナダに住んでいる何千人もの重症患者を合成した人物像である。彼女は78歳で、過去に心筋梗塞を2回経験しており、そのうちの1回は血管形成術と冠状動脈にステント留置を必要とした。彼女はペースメーカーを装着している。彼女は何種類もの薬物療法を受けていて、中程度の高血圧であり、2型糖尿病にも罹っている。彼女は長期療養施設に入所している。彼女のかかりつけ医師は月に1回往診する。3カ月ごとに、彼女の娘が専門3次病院にある心不全クリニックに連れて行き、そこで循環器内科医が投薬内容を調整する。彼女のペースメーカー機能も6カ月ごとに同じ病院の不整脈部門によってモニターされる。

　ここ1週間、彼女は気分がすぐれず、活動性が落ち、ときどき自室から出ないで食事をとった。またよく眠れず、夜中にしばしば目を覚ました。問題の夜に息切れと冷汗が急激に現れた。この情報が看護師長に伝

えられ、看護師長は救急車を呼んで、ジョーンズ夫人をそこから10分離れたコミュニティ病院に搬送してもらうことにした。彼女は直ちに救急部門の初療室に移された。救急医は彼女が肺水腫（心不全によく見られる急性で重篤な合併症）を発症していると診断し、迅速な治療を開始した。1時間のあいだに彼女のバイタルサインは安定し、酸素飽和濃度は改善した。心疾患の既往症（中でも特に彼女が過去1年間に2回この救急部門にほぼ同じ症状で担ぎ込まれていたこと）があったため、彼女は2日間入院した。退院して長期療養施設に戻ると、医薬品の処方が変更されて送られてきただけで、日常のケアについて特に指示はなかった。

　ジョーンズ夫人のような患者は翌年のどこかで亡くなることになるだろう（Hutt et al., 2011）。彼女には、自分の病状が自然に進行しているとの理解や、治療の目標に関する意思決定を導く事前の治療計画の持ち合わせがなさそうだ（Strachan et al., 2009）。彼女の病状が進むにつれて生じるニーズをヘルスケアシステムが想定していないために、彼女はとても苦しむことになるだろう。そして、彼女の苦痛を最小限に抑えようとする努力は、頻度が増えていく急性症状に注がれることだろう。

ケアの文脈でレジリエンスを探す

　Hollnagel（2011）による「組織のレジリエンス」の定義を使うと、レジリエントな心不全ケアシステムというものは、重症心不全を抱えた人々の個々には予測しにくい医療ニーズを想定し、システムの機能を調整できるものでなければならない。この調整はシステム全体としての完全性を維持するとともに、いつケアを必要とするかもしれない他の人々のニーズにも門戸を開き十分に対応できる方法が求められる。そのレジリエンスを評価するためには、どのシステムに注目しているのか、また、もしかすると誰の視点からレジリエンスを吟味しているのかを問い直すべきだろう。たとえば、ジョーンズ夫人を素早く蘇生させた救急部門の

医師と看護師なら、救急部門それ自体がシステムだと考える。ケアシステムを狭く捉えるこの考え方は、ヘルスケアへのサイロ的アプローチと名づけられたものに典型的なものであり、医療現場ではよく見られるものである。心不全クリニックや長期療養施設など他のサブシステムも同様に内部評価に焦点を当て、サブシステム相互の関係にはわずかしか目を向けない傾向が見られた。

　ジョーンズ夫人（質問について考えられるだけの認知機能がある時には）と家族は、ケアのシステムにはコミュニティ病院の救急部門、救急搬送サービス、家庭医、心不全クリニックの循環器内科専門医、三次センターのペースメーカー・クリニックに勤める上級実践看護師、そして長期療養施設（と従業員）が含まれていると思っている。システムを拡大して考えるこのような見方は、ケアの組織モデルとよく合うものであり、ヘルスケアシステムの政策レベルで計画されお墨つきが得られていることが多い。明らかに、システム（サブシステムも）を解釈し、計画し、その中にいて評価するメンタルモデルは、システムのレジリエンスを理解する上で決定的な重要性がある。次節からの分析は、組織的レジリエンスがもつ4つの特性、すなわち想定すること、対応すること、モニターすること、学習すること（Hollnagel, 2011: xxxvii）を使って、これらのモデルを検証する。

レジリエンスの特性を評価する

想定する

　慢性の症状をもつ患者のケアに携わったり関係したりしている多数のサブシステムは、ジョーンズ夫人のような患者が新たなケアを必要とする可能性を認識し想定している。救急医療システムの中にいる人々なら常日頃想定していることである。救急対応や救急部門スタッフが技量を

維持しているのは、既存のエビデンスに基づく心不全ガイドラインに準拠したローカルなプロトコールに精通し、またそういったプロトコールを作り上げることによってである。ジョーンズ夫人のような慢性で、進行性の致命的な病気を抱える患者が経験する回転ドア現象（入退院を繰り返すこと）について懸念が広がっている。再入院や繰り返す救急受診は、予後不良や死亡率増加と関係がある（Hutt et al., 2011; Chun et al., 2012）。将来、急性増悪を生き延びて入院が必要になる慢性疾患患者が増えるだろう。彼らの症状がやがて悪化して、自力では機能することができなくなると、今でもリソース不足の慢性疾患ケアシステムにさらなる負荷が加わるだろう。

　皮肉にも、心不全で苦しんでいる患者の数にもかかわらず、心不全ガイドラインに準拠した心不全専門ケアは長期療養施設というサブシステムの中ではほとんど行われていない（Heckman et al., 2007; Marcella et al., 2012）。カナダのオンタリオ州で最近行われた大規模な調査では、長期療養施設ではしばしば医療専門職ではないケア提供者が職員として働いており、入所者の管理はわずかな数の看護師が行っているが、心不全の理解が乏しい者もいると報告している（Marcella et al., 2012）。患者の容態が急変したとき、これらの施設は救急車を呼ぶこと以上の能力は持ち合わせていない。独自のプログラムがいくつかあって、心不全に特化した救急医薬品キットを長期療養施設に配置することが始まっているが、これはまだ少数派だ。

　心不全に対する救急医療および継続的で慢性のケアについての想定活動は、他のシステムレベルで見ても違いが大きい。ジョーンズ夫人と家族は、彼女の死の可能性についての具体的な話し合いをしたことがない。事前ケア計画を決めて、心肺蘇生やその他関係しそうな諸々のことを含めたケアの目標の限界を定めてない。この事実は、カナダ全土で心不全（Strachan et al., 2009）および他の慢性で命に関わる疾患で入院した重症患者（Heyland et al., 2006）に関する調査結果と一致しており、これらの患者の大半は終末期の医療や計画に関する情報、相談相手、支援を

必要としているが叶えられていない。さらに、心不全ガイドラインは心不全患者への緩和ケアおよび終末期ケアを推奨するようになった（Goodlin et al., 2004; Jaarsma et al., 2009; McKelvie et al., 2011）が、多くの臨床医は終末期の意思決定に関係する質問をすることが苦手である。多くの臨床医にとって、心不全患者に緩和ケアが妥当か否か、また妥当とするとそれはいつの時期かが共通の懸念事項になっており、この方向への動きはゆっくりとだが進んでいる（Lemond and Allen, 2011）。

対応する

　ジョーンズ夫人の急性増悪への対処が成功したことは、長期療養施設のスタッフが心不全の知識や技術をわずかしかもってない（Marcella et al., 2012）にもかかわらず、緊急事態に気づき、また救急部門というサブシステムも迅速な生理学的要求を満たすよううまく対処したことを意味する。彼女は生命の危機から生き延びた。しかし今も治っていない心臓病はどうなるのだろうか。彼女と同じような患者の約50%が1年以内に死亡すると予測されている（Hutt et al., 2011）。生命予後のもっと長い人々は、心不全が増悪するにつれ著しく苦しむことになる（Beattie and Goodlin, 2008）。サブシステム間の連携がとれてないと情報の共有が怪しくなる（Pratt Hopp et al., 2010）。家庭医が今回の病状悪化を知るのは、次回の月次往診で長期療養施設を訪れてからになるだろう。心臓病専門医またはペースメーカー・クリニックがこの救急搬送騒ぎを確実に知ることができるようになるメカニズムはない。新しい薬物療法リストの他に長期療養施設が受け取れそうなもの（もしあるとしても、しばらく経ってから）は、入院経過の短いサマリーだけだろう（Marcella et al., 2012）。長期療養施設の入所者で重症心不全を患う人々は、今のところ、コンセンサスの得られた心不全ガイドラインが提唱するようなケアを受けていない（Heckman, 2007, Low et al., 2011）。

　先行的ではなく対症療法的な心不全管理が標準になっているきらいが

ある。このことは、患者が在宅で自己管理している場合ですらそうだ。自己管理が心不全管理の基礎だとされてきたが、実行した結果はそこそこの成功でしかない（Riegel et al., 2009）。数日間から何週間にかけて進行する心不全症状のちょっとした変化は、誰かが気づくかもしれないが、救急医療を要するような急激で重篤な状態に陥らない限り、対処行動に移されることはない。

モニターする

　患者個人のレベルでは、急性増悪を来す前に問題を把握し、管理を行うことができるように全身状態の変化を継続してきちんとモニターすれば、救急医療を受ける必要性が減り、病状に関連する苦痛も軽減され、患者にとっても、ヘルスケアシステムにとっても有益である。最近、長期療養施設で心不全患者の体重を日単位〜週単位でモニターする試みが行われているが、不可能とは言えないまでも非常に難しい介入であることが判明しており、それは長期療養施設というサブシステムの複雑性から来るものである。入院になる1週間前から体重が少し（すなわち1〜2.5kg）増加しはじめることは、心筋機能の低下により体液が貯留していることを示すものであり、心不全の悪化の早期指標として知られている（Chaudry et al., 2007）。この徴候は早期の介入に反応しやすく、入院加療をせずに済むが、この知識は長期療養施設システムにおいて注目されず、有効に使われていない。

　在宅では、患者が心不全の自己管理に関わる程度によって、モニターの方法が変わってくる。つまり、家族との共同作業になったり、家族や長期療養施設のスタッフ任せになったりすることもある。心不全の自己管理が医療界から厳密な注目を浴びたことはほとんどなく、ただ1つ認識されているのは「注目されてない」ということである。たとえば、心不全治療薬のアドヒアランスは2％から90％まで広くばらついていると報告されており（Riegel et al., 2009）、薬剤処方（内容や件数）のやり

方だけではケアの指標として不十分であることを示している。患者の心不全自己管理にとって、介護にあたる家族の重要性や、家族介護者によるヘルスケアシステムの利用状況について近年認識が高まってきたが、家族介護者の貢献度、ニーズ、および結果として引き起こされる後遺症（介護者の重荷として知られている）は事実上無視されてきたし、アウトカムとして測定されたこともない。心不全の自己管理を臨床医がモニターすることはできるが、そうするための標準化されたツールはいまだない。このため、患者が調子が良いのか状態悪化間近なのかを測る指標として、自己管理がどこまで役立つかの判定はいまだなされていない。こうしたケアの複雑性を理解するという研究は、心不全患者の集団で実行するのは無理があり、我々はかなりの知識ギャップを抱えたままでいる（Fitzsimons and Strachan, 2012）。従来の心不全研究で焦点が当たってきたのは、主として比較的軽症の患者を対象とするアウトカムであり、より臨床試験に適した薬物療法、医療機器、および侵襲的手技のようなハイテク介入に関するものであった。

学習する

　ジョーンズ夫人のケースでは、ケアのプロセスもアウトカムも明らかに良好で、電撃性肺水腫患者の救急医療に用いられているプロトコール強化につながった。このため、通常であれば、本症例についてこれ以上分析されることはないだろうし、システムを構成する部門（長期療養施設、救急隊員、病院の救急部門）が正式な学習の機会を求めたり、積極的に分析が実施されたりすることはないだろう。他の関係者の多くは今回のエピソードについて情報を受け取っていないので、特別に予測システムを備えてジョーンズ夫人と家族、また彼女の直接の医療や介護提供者らと連絡を保ってないかぎり、学習することは困難だ。同様の症例が起きる事例の数パーセントではそんな学習がなされているかもしれないが、本症例は、生死に関わるインシデントではなかったので、学習するとす

第 18 章　ジョーンズ夫人の呼吸困難

ればその対象はジョーンズ夫人の急性症状のマネジメントに向けられることだろう。病院の救急部門というサブシステムレベルでは、我々がどれほど速く患者の状態を好転させられるか、どれほど速く彼らを自分の部署（救急部門または入院患者部門）や病院から外へ移せるか、そしてどこかのレベルで、どのような介入アプローチが最もうまくいくのかを学習することができる。けれども、彼らを入院しないでおけるようにすることについて、患者と介護者である家族の苦しみを軽減することについて、長期療養施設におけるニーズや、長期療養施設で役立つ心不全ガイドラインを採用することについて、どのような学習ができるだろうか。——これらはすべて、ジョーンズ夫人が入院しなくて済むように、またその時が来たなら、死の瞬間まで幸せに暮らせるよう、そして尊厳の中で苦しまずに亡くなることができるようにする機会を提供できるものである。

　実際、我々はごくわずかしか学習していない。現場のスタッフ（臨床医）と彼らが働いている組織の文化とが、どうすればこれらの患者にいちばん役立てるかということを含め、心不全ケアに関わるシステム全体からの総合的な知識はわずかしかない。全体システムの中にいる人々や、サブシステムの中にあるローカルな構成要素やエージェント相互の関係について、学習することの必要性（Pariès, 2011: 7）は我々が今後取り組むべき難題である。

考察：重症心不全患者のケアシステムはどのくらいレジリエントか？

　レジリエンスの４つの特質について評価してみると、大規模なヘルスケアシステムの内部にある複数のサブシステムからケアを必要とする患者にケアを提供する状況的な難しさの全体像が浮かび上がってくる。この評価から、心不全ケアのシステム（サブシステムも含む）に関する疑

問と、患者にもっと役立つにはどうやって何を選んで学べばよいかについての疑問の両方が多数生じる。重症心不全を抱える個々の患者がもつレジリエントな（というより、たぶんレジリエントもどきの）特性が、この心不全ケアシステムを実際よりもレジリエントだと思わせてしまう。言い換えると、患者の状態が改善し苦境を脱出したなら、システムが効率的に機能してきたし、ケアのプロセスがしかるべく展開されて容態改善に結びついたと我々は受け止めがちだ。特にジョーンズ夫人のような、限界状態の脆弱な患者が回復して、我々が彼女を死の淵から「救った」かのように見える場合、調査してシステムのレジリエンスの程度を学習しようと駆り立てる原動力はほとんど生じない。

　重症心不全の患者がケアのサブシステム（たとえば、プライマリケア、地域、長期療養施設）によってうまく管理され、病院での急性期医療や救急医療を必要としなかった状況についてはほとんど理解されていない。本当にレジリエントな心不全ケアのシステムとは、おそらく、臨床医、患者、介護者（看護師、介護士など）の間に、協調がとれて統合化された関係がサブシステム全体にわたって効果的な形で存在していて、急性期医療施設の外部で起きる緊急事態を回避したり管理できたりするものだろう。我々が真の意味で見かけ上のレジリエンスと本物のレジリエンスの違いを、個人レベルでも組織レベルでも理解できるようになるためには、これらのケアの環境を調べてみることが必要である。

　システムレベルでは、心疾患治療システムの完全性評価のためのモニターに使えるとされる多くの指標が提案されてきたが、それらを取り入れて成功するには、ヘルスケアシステムのあらゆる階層でのコミットメントが必要なことに加え、財政基盤と人的基盤の整備に投資しなければならない（Boyd and Murray, 2010; Howlett et al., 2010）。新しくて状況に適した指標を使うことが、先に述べたような状況の中でレジリエンスを適切に評価判定するために必要である。これらの指標は危機的状態（入院や死といったこと）に関係がある項目以外の項目を含むことと、心不全ケアを必要とする人々という、時には平凡な存在の一部であるこ

とが欠かせない。これには、事前ケア計画の質と量の測定、サブシステム間の移行期のケア、自己管理とそのサポート、症状管理（浮腫評価のための患者の体重測定）、タイムリーな緩和ケアの提供、介護者の関わり、およびあらゆる利害関係者間の結びつきが含まれるだろう。薬物治療、デバイスや処置に注目するのではなく、長期療養施設の特徴やプロセス（Hutt et al., 2011）、個人とヘルスケアのサブシステムとの相互関係に着目して調査を行うことによって、システムのレジリエンスを向上し、心不全を抱えて生活している患者の日常を改善するために必要な可能性が生まれる（Ryder et al., 2011; Newhouse et al., 2012）。

結論

　ケアを提供することと、レジリエンスの考え方を適用する対象のシステム境界の深さと幅広さについて意思決定することは本来的に道義的な活動である。もしすべての利害関係者にとって、「徳義に従って生きていける場所」としてのヘルスケアシステム（Austin, 2007: 86）を作っていこうとするなら、重症心不全のような慢性疾患を有する患者のケアを分析できるような新しい物の見方を提供するレジリエンスの枠組みが必要なのである。進行性で命に関わる慢性疾患を抱えて生きる患者は、ヘルスケアシステムと呼ばれているものを作りあげている多くの、かつ種類も様々なサブシステムを必要とし、探し求め、その中で過ごすことになる。このため、もしレジリエンスを分析し、認識し、促進しようとするならば、我々は関係しているシステムとサブシステムを特定して理解しなければならない。これらの患者が安全で心がこもった素晴らしい一流のケアを受けられるようにするためには、これらのサブシステム間の相互関係も同様に重要なことである。システムのあらゆる面が患者と家族のためにうまく機能しなければならない。

エピローグ

ヘルスケアをレジリエントにする方法

Erik Hollnagel, Jeffrey Braithwaite
and Robert L. Wears

理論と実践の違いは、やってみると想像以上に大きいことがわかる

はじめに

　本書は終始一貫して、Safety-Iのものの見方を乗り越えてSafety-IIによる見方を採用すべきことを各章で論証してきた。中でも特にこの提言の論旨を伝えるとともに支持する主張を理路整然と行っているのが、Sheps and Cardiff（第5章）、Wears and Vincent（第11章）、Chuang（第14章）、Hollnagel（第1章）およびAmalberti（第3章）である。しかしこの主張は、なぜ物事がうまく行かないのかに注目することをやめて、なぜ物事がうまく行くか注目することに「置き換える」よう、二者択一の排他的提言をするものではない。実際には、Safety-IIの視点によってSafety-Iの視点を補完しようとの包括的な提言なのである。Safety-Iの視点は今でも必要であり、その理由は、うまくいかないことに注意を払って、そこからくみ取れる知識を学ぶことが重要だからである。しかし我々は、Safety-IIの見方も必要とするのであり、それは、失敗に対する旧来の固定観念にとらわれることを避けるためであり、また、物

事が時々うまくいかないことがあるが、たいていはうまくいくのはなぜかということに対する理解を拡充するためである。もし Safety-I の活動から学習することの中に金塊が混じっているとするなら、医療を成功させている無数の日々の活動を理解することの中には、豊かな金の鉱脈があるといえる。第 2 章で Cook はこの論理の鍵となる側面が生じてきた経緯をたどって見せた。

他の章も現実的な例を通して Safety-II の見方を採用した場合の結果を例示した。Pariès, Lot, Rome and Tassaux（第 7 章）は ICU の詳しいレビューを行った。Nyssen and Blavier（第 8 章）はロボット手術を検討しており、Fairbanks, Perry, Bond and Wears（第 13 章）は、レジリエントなシステムにおける失敗と、脆弱なシステムにおける成功という対照的な事例を検討することで、我々が直面している複雑な状況を明らかにしている。したがって問題となるのは、我々がヘルスケアをレジリエントにしようとすべきかどうかではなく、Safety-II の諸原則を実行に移すために我々が何をすればよいのかである。各章からのアドバイスをすべて入手した今、ヘルスケアをレジリエントにするために我々はどこから何に着手すべきなのだろうか。レジリエントなヘルスケアシステムを構築するために必要とされる実際的なステップはどのようなものだろうか。

「頭の中で考えた仕事」と「実際に行われた仕事」

仕事というものが、実行内容をたえず状況に適応させることによって成り立っていることは誰でも知っている。パフォーマンスの調整がたえず必要なので、実際に行われた仕事のやり方（Work-As-Done, WAD）は頭の中で考えた仕事のやり方（Work-As-Imagined, WAI）と必ず違ってくる。このことは、「シャープエンド」、つまり臨床の「最前線」のあらゆるところで、また「ブラントエンド」である経営管理層の間でも

エピローグ　ヘルスケアをレジリエントにする方法

いえることなのだ。この2つの用語が導入されたのは、どのようにして近位側、つまり現場の要素（ここでいま活動している）が、遠位側、つまり経営管理（遠いあそこであのとき活動していた）の要素と組み合わさって、事故に至ることがある（Reason, 1993; Hollnagel, 2004）ということを説明するためであった。焦点が有害事象に向けられていたので、注意のほとんどは人々が「先端（現場）」で行ったことに注がれてきたが、この焦点の向け方は今も変わっていない。

　残念ながら、事故を経験するのは実際の現場にいる人々である一方、それらの事故を防止する責任があるのは管理側にいる人々である。現場に焦点が当たっているために、そこで起きているパフォーマンスの変動ぶりに誰もが気付いて、いそいそとその事実をインシデントや有害事象（都合よく「ヒューマンエラー」とか似たようなレッテルを貼って）の説明に使った。しかし、管理側のパフォーマンスが少なくとも現場と同じくらい変動性があり、パフォーマンスの調整に同じくらい頼っていることに気付いた者は少ない（Hollnagel, 2004 参照）。現場の人たちはWAD（実際に行われた仕事）がWAI（頭の中で考えた仕事）と違うこと、また違わざるを得ないことを容認する。現場の人たちにとって、頭の中で考えたことに基づいて書かれた業務手順は実務に使えないし、実際の仕事が規定された仕事と違うのは驚くにあたらない。管理側の人たちはしかしながら、このことを現場の人たちほど素直に理解できず、このためWAIとWADの間に相違があってはならないと信じ込み、ここに違いがあったら何でも、なぜ物事がうまくいかなかったかの説明に使う。経営者や管理者たちは自分たちがどのように仕事をしているかめったに注意しておらず、「自組織の内部を見つめること」ではなく「人々を見下ろすこと」に時間を割く。このため、先ほどの信じ込みを都合よく使って、なぜ有害事象が起こるのかの理解や、どのようにして安全を管理すべきかの指針とする。

　Safety-Iとは違ってSafety-IIは現場および管理側のWADを等しい条件で考慮するし、パフォーマンスの調整は現場でも管理側でも同様に

必要だと認識している。Safety-IIは、WAIとWADが異なっていると認めた上で、なぜそうなるかを理解するためWADを研究しなければならないと結論している。

甘さの落とし穴

　ヘルスケアをレジリエントにするためには、我々の常識的な思い込みに陥らないようにしなければならない。それは、特定の問題には特定の解決策があって、そのような解決策を適用した場合に、望むような結果以外には何ら影響を及ぼさないというような考えである。この考え方は、どう見ても甘いし、下手をすると有害だ。実際は、ヘルスケアは1つずつ、ステップ・バイ・ステップのやり方で問題を解くことではレジリエントにできない。レジリエントにするにはシステム指向のアプローチが必要だ。ヘルスケアは単純な一本道のメカニズムなどではなく、複雑適応システム（CAS）なのである。いや、オートポイエーシス系（autopoetic system、自己生成系）とさえいえるかもしれない。Robson（第16章）と、Braithwaite, Clay-Williams, Nugus and Plumb（第6章）はこのことを主張して、複雑適応システムとしてのヘルスケアがもつ主な特徴のいくつかをかみくだいて解説した。重要なこととして、人であれ組織であれ、協働せずに自身だけでは1つの物事、1つの手順、1つのタスクすら変えることができない。1つの問題に対する特定の解決策は、どれをとっても、及ぼす影響が広範囲にわたって広がっているかもしれず、突き詰めれば考えられなくもないが、多くの場合はそこまで想像されていない。これに対処するには複数の視点が必要であり、だから患者を巻き込んで取り組み、主体性をもったエージェントとなるよう奨励することが必要なのである。このことについて、Gorini, Mazzocco and Pravettoniは第15章で述べている。

　もちろん、具体的な問題を処理するには変更を行わなければならない

ことがある。しかし変更を実行する前に、計画された変更がシステム内にある他の部分にどんな影響を与えそうかをできるかぎり予測して、他の部分のことを考え抜かなければならない。これには、変更の影響が落ち着いた時期の見極めを含めて、以前の変更がもたらした影響が出尽くして、システムがそこそこの定常状態に到達するまで、新たな変更が導入されないようにしなければならない。適切なシステム指向のアプローチというものは、変更が実行される前にその影響を事前評価すること（施策の詳細を定め、遅れを見積もり、システムの他の部分への影響を考慮することを含む）を含んでいなければならない。Merton（1936）が「自己中心的な関心の視野狭窄」と呼んだものを排除することが必要なのだが、これは、直接的（つまり狙った）結果への関心で頭がいっぱいになり、副次的影響を無視する結果になることである。

レジリエント・ヘルスケアの実装と支援

　レジリエンス・エンジニアリングにおいて、レジリエンスとは、システムがどのように機能するか、すなわちシステムが何を*する*のかという特徴に見られるような、システムのもつ特性の一面を指しているわけではない。いくつかの章は、明示的にか暗示的にかの違いはあるが、あるシステムがレジリエントであるためには、対応する、モニターする、学習する、想定することができなければならないという一般的な概念を使っている。

　レジリエントなパフォーマンスがどのような姿になるかを正確に明示することはほとんど不可能であり、そのためいきなりそれを設計して組み上げることも同様にほぼ不可能である。人々が実行する調整—トレードオフと「犠牲にすること」—は設計して構築した特徴というより、むしろ個人や集団による意志決定の結果である。これは「なんとか切り抜ける」（Lindblom, 1959）、つまりある局面で限定的な比較を行うこと

を繰り返し続けることか、「満足化原理にかなう」つまり限定合理性の条件下で使いものになる解を見つけることである（Simon, 1947; 1956）。そうした選択は、予測できない（しかも多くの場合不十分な）リソースと、同じく予測できない（し、たいていは多すぎる）要求を受けたシステムが過渡的に示す反応として行われる。このような状況に依存する状態においては、パフォーマンスの調整を細かく管理することがほとんどできなくなる。パフォーマンスは、成功したものも失敗したものも同様に、ある状況の中でシステムが直面した難局に円滑に適応できるような、慎重で思慮に富んだ能力を必要とする。こんなものを設計して組み上げようとすれば、絶対欠かせない自発性を消してしまうことになるだろう。そうするのではなく、正しい調整をする能力は促進できるし支援できるものであり、おそらく準備すらできるものであって、実際にそうすべきである。

　調整することは目標を犠牲にすることだと言われることが時にはあったが、しかし実際は目標を入れ替えることと、代用手段を使うことの混じったものである。目標の入れ替えとは、どれかの目標が放棄されて他の目標に高い優先度が与えられることである。ある行動の総合的な目標（ゴール）、すなわち何か（たとえば患者の治療など）をする上での全体的な目的については、疑問の余地はほとんどない。けれども主目的に伴う枝葉の目標は、実行途中の進行ステップに対応するものであり、目標に到達する手段の選択が諸条件に依存するのと同様に、状況によって変わることがあるだろう。何かを行う時には必ず手段が2つ以上ある。だから調整にはゴールの差し替えだけでなく手段の入れ替えが含まれる。ヘルスケア・レジリエンスの重要な特徴は、これらの調整を組織として認識し、支援することだ。

　同様の調整は、組織内にある他のレベルでも、もっと長い時間スケールでも見られることがある。たとえば、大きめの組織がリソースとインセンティブを変化させるやり方である。もしこの調整が下手だったなら、現場での調整の必要性を増やしてしまうが、うまく実行されたなら「目

標を犠牲にする」必要性を減らせることだろう。したがってこれはシステムがよりレジリエントなパフォーマンスに向かう方法の1つである。しかしそれには、ブラントエンド、すなわち経営管理層がこの問題を本当に理解して、WAIとWADの違いを正しく認識することが必要である。経営者は現場でのパフォーマンスが変動するものであり、調整という特徴をもつこと、そして、そのような調整が必要かつ有用であることを事実として認めなければならない。これを認めることによって、経営管理者自身も変身を遂げられるようになり、仕事がどのように行われているかに関するもっと現実に即した見方に合わせて、自分のパフォーマンスを調整できるようになる。これは型どおりの反応と出来合いの解決策（序章参照のこと）を重視することが減って、より現実的な姿勢が広まることを意味する。

　レジリエンスは、ヘルスケアシステムが攪乱と変更の前、最中、および事後に自己の機能を調整して、予想できる状況でも予想できない状況でも求められるパフォーマンスを維持できる能力である。別の言い方をすると、ヘルスケアシステムがどれだけうまく対応、モニター、学習、および想定できるかであるから、このエピローグではこのあと、この4つの能力とその向上策を検討していく。実際、Strachan（第18章）は命に関わる心不全患者の事例を述べる中でこのことを明示している。我々の仕事は、これまでの各章をここで総合して、どのようにしてヘルスケアシステムを全体としていっそうレジリエントにするのかを記述することである。4つの各能力について、まずそれらがSafety-Iの観点からどう捉えられているかを要約する。次に、Safety-IIの観点に立った提言を行う。これらを通じてヘルスケアシステムのレジリエンスをどのようにして具体的な段階を踏んで改善できるかについて多少の助言を示したい。

対応する

　何かが起きたとき、予期できた状況に対しても予期できなかった状況に対しても同様に対応でき、システムが機能し続けられるようにすることが重要である。病院では、初めてだったり予期していたことと違ったりする状況に速やかに適応できることが特に重要だ。

　Safety-Iでは、リスクと脅威、また物事がうまくいかなくなる状況に焦点を当てる。もし何も問題が起こらないなら、仕事は所定の手順と計画どおりに進められるし、最適化することさえできる。対応する能力を向上するのは、リスクと脅威を排除すること、たとえば古典的な事故分析とその結果出てくる安全対策勧告や、システムの強靱性を高め脆弱性を弱めることによって実現できる。対応する能力の強化策はほかにも、「規則的な脅威」(Westrum, 2006)に備え、具体的な対応を訓練した上で、その他の脅威は除去済みか、あるにしても発生があまりに稀なので無視できると願うことがある。Safety-Iは標準化とプロトコールに基づいていて定型的な専門技能・知識を奨励するが、適応的な専門技能・知識には眉をひそめるし、ひいてはレジリエンスの邪魔をする。古典的な対応の仕方というものは、標準化と指示的なプロトコールにこだわって、1つひとつを個別に教えることができるようなテクニカルスキルに焦点を合わせている。

　できあいの対応策に頼ることは、もし仕事の状況が予測できるなら役に立つが、もし反対に仕事の状況が予想できないなら不利になってしまう。したがって、Safety-IIの見方からすると、対応の能力には、日々の仕事環境に含まれる予測不可能な性質を考慮に入れなければならない。それには、準備しておいた対応を調整することと、その場に合わせた即興の工夫を必要とする。たとえ伝統的アプローチに反しようともこの能力を養うことができるのは組織の環境であって、そこでは多様性が育くまれ、またさまざまな社会技術や仕事の状況に曝されながら、相互作用が行われている。このことは、すべてを臨床医の裁量や現場の人々の自

エピローグ　ヘルスケアをレジリエントにする方法

律にゆだねるということではない。それは、医療機関と規制当局は、定型化や標準化ができる活動領域を見極めることに焦点を当てるべきであり、その他の領域については状況に合わせたその場の判断に任せるのが最善だと理解すべきことを意味する。レジリエント・ヘルスケアに向かう一歩は、この違いを理解した上で、それを実践に落とし込む実用的な手段を見つけることである。今後の規制活動は、Macrae（第9章）が明確に述べたように、オペレーションの実際と現場の専門技能を支援し補完するように立案すべきであり、これにとって代わろうとするようなものであってはならない。

　考えられる1つ技法が、他の事業分野での経験に基づいて「より豊かなコミュニケーション形態」（たとえばSutcliffe, Lewton and Rosenthal, 2004）を開発することである。このような技法は、コミュニケーションが明白な役割をもっている状況、たとえば複数の関係者がいるような引き継ぎや複雑な手順を必要とする状況では非常に役立つものだが、その基本原理は別の状況にも十分適用できるし、まして仕事のやり方の中で普通のことになっている場合は特にそういえるだろう。しかしここで警告しておきたい。Waringが指摘している（第4章）とおり、利害関係者グループ間に自然に生じている断層を解消するのは容易なことではない。彼らにとっての部門の利害、文化的な特性、そして権力資源の相対関係は変えることが難しい。

モニターする

　日々の活動はいずれにせよ何らかの対応が必要となる。そして準備ができているほど対応の仕方は必ず良くなる。したがって、対応する能力は、モニターする能力に支援され、また多くの場合、モニターする能力に依存している。明らかに、有効なモニターをすることで、人々は起こりうることに備えて準備をすることができ、実際に対応する時がきたな

ら、速やかに対応したり、適切な機材とリソース（人的リソースを含む）をもっていたり、また、緊急性が高くない活動を控えたりすることによって、人々の対応をもっと効果的にすることができる。

　モニターする能力とは、近い将来に問題となること、なりそうなことをどのようにして探すのかわかっていることである。問題になるとは、たとえば、何らかの対応が必要になるということを意味する。モニタリングでは、外部環境で起きるものごとと、システム自体の内部で起きること、すなわち自身のパフォーマンスを対象にしなければならない。

　Safety-Iの見方の1つとして、モニタリングにそれほど重点を置かないが、その代わり標準化と変動性の排除に頼ることがある。もしモニタリングが声高に唱えられているとしたら、それはたいてい限定的な指標に目を光らせることであり、しばしば自動警報や警戒システムによって、または（伝えられるところでは）時間遅れがあるか時代遅れのデータ報告によって支援されている。モニタリングというのは、うまくいかないこと、逸脱行為、ノンコンプライアンスを探すものである。モニタリングは特定のプロセスに必須のものに限定されているので、システム全体を見渡したときにもっと問題となるような重要なことが抜けている。このようなモニターは、たとえばGlobal Trigger Tool（グローバル・トリガール・ツール）とStandardised Hospital Mortality Rate（病院標準化死亡比）を使ったものや、または第三者認証で求められるような通常、少し長めの期間を設けデータ収集をして行われている。

　Safety-IIの見地からすると、モニタリングは単に、まずい結果になるかもしれないこと（警報シグナル）だけを探すのではなく、うまくいっているように見えることの動向にも注目している。モニタリングは、ものごとがどのようにしてうまく実行されているかから学び、パフォーマンス調整を減らしたり、改善するために効果的に使えるようなサインに気付くようになったりすることを必要とする。それには、うまく行くことから学んで、そこで何を探すべきか知ることが必要となる。パフォーマンス調整が効果的であるためには、絶え間のないモニタリングが必

要である。そうしたモニターをしないなら、起きることが何でもすべて驚きになってしまい、システムは後追い反応モードに追いやられるが、これは長期的に持続できるものではない。

　モニターするためには、何を探すべきか知っていなければはならない。日々の仕事の場面で、人々はそれが何かを比較的速やかに同僚たちから学び、また業務上の社会的相互作用を見て学ぶ。しかし組織全体の変化のように、ほかに例がない状況では、モニタリングを明示的に体系付けて計画しなければならない。システムパフォーマンスをいっそうレジリエントにするために何か変更を導入する前に、「モデル化方法の変更」を検討して、有害な相互作用や行き詰まりの原因を特定しておくべきである。これが意味するのは、何を監視すべきか準備しておくべきであり、単に（失敗のような）注意を引き付けることだけを選んではならないことだ。レジリエント・ヘルスケアを導入するための重要な教訓が１つあるが、それは、システム変更をする前に、安全性の測定法を考慮することである。言い換えると、何かをし始める前に、あなたは何をどのように観察するべきか分かっていなければならない。

学習する

　レジリエントなシステムは、その機能の仕方を、予測した事象および予測してなかった事象が起こる前でも、起こっている最中でも、起こった後でも調整できる。後者の予測してない事象に備えた調整とはもちろん、過去の経験を活用して、システムの現在の作用の仕方やさらには、未来の作用の仕方を改善するという意味での学習する能力のことである。それは経験からの学習、とりわけ、どのようにして正しい経験から正しい教訓を学ぶかということであり、これには成功も失敗も同様に含まれる。

　Safety-I の見方に立つと、学習することは単純な話だ。うまくいか

なかったことを探し、原因の探求を試み、そして再発を避ける方法を見つけることだ。(これはまた、発生した事象が深刻なものであればあるほど、学ぶべきことがたくさんあることを意味する。)原因がしばしばノンコンプライアンスといった何らかのタイプの失敗か故障として記述されるため、学習するとはそれを避けること(つまり規則遵守)になる。

Safety-II の見方では、学習することの基盤はうまくいっていることにすべきであり、学習は重大性より発生頻度に基づいて行わなければならない。リスクを抱えた他の諸産業と同様に、ヘルスケアもうまくいくことを探求することの価値を認めることが難しいだろう。しかしヘルスケアは明らかにその方向に向かって動かなければならない。学習の1つの方法が、「その場しのぎの工夫」といわれるものを注意深く調査して、規定されたやり方と作業条件の間のどこがしっくりいかないのかを見つけることであると Wears and Vincent は第 11 章で述べている。我々は物事がどのようにしてうまく行っているのかということをもっとよく理解すべきであり、どのようにして物事が時々失敗するのかだけに注目してはならない。我々は業務の改善策を評価するとき、どれほどうまく効果を上げているかということに加えて、それらがどれほど失敗しやすいのかという見方もすべきだ。

学習することは、プライマリケアやセカンダリケアにとって重要なだけでなく、実務上の経験と安全な業務方式の貯蔵庫としても機能する規制当局者にも重要なのである。彼らはヘルスケアシステムに関する教訓をうまく周知できるようになり、Macrae(第9章)が述べたようにリスク管理の新しい知識とイノベーションを伝え広める効果的なパイプの役目を果たすことを保証できなければならない。オペレーターは規制当局者からの要求に従おうと努力するが、もし規制当局者が Safety-I の見方に固執したままでいるなら、オペレーターはレジリエントになるための重要なインセンティブを捉え損なうだろう。プロトコール、チェックリスト、クオリティ・インディケーター、品質目標といった、規制的な活動が導入されている組織にも、特有の事情にあわせて、現場である

程度の適応を許容することが必要だと規制当局者は理解すべきである。同様に組織は、新人がよりどころにでき、かつ熟練者を束縛しないような標準を維持しようと努力すべきである。

　失敗からだけではなく、実務から学ぶことを支援できる技法がいくつかある。たとえば、アプリシエイティブ・インクワイアリーは１つの組織開発技法であり、うまくいかなかったことではなく、うまくいっていることに焦点を当てるものである（Cooperrider and Srivastva, 1987）。「アフター・アクション・レビュー」は構造化されたディブリーフィングの一手法であり、誰の責任かということを推定することではなく、何が起きたのかはっきりさせることを狙っている。ウィンストン・チャーチルのディブリーフィング・プロトコルはその一例である（「なぜ自分は知らなかったのか、自分はなぜ教えてもらえなかったのか？　自分はなぜ尋ねなかったのか？」そして、「なぜ自分は知っていることを告げなかったのか？」［Weick and Sutcliffe, 2007］）。Safety-Ⅱの精神からすると、この種のレビューはしかしながら、失敗だけに適用すべきではなく、機能する物事にも適用すべきである。Robson（第16章）が示すとおり、システム安全実務者に向けた訓練プログラムやワークショップを、Safety-Ⅱの精神の下で開発することができるだろう。１つの実践可能な推奨事項は、多職種対象訓練に参加することである。そうすることで人々、部門、組織が、専門知識のポケットを見つけて、これらを使って将来必要になるかもしれない行動のレパートリーを構築しておくことである。この分野の考え方を易しく解説したのはSutcliffe and Weick（第12章）である。

想定する

　想定とは、何が起こりそうかわかる能力のことであり、より正しく言えば、何が起こりそうか想像できる能力のことである。レジリエントで

あるためには、技術の進歩、組織の進化、新奇な脅威、および新たな機会について多少のイメージをもっていることが重要である。想定することとは科学というよりむしろアートだが、これらのアイデアはできるだけ細部に至るまで明瞭に表現し、議論すべきである。こうすることは、一方では想定の信頼度を高め、他方では状況をモニターする適切な方法や、対応の準備をするための適切な手段を考えることがたやすくなる。

Safety-I は基本的に後追い型なので、想定にはほとんど注意を払わない（第 1 章に示した世界保健機関 WHO のサイクル参照）。想定があるとしてもせいぜい過去の発生事象から直線的に外挿を行って、失敗の確率を算出する形をとるにとどまる。しかし Safety-I においては、想定するのはうまくいかないことに限定されているので、概念的には非常に単純である。

Safety-II の中において最重要なタイプの想定とは、経営層レベルで行われるものである。方針決定者と指導者は、自分たちが仕事をし、また中から変えようとしている複雑な社会文化システムや社会技術システムに関心を向け、また、それらを認識していなければならない。細かく指示する管理監督と広範囲に規則で縛ることの必要性を、現場レベルでの裁量、即興の工夫および判断の必要性とどのようにバランスをとるのか理解していなければならない。そして、Clay-Williams と Braithwaite（第 17 章）が明らかにしたとおり、経営層と医療従事者グループはどちらも、意思決定の根拠に使えるような、もっと意味のあるタイムリーなデータを必要としている。

おわりに

レジリエント・ヘルスケアにとって最優先にすべきことは、解決策と改善は技術的なものを含め、ヘルスケアのプロセスを複雑にするのではなくもっと単純化することである。臨床の機能を改善すべく新テクノロ

ジーを開発する場合、我々はそれが他のシステムとどのように統合できるかを考えるとともに、できる限りユーザビリティテストを行って、狙いとする仕事場にとってその変更が適切かつ機能的であるようにしなければならない。

　問題があれば、また特に新しい問題が起こったときは、当然その解決が緊急の課題だ。このため解決策を見つけて実施に移すあわただしい活動が行われる。しかし多くの場合、その解決策がどれくらい早く、もしくはどれくらいよく効くのかについて、我々はごくあやふやなイメージしかもっていない。ほかに「どれくらい長期間にわたって効くのか」というのもあるが、これは別の問題だ。何らかの方法で組織を変える解決策の場合は、特にそういえる。このようなことについての知識がないことから、望ましくない結果が2つ生じる。1つめは、いつ結果を探し始めればよいかが全くわからないことであり、場合によってはどこで結果を見つければよいかさえわからないことである。2つめは、実のところ1つめと繋がるものだが、いつになれば別の変更をしても「安全」なのかわからないことである。つまり、前後2つの変更から生じる結果が相互に（増強薬や拮抗薬として）干渉しないことである。これはとても憂慮すべきことである。なぜならば、レジリエントなヘルスケアは複数の変更を加えることからは恩恵を受けられそうにないからであり、先行した変更が組織に定着するまでの時間が経たないうちに新たな変更が実行された場合には、特にそうなる。ここで当然のお勧めは「辛抱強く待ちなさい」となるが、素早くて効果的な行動の魅力と対立するので、ほとんど気にとめられることもないだろう。しかしそれでも、人が行動を起こすための条件として、自身が行うことを理解することが必要である。この場合、じっと待って考えることの方が、間違った方向に突進するよりもよい。これは Clay Williams（第10章）が説得力を以て主張したとおりである。自分たちが何を相手にしているか、相手はどのようにして機能するのか（何が、いつ、どれほど速くなど）ということについて、ある程度合理的な前提を含めて我々が理解しないかぎり、どんな種類の

安全管理も、Safety-I すらも実行不可能である。

　ステークホルダーたちが従来よりもさらに完璧で、もっと詳細なテイラー方式の計画をすべきだと我々が推奨しているのではないことをはっきりさせておきたい。人々がこれまで以上に注意深く伝統的な方法で計画すべきだといっているのではない。そんなことをすると組織は分析麻痺に陥るだけだ。我々がいいたいのは、人々はそんなことより WAD を理解するのにもっと時間を割くべきだということだ。このことは適切な専門知識を使って、物事をうまく回している日々の行動に光を当てること、避けることのできない想定外の結果を特定し（活用を含め）うまく管理すること、および測定しやすいことやうまくいかないことに注目するのを控えることで実行できる。Repenning and Sterman（2001）が論文につけた警句風のタイトルで同じことを述べている。「一度も起きたことがない問題について、防止の功績が誰かに認められることはない」。とはいえ、過去に起きてないが起こりうる問題を解決するのが素晴らしいこともまた事実だ。もし Safety-II がもっと心の底から受け入れられ、その結果システムの内部にいる人々が日常の活動やうまくいっている物事から学習することがヘルスケア・レジリエンスにとっての鍵だと認識するなら、我々は問題の発生がもっと少ないシステムを構築する道筋に乗れることになる。そうなれば、一役買う人たちの誰もが、つまり患者、医療従事者、経営者と政策立案者全員が功績を分かち合うことができる。

　肝心な点は、医療機関またはヘルスケアシステムが自身の目標を理解するとともに、すべてのレベルにおいて Safety-I と Safety-II の違いを理解するべきだということである。もしレジリエント・ヘルスケアがこの助言に従うなら、他の産業が歴史や負の遺産から妨害を受けているにしても、ヘルスケアはそうした過去のしがらみと無縁なので、恵まれないフォロワーではなく事実上のリーダーになることができるだろう。

参考文献

Adger, W.N., et al. (2002). Migration, remittances, livelihood trajectories, and social resilience. *Ambio*, 32, 921-31.

Agency for Healthcare Research and Quality. (2008). *Patient Safety Indicators Composite Measure Workgroup (final report)*.
Online at http://www.qualityindicators.ahrq.gov/Downloads/Modules/PSI/PSI_Composite_Development.pdf, accessed 15 April 2015

Agency for Healthcare Research and Quality. (2011). RFA-11-198. Understanding clinical information needs and health care decision making processes in the context of health information technology. Online at http://grants.nih.gov/grants/guide/pa-files/PA-11-198.html, accessed 15 April 2015.

Alderson, D.L. and Doyle, J.C. (2010). Contrasting views of complexity and their implications for network-centric infrastructures. *IEEE Transactions on Systems, Man, and Cybernetics-Part A: Systems and Humans*, 40(4), 839.

Allen, D. (2000). Doing occupational demarcation-The 'boundary-work' of nurse managers in a district general hospital. *Journal of Contemporary Ethnography*, 29(3), 326-56.

Alter, N. (2007). *Sociologie du monde du travail*. Paris: PUF, Quadrige.

Amalberti, R. (2006). Optimum system safety and optimum system resilience: Agonist or antagonists concepts? In E. Hollnagel, D. Woods and N. Leveson (eds), (2006) *Resilience Engineering: Concepts and Precepts*. Aldershot, UK: Ashgate, pp. 238-56.（北村正晴監訳『レジリエンスエンジニアリング—概念と指針』所収「第16章 システムの最適安全と最適レジリエンス—対立概念か否か」，日科技連出版社，2012年）

Amalberti, R. (2013). *Navigating Safety, Necessary Compromises and Trade-offs— Theory and Practice*. Berlin: Springer Verlag.

Amalberti, R., et al. (2005). Five system barriers to achieving ultrasafe health care. *Annals of Internal Medicine*, 142(9), 756-64.

Amalberti, R., et al. (2006). Violations and migrations in healthcare: A framework for understanding and management. *Quality & Safety in Health Care*, 15, i66-71.

Amalberti, R., et al. (2011). Adverse events in medicine: Easy to count, complicated to understand, and complex to prevent. *Journal of Biomedical Informatics*, 44(3), 390-94.

Anders, S., et al. (2006). Limits on adaptation: Modeling resilience and brittleness in hospital emergency departments. In E. Hollnagel and E. Rigaud (eds), *Proceedings of the Second International Symposium on Resilience Engi-*

neering. Juan-les-Pins, France, 8-10 November. Nov. 8-10. Online at http://www.resilience-engineering-association.org/download/resources/symposium/symposium-2006(2)/Anders_et_al.pdf, accessed 15 April 2015

Andrews, C. and Millar, S. (2005). Don't fumble the handoff. *MAG Mutual Healthcare Risk Manager*, 11(28), 1-2

Antonio, G.E., Griffith, J.F. and Ahuja, A.T. (2004). Aftermath of SARS. In A.T. Ahuja and C.G.C. Ooi (eds), *Imaging in SARS*. Cambridge: Cambridge University Press (pp. 159-64).

Argyris, C. (1999). *On Organizational Learning* (2nd edition). Oxford: Wiley-Blackwell.

Argyris, C. (2010). *Organizational Traps: Leadership, Culture, Organizational Design*. New York: Oxford University Press.

Arnold, J.M., et al. (2006). Canadian Cardiovascular Society consensus conference recommendations on heart failure 2006: Diagnosis and management. *Canadian Journal of Cardiorogy*, 22, 23-45.

Ashby, W.R. (1956). *An Introduction to Cybernetics*. London: Chapman-Hall.

Ashby, W.R. (1958). Requisite variety and its implications for the control of complex systems. *Cybernetica*, 1, 83-99.

Austin, W. (2007). The ethics of everyday practice: Healthcare environments as moral communities. *Advances in Nursing Science*, 30(1), 81-8.

Axelrod, R. and Cohen, M.D. (2000). *Harnessing Complexity: Organizational Implications of a Scientific Frontier*. New York, NY: Basic Books (pp. 43, 157).

Bagian, J. (2007). Discussion about the challenge of training healthcare workers to solve novel problems and understand systems thinking. (Personal communication, March 2007.)

Baker, G.R. and Norton, P. (2001). Making patients safer! Reducing error in Canadian healthcare. *Healthcare Papers*, 2(1), 10-31.

Baker, G. R., et al. (2004). The Canadian adverse events study: The incidence of adverse events among hospital patients in Canada. *Canadian Medical Association Journal*, 170(11), 1,678-86. Online at http://www.cmaj.ca/content/170/11/1678.full.pdf, accessed 15 April 2015

Barnato, A.E., et al. (2007). Communication and decision making in cancer care: Setting research priorities for decision support / patients' decision aids. *Medical Decision Making*, 27, 625-34.

Barnes, B. (2001). The macro / micro problem of structure and agency. In G. Ritzer and B. Smart (eds), *Handbook of Social Theory*, Thousand Oaks, CA: Sage (pp. 339-52).

Baron, R.M. and Misovich, S.J. (1999). On the relationship between social and cognitive modes of organization. In S. Chaiken and Y. Trope (eds), *Dual-*

process Theories in Social Psychology. New York: The Guilford Press (pp. 586-605).

Baroody, A.J. and Rosu, L. (2006). Adaptive expertise with basic addition and subtraction combinations -The number sense view. Paper presented at the Annual Meeting of the American Educational Research Association. San Francisco, CA, April.

Bates, D.W. and Gawande, A.A. (2003). Improving safety with information technology. *New England Journal of Medicine*, 348(25), 2,526-34.

Beattie, J. and Goodlin, S. (eds), (2008). *Supportive Care in Heart Failure*. Oxford: Oxford University Press.

Belkin, L. (1997). Getting past blame: How can we save the next victim? *New York Times Sunday Magazine*. 15 June.

Bender, K., et al. (2007). Capacity for survival: Exploring strengths of homeless street youth. *Child Youth Care Forum*, 36(1), 25-42.

Bertalanffy, L. von (1973). *General System Theory: Foundations, Development, Applications*. Harmondsworth: Penguin.(フォン・ベルタランフィ著,長野敬・太田邦昌訳『一般システム理論:その基礎・発展・応用』,みすず書房,1973年)

Berwick, D.M. (2003). Improvement, trust, and the healthcare workforce. *Quality and Safety in Health Care*, 12(6), 448-52.

Bhamra, R., Dani, S. and Burnard, K. (2011). Resilience: The concept, a literature review and future directions. *International Journal of Production Research*, 49(18), 5,375-93.

Bigley, G.A. and Roberts, K.H. (2001). The incident command system: Organizing for high reliability in complex and unpredictable environments. *Academy of Management Journal*, 44(6), 1,281-99.

Blatt, R., et al. (2006). A sensemaking lens on reliability. *Journal of Organizational Behavior*, 27, 897-917.

Blavier, A., et al. (2007). Comparison of learning curves in classical and robotic laparoscopy according to the viewing condition. *American Journal of Surgery*, 194, 115-21.

Bolman, L.G. and Deal, T.E. (2008). *Reframing Organizations: Artistry, Choice, and Leadership* (4th Edition). San Francisco: Jossey-Bass Publishing.

Boyd, K. and Murray, S.A. (2010). Recognising and managing key transitions in end of life care. *British Medical Journal*, 341, 649-52.

Bradley, E.H., et al. (2011). Health and social services expenditures: Associations with health outcomes. *British Medical Journal Quality and Safety*, 20(10), 826-31.

Braithwaite, J. (2005). Hunter-gatherer human nature and health system safety: An evolutionary cleft stick? *International Journal for Quality in Health Care*, 17(6), 541-5.

Braithwaite, J. (2006). Analysing structural and cultural change in acute settings using a Giddens-Weick paradigmatic approach. *Health Care Analysis*, 14(2), 91-102. [7,11]

Braithwaite, J. (2010). Between-group behaviour in health care: Gaps, edges, boundaries, disconnections, weak ties, spaces and holes. A systematic review. *BMC Health Services Research*. Online at http://www.biomedcentral.com/1472-6963/10/330, accessed 15 April 2015.

Braithwaite, J. and Clay-Williams, R. (2012). Mandating health care by creeps and jerks. *International Journal for Quality in Health Care*, 24(3), 197-9.

Braithwaite, J. and Coiera, E. (2010). Beyond patient safety Flatland. *Journal of the Royal Society of Medicine*, 103(6), 219-25.

Braithwaite, J. and Westbrook, M. (2005). Rethinking clinical organisational structures: An attitude survey of doctors, nurses and allied health staff in clinical directorates. *Journal of Health Services and Research Policy*, 10(1), 10-17.

Braithwaite, J., Hyde, P. and Pope, C. (2010). *Culture and Climate in Health Care Organizations*. Basingstoke: Palgrave Macmillan.

Braithwaite, J., Runciman, W.B. and Merry, A.F. (2009). Towards safer, better healthcare: Harnessing the natural properties of complex sociotechnical systems. *Quality and Safety in Health Care*, 18(1), 37-41.

Braithwaite, J., Vining, R. and Lazarus, L. (1994). The boundaryless hospital. *Australian and New Zealand Journal of Medicine*, 24(5), 565-71.

Braithwaite, J., Westbrook, J. and Iedema, R. (2005). Restructuring as gratification. *Journal of the Royal Society of Medicine*, 98(12), 542-4.

Braithwaite, J., et al. (2006). Experiences of health professionals who conducted root cause analyses after undergoing a safety improvement programme. *Quality and Safety in Health Care*, 15(6), 393.

Braithwaite, J., et al. (2007). Are health systems changing in support of patient safety? A multi-methods evaluation of education, attitudes and practice. *International Journal of Health Care Quality Assurance*, 20(7), 585-601.

Braithwaite, J., et al. (2010). Cultural and other associated enablers, and barriers, to adverse incident reporting. *Quality and Safety in Health Care*, 19, 229-33.

Braithwaite, J., et al. (2013). Continuing differences between health professions' attitudes: The saga of accomplishing systems-wide interprofessionalism. *International Journal of Quality in Healthcare*, 25(1), 8-15.

Bratzler, D., et al. (2005). Use of antimicrobial prophylaxis for major surgery. *Arch Surg, 140*, 174-82.

Brennan, T.A. and Berwick D.M. (1996). *New Rules: Regulation, Markets and the Quality of American Health Care*. San Francisco: Jossey-Bass.

Brennan, T.A., et al. (1991). Incidence of adverse events and negligence in hospitalized patients: Results of the Harvard Medical Practice Study I. *New*

England Journal of Medicine, 324, 370-76.

Bressolle, M.C., et al. (1996). Traitement cognitif et organisationnel des micro-incidents dans le domaine du contrôle aérien: Analyse des boucles de régulation formelles et informelles. In G. de Terssac and E. Friedberg (eds), Coopération et conception, Toulouse: Octares (pp. 267-88).

Buntin, M.B., et al. (2011). The benefits of health information technology: A review of the recent literature shows predominantly positive results. Health Affairs, 30(3), 464-71.

Burnett, S., et al. (2010). Organisational readiness: Exploring the preconditions for success in organisation-wide patient safety improvement programmes. Quality and Safety in Health Care, 19(4), 313-17.

Camillus, J.C. (1982). Reconciling logical incrementalism and synoptic formalism-an integrated approach to designing strategic planning processes. Strategic Management Journal, 3(3), 277-83.

Campbell, D.T. (1990). Asch's moral epistemology for socially shared knowledge. In I. Rock (ed.), The Legacy of Solomon Asch: Essays In Cognition and Social Psychology. Hillsdale, NJ: Erlbaum (pp. 39-52).

Card, A.J., Ward, J.R. and Clarkson, P.J. (2011). Risk Control after Root Cause Analysis: A Systematic Literature Review. Online at http://cambridge.acade mia.edu/AlanCard/Papers/440766/Risk_Control_after_Root_Cause_Analysis_ A_Systematic_Literature_Review, accessed 16 April 2015.

Card, A.J., Ward, J.R. and Clarkson, P.J. (2012). Successful risk analysis may not always lead to successful risk control: A systematic review of the risk control literature. Journal of Healthcare Risk Management, 31(3), 6-12.

Cardiff, K. (2007). Is Quality Safety? Is Safety Quality? M.Sc. Lund University. [online] Lund University Master's Program in Human Factors and System Safety. Online at http://www.humanfactors.lth.se/uploads/media/thesis-2007-Cardiff-Is_Quality_Safety_Is_Safety_Quality.pdf, accessed 16 April 2015.

Carthey, J., Chandra, V. and Loosemore, M. (2008). Assessing the adaptive capacity of hospital facilities to cope with climate-related extreme weather events: A risk management approach. Association of Researchers in Construction Management, 742-57.

Carthey, J., Chandra, V. and Loosemore, M. (2009). Adapting Australian health facilities to cope with climate-related extreme weather events. Journal of Facilities Management, 7(1), 36-51.

Carthey, J., de Leval, M.R. and Reason, J.T. (2001). Institutional resilience in healthcare systems. Quality in Health Care, 10, 29-32.

Carthey, J., et al. (2011). Breaking the rules: Understanding non-compliance with policies and guidelines, British Medical Journal, 343-7.

Cassel, C.K. and Guest, J.A. (2012). Choosing wisely: Helping physicians and patients make smart decisions about their care. *Jama*, 307(17), 1, 801-2.

Cerulo, K.A. (2006). *Never Saw It Coming: Cultural Challenges to Envisioning the Worst*. Chicago: University of Chicago Press.

Chang, A., et al. (2005). The JCAHO patient safety event taxonomy: A standardized terminology and classification schema for near misses and adverse events. *International Journal for Quality in Health Care*, 17(2), 92-105.

Chaudhry, S.I., et al. (2007). Patterns of weight change preceding hospitalization for heart failure. *Circulation*, 116, 1,549-54.

Chemin, C., et al. (2010). *Projet CLHOE: Interactions Individus–Collectif–Organisation dans un Service de Soins Intensifs*. Actes du 45° Congrès de la Société d'Ergonomie de Langue Française (SELF) 'Fiabilité, Résilience et Adaptation', Liège.

Christianson, M.K. and Sutcliffe, K.M. (2009). Sensemaking, high reliability organizing, and resilience. In P. Croskerry, et al. (eds), *Patient Safety in Emergency Medicine*. Philadelphia, PA: Lippincott Williams and Wilkins (pp. 27- 33).

Chuang, S.W. (2012). *Standardization versus Adaptation for Patient Safety: A Lesson Learnt from Three Scabies Outbreaks. Resilient Health Care Net Symposium*, Middelfart, Denmark, 3 June 2012. Online at http://www.resilienthealthcare.net/RHCN_2012_materials/Chuang.pdf, accessed 16 April 2015.

Chuang, S.W. and Howley P, (2012). Beyond root cause analysis: An enriched system oriented event analysis model for wide applications. *System Engineering*, 16(3), DOI 10.1002/sys.21246.

Chuang, S.W., Howley, P. and Lin, S.H. (2011). *Beyond the Root Cause Analysis: The Cessation of Scabies Outbreaks by the Application of an Enriched System-Oriented Events Analysis Mode*. ISQua 28th International Conference, Hong Kong, 14-17 September.

Chun, S., et al. (2012). Lifetime analysis of hospitalizations and survival of patients newly admitted with heart failure. *Circulation Heart Failure*, 5(4), 414-21.

Cilliers, P. (1998). *Complexity and Postmodernism*. London and New York: Routledge.

Cimellaro, G.P., Reinhorn, A.M. and Bruneau, M. (2010). Seismic resilience of a hospital system. *Structure and Infrastructure Engineering*, 6(1-2), 127-44.

Clot, Y. (2010). *Le travail à cœur. Pour en finir avec les risques psychosociaux*. Paris: La Découverte.

Cohen, A., et al. (2008). Venous thromboembolism risk and prophylaxis in the acute hospital care setting (ENDORSE study): A multinational cross-sectional. *Lancet*. 371(9,610), 387-94.

Collingridge, D. (1996). Resilience, flexibility, and diversity in managing the risks of technologies. In C. Hood and D.K.C. Jones (eds), *Accident and Design: Contemporary Debates on Risk Management*. London: Taylor and Francis.

Comfort, L.K., Boin, A. and Demchak, C.C. (eds), (2010). *Designing Resilience: Preparing for Extreme Events*. Pittsburgh: University of Pittsburgh.

Cook, R.I. (1998). *Being Bumpable: The Complexity of ICU Operations and their Consequences* (CTL Report 98-01). Chicago, IL: Cognitive Technologies Laboratory, University of Chicago.

Cook, R.I. (2012). Discussion about the application of Lean methodology in healthcare (Personal communication, May 2012).

Cook, R.I. and Nemeth, C.P. (2010). 'Those found responsible have been sacked': Some observations on the usefulness of error. *Cognition Technology & Work*, 12, 87-93.

Cook, R.I. and Rasmussen, J. (2005). 'Going solid': A model of system dynamics and consequences for patient safety. *Quality and Safety in Health Care*, 14(2), 130.

Cook, R.I. and Woods, D.D. (1994). Operating at the sharp end: The complexity of human error. In M.S. Bogner (ed.), *Human Error in Medicine*. Hillsdale, NJ: Lawrence Erlbaum Associates, 255-310.

Cook, R.I., Render, M. and Woods, D.D. (2000). Gaps in the continuity of care and progress on patient safety. *British Medical Journal*, 320(7,237), 791-94.

Cook, R.I., Woods, D.D. and Miller, C. (1998). *A Tale of Two Stories: Contrasting Views of Patient Safety*. Report from a Workshop on Assembling the Scientific Basis for Progress on Patient Safety. Chicago: National Patient Safety Foundation. Online at http://s197607105.onlinehome.us/rc/tts/front.html accessed 16 April 2015.

Cooperrider, D.L. and Srivastva, S. (1987). Appreciative inquiry in organizational life. *Research in Organizational Change and Development*, 1(1), 129-69.

Costantino, C.A. and Merchant, C.S. (1996). *Designing Conflict Management Systems*. San Francisco: Jossey-Bass Publishers.

Degos, L., et al. (2009). The frontiers of patient safety: Breaking the traditional mold. *British Medical Journal*, (338), b2,585.

Dekker, S.W.A. (2006a). *The Field Guide to Understanding Human Error*. Aldershot, UK: Ashgate. (シドニー・デッカー著, 小松原明哲・十亀洋監訳『ヒューマンエラーを理解する』, 海文堂出版, 2010年)

Dekker, S.W.A. (2006b). Resilience engineering: Chronicling the emergence of confused consensus. In E. Hollnagel, D.D. Woods and N. Leveson (eds), *Resilience Engineering: Concepts and Precepts*, Aldershot, UK: Ashgate (p. 82). (北村正晴監訳『レジリエンスエンジニアリング―概念と指針』所収 狩川大輔訳「第7章 レジリアンスエンジニアリング―未統一コンセンサスの発展記録」, 日科技連出版社, 2012年)

Dekker, S.W.A. (2007). Discussion about the failure of reductionistic models to fully explain failure and safety in complex systems such as health care (Personal communication, October 2007).

Dekker, S.W.A. (2011a). *Drift into Failure: From Hunting Broken Components to Understanding Complex Systems*. Farnham, UK: Ashgate.

Dekker, S.W.A. (2011b). *Patient Safety. A Human Factors Approach*. Boca Raton, FL: CRC Press.

Dekker, S.W.A., Cilliers, P. and Hofmeyr, J.-H. (2011). The complexity of failure: Implications of complexity theory for safety investigations. *Safety Science*, 49, 939–45.

Dekker, S.W.A., et al. (2008). *Resilience Engineering: New Directions for Measuring and Maintaining Safety in Complex Systems* (final report). Sweden: Lund University School of Aviation.
Online at https://www.msb.se/Upload/Kunskapsbank/Forskningsrapporter/Sl utrapporter/2009 Resilience Engineering New directions for measuring and maintaining safety in complex systems.pdf, accessed 16 April 2015.

Dekker, S.W.A., Nyce, J. and Myers, D. (2013). The little engine who could not: 'Rehabilitating' the individual in safety research. *Cognition, Technology & Work*, 15(3), 277–82.

Department of Health (2000). *An Organisation with a Memory*. London: TSO. Online at http://webarchive.nationalarchives.gov.uk/20130107105354/http://www.dh.gov.uk/prod_consum_dh/groups/dh_digitalassets/@dh/@en/documents/digitalasset/dh_4088948.pdf, accessed 17 April 2015.

Dimov, D.P., Shepherd, D.A. and Sutcliffe, K.M. (2007). Requisite expertise, firm reputation and status in venture capital investment allocation decisions. *Journal of Business Venturing*, 22, 481–502.

Dixon Woods, M., et al. (2011). Problems and promises of innovation: Why healthcare needs to rethink its love / hate relationship with the new. *British Medical Journal Quality and Safety*, 20, i47–i51.

Donaldson, L. (2009). An international language for patient safety: Global progress in patient safety requires classification of key concepts. *International Journal for Quality in Health Care*, 2, 1.

Douglas, M. (1994). *Risk and Blame: Essays in Cultural Theory*. London: Routledge.

Dwyer, J. (2012). An infection, unnoticed, turns unstoppable. *The New York Times*. 11 July, A15.

Eddy, D.M. (1990). Clinical decision making: From theory to practice. Designing a practice policy. Standards, guidelines, and options. *Journal of the American Medical Association*, 263(22), 3,077, 3,081, 3,084.

Edmondson, A.C. (2003). Speaking up in the operating room: How team leaders promote learning in interdisciplinary action teams. *Journal of Management Studies*, 40(6), 1,419-52.

Eljiz, K., Fitzgerald, A. and Sloan, T. (2010). Interpersonal relationships and decision-making about patient flow: What and who really matters? In J. Braithwaite, P. Hyde and C. Pope (eds), *Culture and Climate in Health Care Organizations*. Basingstoke: Palgrave Macmillan, 70-81.

Ellis, B. and Herbert, S.I. (2011). Complex adaptive systems (CAS): An overview of key elements, characteristics and application to management theory. *Informatics in Primary Care*, 19(1), 33-7.

Evidence-Based Medicine Working Group. (1992). Evidence-based medicine. A new approach to teaching the practice of medicine. *Journal of the American Medical Association*, 268.

Faverge, J.-M. (1979-1980). Le travail en tart qu'activité de récupération. *Bulletin de Psychologie*, XXXIII(344), 203-6.

Feltovich, P.J., Spiro, R.J. and Coulson, R.L. (1997). Issues of expert flexibility in contexts characterized by complexity and change. In P.J. Feltovich, K.M. Ford and R.R. Hoffman (eds), *Expertise in Context: Human and Machine*. Menlo Park, CA: AAAI Press.

Fitzsimons, D. and Strachan, P.H. (2012). Overcoming the challenges of conducting research with people who have advanced heart failure and palliative care needs. *European Journal of Cardiovascular Nursing*, 11(2), 248-54.

Flin, R. (2007). Measuring safety culture in healthcare: A case for accurate diagnosis. *Safety Science*, 45(6), 653-67.

Foley, M. (2011). *Future Arrangements for Governance of NSW Health: Report of the Director-General*. Sydney: NSW Government. Online at http://www0.health.nsw.gov.au/resources/govreview/pdf/governance_report.pdf, accessed 17 April 2015.

Fox, R. (1980). The evolution of medical uncertainty. *Milbank Quarterly*, 58(1), 1-49.

Frank, A.W. (2010). *Letting Stories Breath – A Socio-Narratology*. Chicago and London: University of Chicago Press.

Frankovich, J., Longhurst, C.A. and Sutherland, S.M. (2011). Evidence-based medicine in the EMR era. *New England Journal of Medicine*, 365(19), 1,758-9.

Fraser, S.W. and Greenhalgh, T. (2001). Coping with complexity: Educating for capability. *British Medical Journal*, 323, 799-803.

Fredrickson, B.L. (2002). Positive emotions. In C.R. Snyder and S.J. Lopez (eds), *Handbook of Positive Psychology*. New York: Oxford University Press (pp. 120-34).

Fredrickson, B.L., et al. (2003). *Journal of Personality and Social Psychology*, 84

(2), 365-76.

Freidson, E. (1970). *The Profession of Medicine*. London: University of Chicago Press.

Gabbay, J. and May, A. (2004). Evidence based guidelines or collectively constructed 'mindlines?' Ethnographic study of knowledge management in primary care. *British Medical Journal*, 329(7,473), 1,013.

Gabriel, Y. (2008). *Organizing Words: A Thesaurus for Social and Organizational Studies*. Oxford: Oxford University Press.

Gagnon, M.P., et al. (2012). Systematic review of factors influencing the adoption of information and communication technologies by healthcare professionals. *Journal of Medical Systems*, 36(1), 241.

Garling, P. (2008). *Final Report of the Special Commission of Inquiry: Acute Care Services in NSW Public Hospitals*. Sydney: NSW Government. Online at http://www.dpc.nsw.gov.au/_data/assets/pdf_file/0003/34194/Overview_-_Special_Commission_Of_Inquiry_Into_Acute_Care_Services_In_New_South_Wales_Public_Hospitals.pdf, accessed 17 April 2015.

Gawande, A. (2012). Failure and rescue. *The New Yorker* [online 4 June]. Online at http://www.newyorker.com/online/blogs/newsdesk/2012/06/atul-gawande-failure-and-rescue.html, accessed 17 April 2015.

Geary, D.C. (2003). Arithmetical development: Commentary on Chapters 9 through 15 and future directions. In A.J. Baroody and A. Dowker (eds), *The Development of Arithmetic Concepts and Skills: Constructing Adaptive Expertise*, Mahwah, NJ: Lawrence Erlbaum Associates (pp. 453-64).

Gergen, K. (2009). *An Invitation to Social Constnuctionism*. London: Sage.

Ghaferi, A.A., Birkmeyer, J.D. and Dimick, J.B. (2009a). Variation in hospital mortality associated with inpatient surgery. *The New England Journal of Medicine*, 361(14), 1,368-74.

Ghaferi, A.A., Birkmeyer, J.D. and Dimick, J.B. (2009b). Complications, failure to rescue, and mortality with major inpatient surgery in medicare patients. *Annals of Surgery*, 250(6), 1,029-34.

Giannone, D., Reichlin, L. and Small, D. (2008). Nowcasting: The real-time informational content of macroeconomic data. *Journal of Monetary Economics*, 55 (4), 665-76.

Gibb, R.W. and Olson, W. (2008). Classification of Air Force aviation accidents: Mishap trends and prevention. *The International Journal of Aviation Psychology*, 18(4), 305-25.

Gleick, J. (1987). *Chaos: Making a New Science*. New York. Penguin Books.（ジェイムズ・グリック著，大貫昌子訳『カオス：新しい科学をつくる』，新潮文庫，1991年）

Goldfinch, S. (2007). Pessimism, computer failure, and information systems development in the public sector. *Public Administration Review*, 67(5), 917-29.

Golding, N. (2012). Accountability probe could lead to regulation for managers. *Health Service Journal*. Online at http://www.hsj.co.uk/news/policy/accountability-probe-could-lead-to-regulation-for-managers/5050422.article, [accessed 17 April 2015].

Goldmann, D. (2006). System failure versus personal accountability – the case for clean hands. *New England Journal of Medicine*, 355, 121-3.

Goodlin, S.J., et al. (2004). Consensus statement: Palliative and supportive care in advanced heart failure. *Journal of Cardiac Failure*, 10(3), 200-209.

Grabowski, M.R., et al. (2007). Accident precursors and safety nets: Initial results from the Leading Indicators of Safety Project. ABS Technical Papers 2007. Presented at SNAME, Ft. Lauderdale, Florida, November 2007. Available at https://www.eagle.org/eagleExternalPortalWEB/ShowProperty/BEA%20Repository/References/Technical%20Papers/2007/AccidentPrecursors, accessed 17 April 2015.

Greenberg, M.D., et al. (2010). *Is Better Patient Safety Associated with Less Malpractice Activity?* Available at http://www.rand.org/content/dam/rand/pubs/technical_reports/2010/RAND_TR824.pdf, accessed 17 April 2015.

Greenhalgh, J., et al. (2013). How do doctors refer to patient-reported outcome measures (PROMS) in oncology consultations? *Quality of Life Research*, 22(5), 939-50.

Grote, G. (2006). Rules management as source for loose coupling in high-risk systems. *Proceedings of the 2nd Symposium on Resilience Engineering*, Juan-les-Pins, France. Online at http://www.resilience-englneerring-association.org/download/resources/symposium/symposium-2006(2)/Grote_R.pdf, accessed 17 April 2015.

Grothberg, E. (1995). *A Guide to Promoting Resilience in Children: Strengthening the Human Spirit*. Den Haag: Bernard van Leer Foundation. Online at http://www.bernardvanleer.org/A_guide_to_promoting_resilience_in_children_Strengthening_the_human_spirit/, accessed 17 April 2015.

Guldenmund, F. (2000). The nature of safety culture: A review of theory and research. *Safety Science*, 34(1), 215-57.

Gunderson, L.H. and Holling, C.S. (2002). *Panarchy: Understanding Transformations in Human and Natural Systems*. Washington, DC: Island Press.

Hacking, I. (1999). *The Social Construction of What?* Cambridge: Harvard University Press.（イアン・ハッキング著, 出口康夫・久米暁訳『何が社会的に構成されるのか』, 岩波書店, 2006年）

Hass, M. and Graydon, K. (2009). Sources of resiliency among successful foster youth. *Children and Youth Services Review*, 31, 457-63.

Hatano, G. (1982). Cognitive consequences of practice in culture specific procedural skills. *The Quarterly Newsletter of the Laboratory of Comparative Human Cognition*, 4, 15-18.

Hatano, G. and Inagaki K. (1984). The two courses of expertise. *Research and Clinical Center for Child Development Annual Report*, 6, 27-36. Online at http://eprints.lib.hokudai.ac.jp/dspace/bitstream/2115/25206/1/6_P27-36.pdf, accessed 17 April 2015.

Hatano, G. and Oura, Y. (2003). Reconceptualizing school learning using insight from expertise research. *Educational Researcher*, 32(8), 26-9.

Hayes, R.H. and Wheelwrite, S.C. (1979a). Linking manufacturing process and product life cycle. *Harvard Business Review*, 57, 133-40.

Hayes, R.H. and Wheelwrite, S.C. (1979b). The dynamics of process-product life-cycles. *Harvard Business Review*, 57, 127-36.

Haynes, A.B., et al. (2011). Changes in safety attitude and relationship to decreased postoperative morbidity and mortality following implementation of a checklist-based surgical safety intervention. *BMJ Quality and Safety*, 20(1), 102-7.

Heckman, G.A., et al. (2007). Heart failure in older persons. *Canadian Journal of General Internal Medicine*, 2, 24-6.

Heinrich, H.W. (1931). *Industrial Accident Prevention: A Scientific Approach*. New York: McGraw-Hill.（1980年刊行第5版の訳書として：H.W.ハインリッヒ著，総合安全工学研究所訳『ハインリッヒ産業災害防止論』，海文堂出版，1982年）。

Henriksen, K. and Kaplan H. (2003). Hindsight bias, outcome knowledge and adaptive learning. *Quality and Safety in Health Care*, 12(2, Suppl.), 46-50.

Heyland, D.K., et al. (2006). What matters most in end-of-life care: Perceptions of seriously ill patients and their family members; Canadian Researchers End-of-Life Network (CARENET). *Canadian Medical Association Journal*, 174(5), 627-33.

Hillman, K., et al. (2005). Introduction of the medical emergency team (MET) system: A cluster-randomised controlled trial. *Lancet*, 365(9,477), 2,091-7.

Hindle, D., et al. (2006). Patient safety: A comparative analysis of eight inquiries in five countries. *Centre for Clinical Governance Research Monograph*, Sydney, Australia: University of New South Wales.

Hoffman, J. (2007). CRICO's handoff-related malpractice cases. *Forum*, 25, 1-21.

Hoffman, R.R. and Woods, D.D. (2011). Beyond Simon's slice: Five fundamental trade-offs that bound the performance of macrocognitive work systems. *IEEE intelligent Systems*, 26(6), 67-71.

Holling, C.S. (1996). Engineering resilience versus ecological resilience, In P. Schulze (ed.), *Engineering Within Ecological Constraints*. Washington, DC: National Academy Press (pp. 31-44).

Hollnagel, E. (1993). *Human Reliability Analysis: Context and Control*. London: Academic Press.（エリック・ホルナゲル 著，古田一雄監訳『認知システム工学：状況が制御を決定する』，海文堂出版，1996 年）

Hollnagel, E. (2004). *Barriers and Accident Prevention*. Aldershot, UK: Ashgate.（エリック・ホルナゲル著，小松原明哲監訳『ヒューマンファクターと事故防止："当たり前"の重なりが事故を起こす』海文堂出版，2006 年）

Hollnagel, E. (2008). Investigation as an impediment to learning. In E. Hollnagel, C.P. Nemeth and S.W.A. Dekker (eds), *Remaining Sensitive to the Possibility of Failure*. Aldershot, UK: Ashgate (pp. 259-68).

Hollnagel, E. (2009a). *The ETTO Principle: Efficiency-Thoroughness Trade-Off. Why Things that Go Right Sometimes Go Wrong*. Aldershot, UK: Ashgate.

Hollnagel, E. (2009b). The four cornerstones of resilience engineering. In C.P. Nemeth, E. Hollnagel and S.W.A. Dekker (eds), *Resilience Engineering Perspectives: Preparation and Restoration*. Aldershot, UK: Ashgate (pp. 117-33, 177).

Hollnagel, E. (2011). Prologue: The scope of resilience engineering. In E. Hollnagel, J. Pariès, D.D. Woods and J. Wreathall (eds), *Resilience Engineering in Practice: A Guidebook*, Farnham, UK: Ashgate (pp. xxix-xxxix).（エリック・ホルナゲル著，北村正晴・小松原明哲監訳『実践レジリエンスエンジニアリング―社会・技術システムおよび重安全システムへの実装の手引き』所収「プロローグ レジリエンスエンジニアリングへの展望」，日科技連出版社，2014 年）

Hollnagel, E. (2012). *FRAM: The Functional Resonance Analysis Method*. Farnham, UK: Ashgate.（エリック・ホルナゲル著，小松原明哲 監訳『社会技術システムの安全分析：FRAM ガイドブック』，海文堂出版，2013 年）

Hollnagel, E. (ed.) (2010). *Safer Complex Industrial Environments*. Boca Raton, FL: CRC Press.

Hollnagel, E. and Woods, D.D. (2005). *Joint Cognitive Systems: Foundations of Cognitive Systems Engineering*, Boca Raton, FL: CRC Press.

Hollnagel, E., Nemeth, C.P. and Dekker, S.W.A. (eds), (2008). *Resilience Engineering: Remaining Sensitive to the Possibility of Failure*. Aldershot, UK: Ashgate.

Hollnagel, E. et al. (eds), (2010). *Resilience Engineering in Practice: A Guidebook*. Farnham, UK: Ashgate.（エリック・ホルナゲル著，北村正晴・小松原明哲監訳『実践レジリエンスエンジニアリング―社会・技術システムおよび重安全システムへの実装の手引き』，日科技連出版社，2014 年）

Hollnagel, E., Woods, D.D. and Leveson, N. (eds), (2006). *Resilience Engineering: Concepts and Precepts*. Aldershot, UK: Ashgate.（北村正晴監訳『レジリエンスエンジニアリング―概念と指針』，日科技連出版社，2012 年）

Hood, C., Rothstein, H. and Baldwin, R. (2001). *The Government of Risk*. Oxford: Oxford University Press.

Howlett, J., et al. (2010). End of life planning in heart failure: It should be the end of the beginning *Canadian Journal of Cardiology*, 26(3), 135-41.

Hughes, C., Travaglia, J. and Braithwaite, J. (2010). Bad stars or guiding lights? Learning from disasters to improve patient safety. *Quality and Safety in Health Care*, 19(4), 332-6.

Hutt, E., et al. (2011). Regional variation in mortality and subsequent hospitalization of nursing residents with. heart failure. *Journal of the American Medical Directors Association*, 12, 585-601.

Hutter, B.M. (2001). *Regulation and Risk: Occupational Health and Safety on the Railways*. Oxford: Oxford University Press.

Iedema, R.A.M., et al. (2006). A root cause analysis: Confronting the disjunction between formal rules and situated clinical activity. *Social Science & Medicine*, 63(5), 1,201-12.

Illich, I. (1976). *Medical Nemesis: The Expropriation of Health*. New York: Random House.

Institute for Healthcare Improvement (2012). Institute for Healthcare Improvement: IHI offerings. Online at http://www.ihi.org/offerings/Pages/default.aspx, accessed 31 August 2012.

Institute of Medicine. (2012). *Health IT and Patient Safety: Building* Safer *Systems for Better Care*. Washington, DC: The National Academies Press. Online at http://www.nap.edu/download.php?record_id=13269, accessed 17 April 2015.

Isaacs, W. (1999). *Dialogue and the Art of Thinking Together*. New York: Doubleday Random House.

Institute for Safe Medical Practices, (2010). Drug shortages: National survey reveals high level of frustration, low level of safety. *ISMP Medication Safety Alert*, 15, 1-3.
Online at https://www.ismp.org/newsletters/acutecare/articles/20100923.asp, accessed 17 April 2015.

Jaarsma, T., et al. (2009). Palliative care in heart failure: A position statement from the palliative care workshop of the Heart Failure Association of the European Society of Cardiology. (Advanced Heart Failure Study Group of the HFA of the ESC.) *European Journal of Heart Failure*, 11, 433-43.

James, W. (1890). *The Principles of Psychology*. London: Macmillan and Co. Available at: https://openlibrary.org/works/OL1502064W/The_principles_of_psychology (ウィリアム・ジェームズ著, 福来友吉訳『心理學精義』, 同文館, 1900年, また本書の圧縮版である "Psychology (Briefer Course)", 1892 の和訳として: 今田寛訳『心理学』上・下, 岩波文庫, 1992-93年)

James, W. (1911). *Some Problems of Philosophy: A Beginning of an Introduction to Philosophy*. New York, NY: Longmans, Green & Company. (pp. 50-51).

Online at https://openlibrary.org/works/OL1502054W/Some_problems_of_philosophy（ウィリアム・ジェイムズ著，上山春平訳『哲学の諸問題』，ウィリアム・ジェイムズ著作集 第7巻，日本教文社，1961年，P. 45）

Jensen, V. and Rappaport, B.A. (2010). The reality of drug shortages – the ease of the injectable agent propofol. *New England Journal of Medicine*, 363(9), 806-7.

Kaasalainen, S., et al. (2011). Managing palliative care for patients with advanced heart failure. *Canadian Journal of Nursing Research*, 43(3), 38-57.

Kaushal, R., Shojania, K.G. and Bates, D.W. (2003). Effects of computerized physician order entry and clinical decision support systems on medication safety: A systematic review. *Archives of Internal Medicine*, 163(12), 1,409.

Kenney, C. (2010). *Transforming Health Care: Virginia Mason Medical Center's Pursuit of the Perfect Patient Experience*. New York, NY: Productivity Press, Taylor & Francis Group.

Kernick, W. (ed.) (2004). *Complexity and Healthcare Organization*. Oxford: Radcliffe Medical Press.

Klein, G. (1998). *Sources of Power*. Boston: MIT Press.（ゲーリー・クライン著，佐藤洋一監訳『決断の法則：人はどのようにして意思決定するのか?』トッパンのビジネス経営書シリーズ #17，トッパン，1998年）

Knorr-Cetina, K. (1981). *The Manufacture of Knowledge: An Essay on the Constructivist and Contextural Nature of Science*, London: Pergamon Press.

Knox, G.E., Simpson, K.R. and Garite, T. J. (1999). High reliability perinatal units: An approach to the prevention of patient injury and medical malpractice claims. *Journal of Healthcare Risk Management*, 19(2), 24-32.

Ko, D.T., et al. (2008). Life expectancy after an index hospitalization for patients with heart failure: A population-based study. *American Heart Journal*, 155, 324-31.

Kohn, L.T., Corrigan, J.M. and Donaldson, M.S. (eds), (2000). *To Err Is Human: Building a Safer Health System*. Washington, DC: National Academy Press.（L. コーン・J. コリガン・M. ドナルドソン編 米国医療の質委員会／医学研究所著，医学ジャーナリスト協会訳『人は誰でも間違える：より安全な医療システムを目指して』，日本評論社，2000年）

Kuhn, A.M. and Youngberg, B.J. (2002). The need for risk management to evolve to assure a culture of safety. *Quality & Safety in Health Care*, 11, 158-62.

Kumpfer, K.L. (1999). Factors and processes contributing to resilience: The positive resilience framework. In M.D. Glantz and J.L. Johnson (eds), *Resilience and Development: Positive Life Adaptions*. New York: Academic / Plenum Publishers (pp. 179-224).

Lagadec, P. (1993). *Preventing Chaos in a Crisis*. New York: McGraw-Hill.

Lallement, M., et al. (2011). Maux du travail, dégradation, recomposition ou illusion? *Sociologie du travail*, 53, 3-36.
Landau, M. and Chisholm, D. (1995), The arrogance of optimism: Notes on failure avoidance management. *Journal of Contingencies and Crisis Management*, 3, 67-80.
Landrigan, C.P., et al. (2010). Temporal trends in rates of patient harm resulting from medical care. *New England Journal of Medicine*, 363, 2, 124-34. Online at http://www.nejm.org/doi/full/10.1056/NEJMsa1004404, accessed 21 April 2015.
Lang, A., et al. (2006). Broadening the patient safety agenda to include home care services. *Healthcare Quarterly*, 9, 124-6.
Langley, A. and Tsoukas, H. (2012). Introducing 'perspective on process organization studies'. In T. Hernes and S. Maitlis (eds), *Process, Sensemaking, and Organizing*. New York: Oxford University Press (pp. 1-26).
Latour, B. (2005). *Reassembling the Social: An Introduction to Actor-Network-Theory*. Oxford; New York: Oxford University Press.
Lave, J. and Wenger, E. (1991). *Situated learning: Legitimate Peripheral Participation*. Cambridge: Cambridge University Press. (ジーン・レイヴ, エティエンヌ・ウェンガー著, 佐伯胖訳『状況に埋め込まれた学習：正統的周辺参加』, 産業図書, 1993年)
Leape, L.L., et al. (1991). The nature of adverse events in hospitalized patients. Results of the Harvard Medical Practice Study II. *New England Journal of Medicine*, 324, 377-84. Online at http://www.aegris.org/blog/Harvard_II.pdf, accessed 17 April 2015.
LeMond, L. and Allen, L.A. (2011). Palliative care and hospice in advanced heart failure. *Progress in Cardiovascular Disease*, 54, 168-78.
Letiche, H. (2008). *Making Healthcare Care: Managing via Simple Guiding Principles*. Charlotte, NC: Information Age Publishing.
Leveson, N., et al. (2009). Moving beyond normal accidents and high reliability organizations: A systems approach to safety in complex systems. *Organization Studies*, 30(2-3), 227-49.
Lider, J. (1983). *Military Theory: Concept, Structure, Problems*. New York: St. Martin's Press.
Lindblom, C.A. (1959). The science of 'muddling through'. *Public Administration Review*, 19(2), 79-88.
Lorenz, E.N. (1993). *The Essence of* Chaos. Seattle: University of Washington Press. (杉山勝・杉山智子訳『ローレンツ カオスのエッセンス』, 共立出版, 1997年)
Lorenz, E. (2001). Models of cognition, the contextualisation of knowledge and organisational theory. *Journal of Management and Governance*, 5(3-4), 307-

30.
Low, J., et al. (2011). Palliative care in advanced heart failure: An international review of the perspectives of recipients and health professionals on care provision. *Journal of Cardiac Failure*, 17(3), 231–52.

Lundberg, J., Rollenhagen, C. and Hollnagel, E. (2009). What-You-Look-For-Is-What-You-Find – The consequence of underlying accident models in eight accident investigation manuals. *Safety Science*, 47(10), 1,297–311. Online at http://www.diva-portal.org/smash/get/diva2:240875/FULLTEXT01.pdf, accessed 17 April 2015.

Macrae, C. (2010). Regulating resilience? Regulatory work in high-risk arenas. In B. Hutter (ed.), *Anticipating Risks and Organising Risk Regulation*. Cambridge: Cambridge University Press.

Mainz, J. (2003), Defining and classifying clinical indicators for quality improvement. *International Journal for Quality in Health Care*, 15(6), 523–30. Online at http://intqhc.oxfordjournals.org/content/intqhc/15/6/523.full.pdf, accessed 17 April 2015.

Maluccio, A.N. (2002). Resilience: A many-splendored construct? *American Journal of Orthopsychiatry*, 72, 596–9.

Mant, J. (2001). Process versus outcome indicators in the assessment of quality of health care. *International Journal for Quality in Health Care*, 13(6), 475–80. Online at http://intqhc.oxfordjournals.org/content/intqhc/13/6/475.full.pdf, accessed 17 April 2015.

Mant, J. and Hicks, N. (1995). Detecting differences in quality of care: The sensitivity of measures of process and outcome in treating acute myocardial infarction. *British Medical Journal*, 311, 793–9.

Marcella, J., et al. (2012). Understanding organizational context and heart failure management in long term care homes in Ontario, Canada. *Health*, 4(9), 725 34.

Martin, J. (2002). *Organizational Culture: Mapping the Terrain*. Thousand Oaks, CA: Sage.

Maslow, A.H. (1943). A theory of human motivation. *Psychological Review*, 50(4), 370–96. Online at http://psychclassics.yorku.ca/Maslow/motivation.htm, accessed 17 April, 2015.

Masten, A. and Wright, M.O. (2010). Resilience over the lifespan: Developmental perspectives on resistance, recovery, and transformation. In J. Reich, A.J. Zautra and J. Hall (eds), *Handbook of Adult Resilience*. New York: The Guilford Press (pp. 213–23).

Mathe, J.L., et al. (2009). A model-integrated, guideline-driven, clinical decision-support system. *IEEE Software*, 26(4), 54–61. Online at http://www.isis.vanderbilt.edu/sites/default/files/Mathe.et_.al_.IEEESoftware.2009.Paper-

STEEP.pdf, accessed 17 April 2015.
McDonald, R., Waring, J. and Harrison, S. (2006). Rules, safety and the narrativisation of identity: A hospital operating theatre case study. *Sociology of Health & Illness*, 28(2), 178-202.
McGlynn, E.A., et al. (2003). The quality of health care delivered to adults in the United States. *New England Journal of Medicine*, 348, 2,635-45.
McIntyre, N. and Popper, K. (1983). The critical attitude in medicine: The need for a new ethics. *British Medical Journal*, 287(24-31 December), 1,919-23.
McKelvie, R.S., et al. (2011). The 2011 Canadian Cardiovascular Society Heart Failure Management Guidelines Update: Focus on sleep apnea, renal dysfunction, mechanical circulatory support, and palliative care. *Canadian Journal of Cardiology*, 27, 319-38. Online at http://www.onlinecjc.ca/article/S0828-282X(11)00221-2/pdf, accessed 17 April 2015.
McLoughlin, V., et al. (2006). Selecting indicators for patient safety at the health system level in OECD countries. *International Journal for Quality in Health Care*, 18(Suppl. 1), 14-20.
McMahon, J., MacCurtain, S. and O'Sullivan, M. (2010). Bullying, culture, and climate in health care organizations: A theoretical framework. In J. Braithwaite, P. Hyde and C. Pope (eds), *Culture and Climate in Health Organizations*. Basingstoke: Palgrave Macmillan (pp. 82-96).
McWhirter, J.J., et al. (2007). *At Risk Youth: A Comprehensive Response for Counselors, Teachers, Psychologists and Human Service Professionals* (4th Edition). Belmont, CA: Thomson.
Meadows, D. (1999). Leverage points: Places to intervene in a system. *Solutions*, 1(1), 41-9. Online at http://www.donellameadows.org/wp-content/userfiles/Leverage_Points.pdf, accessed 17 July 2015.
Meadows, D.H., Meadows, D.L. and Randers, J. (1992). *Beyond the Limits: Global Collapse or a Sustainable Future*. London: Earthscan Publications Ltd.(ドネラ・H・メドウズ、デニス・L・メドウズ、ヨルゲン・ランダース著, 茅陽一監訳『限界を超えて：生きるための選択』, ダイヤモンド社, 1992年)
Meadows, K.A. (2011). Patient-reported outcome measures: An overview. *British Journal of Community Nursing*, 16(3), 146-51.
Melchers, R.E. (2001). On the ALARP approach to risk management. *Reliability Engineering & System Safety*, 71(2), 201-8.
Mennin, S. (2010). Self-organisation, integration and curriculum in the complex world of medical education. *Medical Education*, 44(1), 20-30.
Merton, R.K. (1936). The unanticipated consequences of social action. *American Sociological Review*, 1, 894-904.
Mesman, J. (2009). The geography of patient safety: A topical analysis of sterility. *Social Science & Medicine*, 69(12), 1,705-12.

Mesman, J. (2011). Resources of strength: An exnovation of hidden competencies to preserve patient safety. In E. Rowley, and J. Waring (eds), *A Socio-Cultural Perspective on Patient Safety*, Aldershot, UK: Ashgate.

Michel, P., et al. (2004). Comparison of three methods for estimating rates of adverse events and rates of preventable adverse events in acute care hospitals. *British Medical Journal*, 328, 1–5. Online at http://www.bmj.com/content/bmj/328/7433/199.full.pdf, accessed 17 April 2015.

Miller, D. (1993). The architecture of simplicity. *Academy of Management Review*, 18, 116–38.

Milne, J. (2012). Junior doctors' understanding and reenactment of interprofessional learning and practice: A study of international medical graduates in Australian teaching hospitals. Unpublished PhD thesis. University of New South Wales.

Milovanovich, C. (2008). *Inquest into the Death of Vanessa Ann Anderson*. Westmead File No. 161/2007. Sydney: NSW Coroner's Court, Westmead.

Moen, R. and Norman, C. (2012). *Evolution of the PDCA Cycle*. Online at http://www.pkpinc.com/files/NA01MoenNormanFullpaper.pdf, accessed 17 April 2015.

Morel, G., Amalberti, R. and Chauvin, C. (2008). Articulating the differences between safety and resilience: The decision-making of professional sea fishing skippers. *Human Factors*, 1, 1–16.

Nabhan, M., et al. (2012). What is preventable harm in healthcare? A systematic review of definitions. *BMC Health Services Research*, 12, 128.

Narusawa, T. and Shook, J. (2009). *Kaizen Express: Fundamentals for Your Lean journey*. Cambridge, MA: Lean Enterprise Institute, Inc.

National Health Service. (2012). *National Health Service Institute for Innovation and Improvement Medical Leadership Competency Framework*. Online at http://www.leadershipacademy.nhs.uk/wp-content/uploads/2012/11/NHS Leadership-Leadership-Framework-Medical-Leadership-Competency-Framework-3rd-ed.pdf, accessed 17 April 2015.

National Patient Safety Agency. (2008). *Haemodialysis Patients: Risks Associated with Water Supply (Hydrogen Peroxide)*. Online at http://www.nrls.npsa.nhs.uk/resources/?EntryId45=59893, accessed 17 April 2015.

Neuman, H.B., Charlson, M.E. and Temple, L.K. (2007). Is there a role for decision aids in cancer-related decisions? *Critical Review of Oncology / Hematology*, 62, 240–50.

Newhouse, I., et al. (2012). Barriers to the management of heart failure in Ontario long-term care homes: An interprofessional care perspective. *Journal of Research in Interprofessional Education and Practice*, 2(3), 278–95. Online at http://www.jripe.org/index.php/journal/article/view/90/64/, accessed 17

April 2015.
Nicolini, D., Waring, J. and Mengis, J. (2011). Policy and practice in the use of root cause analysis to investigate clinical adverse events: Mind the gap. *Social Science & Medicine*, 73(2), 217–25.
Nugus, P. (2008). The interactionist self and grounded research: Reflexivity in a study of emergency department clinicians. *Qualitative Sociology Review*, 4(1), 189–204.
Nugus, P. and Braithwaite, J. (2010). The dynamic interaction of quality and efficiency in the emergency department: Squaring the circle? *Social Science & Medicine*, 70(4), 511–17.
Nugus, P., et al. (2010). Integrated care in the emergency department: A complex adaptive systems perspective. *Social Science & Medicine*, 17(11), 1,997–2,004.
Nyssen, A.S. (2007). Coordination in hospitals: Organized or emergent process? *Cognition, Technology & Work*, 9(3), 149–57.
Nyssen, A.S. and Javaux, D. (1996). Analysis of synchronization constraints and associated errors in collective work environments. *Ergonomics*, 39, 1,249–64.
O'Connor, P., et al. (2012). An evaluation of the effectiveness of the crew resource management programme in naval aviation. *International Journal of Human Factors and Ergonomics*, 1(1), 21–40. Online at http://www.dtic.mil/dtic/tr/fulltext/u2/a556595.pdf, accessed 17 April 2015.
O'Daniel, M. and Rosenstein, A. (2008). Professional communication and team collaboration. In R. Hughes (ed.), *Patient Safety and Quality: An Evidence-Based Handbook for Nurses*. Rockville, MD: Agency for Healthcare Research and Quality.
O'Leary, V.E. and Bhaju, J. (2006). Resilience and empowerment. In J. Worell and C. D. Goodheart (eds), *Handbook of Girls' and Women's Psychological Health: Gender and Well-Being Across the Lifespan*. New York, NY: Oxford University Press (pp. 157–65).
OECD. (2011). Health expenditure in relation to GDP. In *Health at a Glance 2011: OECD Indicators*. OECD Publishing. Online at http://www.oecdilibrary.org/social-issues-migration-health/health-at-a-glance-2011_health_glance-2011-en, accessed 17 April 2015.
Ostrom, E. (2010). Beyond markets and states: Polycentric governance of complex economic systems. *American Economic Review*, 100, 641–72. Online at http://bnp.binghamton.edu/wp-content/uploads/2011/06/Ostrom-2010-Polycentric-Governance.pdf, accessed 17 April 2015.
Øvretveit, J. and Klazinga N. (2008). *Guidance on Developing Quality and Safety Strategies with a Health System Approach*. World Health Organization. Online at http://www.euro.who.int/__data/assets/pdf_file/0011/96473/E91317.pdf,

accessed 17 April 2015.
Paget, M.A. (1988). *The Unity of Mistakes*. Philadelphia, PA: Temple University Press.
Pahl-Wostl, C. (1997). Dynamic structure of a food web model: Comparison with a food chain model. *Ecological Modelling*, 100(1-3), 103-23.
Pariès, J. (2011). Lessons from the Hudson. In E. Hollnagel, et al. (eds), *Resilience Engineering in Practice: A Guidebook*. Farnham, UK: Ashgate. (エリック・ホルナゲル著, 北村正晴・小松原明哲監訳『実践レジリエンスエンジニアリング—社会・技術システムおよび重安全システムへの実装の手引き』所収「第2章 ハドソン川からの教訓」, 日科技連出版社, 2014年)
Pariès, J. (2012). Palestra Internacional: O desafio do inesperado: a engenharia de resiliencia consegue dar a resposta adequada? Paper presented to the Jornada International Abergo, Rio de Janeiro, Brazil, 21-23 August.
Parker, M. (2000). *Organisational Culture and Identity*. London: Sage.
Patterson, E.S. (2008). Structuring flexibility: The potential good, bad and ugly in standardization of handovers. *Quality & Safety in Health Care*, 17, 4-5. Online at http://qualitysafety.bmj.com/content/17/1/4.full.pdf, accessed 18 April 2015.
Pereira, D. (2013). Opening the 'black box' of Human Resource Management's association with team characteristics and performance in healthcare: Lessons from rehabilitation services in public hospitals. Unpublished PhD thesis. University of New South Wales.
Perrow, C. (1967). Framework for the comparative analysis of organizations. *American Sociological Review*, 32(2), 194-208.
Perrow, C. (1984). *Normal Accidents: Living With High Risk Technologies*. New York, NY: Basic Books.
Perrow, C. (1986). *Complex Organizations: A Critical Essay* (3rd edition). New York, NY: Random House.
Perrow, C. (1999). *Normal Accidents: Living with High-Risk Technologies* (revised edition). Princeton, NJ: Princeton University Press.
Persell, S., et al. (2012). Frequency of inappropriate medical exceptions to quality measures. *Annals of Internal Medicine*, 152, 225-31.
Pham, J.C., et al. (2010). ReCASTing the RCA: An improved model for performing root cause analyses. *American Journal of Medical Quality*, 25, 186-91.
Plaisant, C., et al. (2008). Searching electronic health records for temporal patterns in patient histories: A case study with Microsoft Amalga. *AMIA Annual Symposium*, 601.
Plumb, J. (2012). Professional conceptualisation and accomplishment of patient safety in mental health care. Unpublished PhD thesis., University of New

South Wales. Sydney, Australia: University of New South Wales.

Plumb, J., et al. (2011). Professional conceptualisation and accomplishment of patient safety in mental health care: An ethnographic approach. *BMC Health Services Research*, 11[online]. Retrieved 29 August 2012 from http://www.biomedcentral.com/content/pdf/1472-6963-11-100.pdf, accessed 18 April 2015.

Pollitt, C. (1990). Doing business in the temple: Managers and quality assurance in public services. *Public Administration*, 68(4), 435-42.

Power, M. (2007). *Organized Uncertainty. Designing a World of Risk Management*. Oxford: Oxford University Press. (マイケル・パワー著, 堀口真司訳『リスクを管理する：不確実性の組織化』, 中央経済社, 2011 年)

Pratt Hopp, F., Thornton, N. and Martin, L. (2010). The lived experience of heart failure at the end of life: A systematic literature review. *Health & Social Work*, 35(2), 109-117. Online at http://hsw.oxfordjournals.org/content/35/2/109.full.pdf, accessed 18 April 2015.

Price, J. (2004). Educating the healthcare professional for capability. In D. Kernick (ed.), *Complexity and Healthcare Organization: A View from the Street*. Oxford: Radcliffe Medical Press (pp. 227-40).

Pronovost, P., et al. (2006a). An intervention to decrease catheter-related bloodstream infections in the ICU. *New England Journal of Medicine*, 355(26), 2,725-32.

Pronovost, P.J., et al. (2006b). Creating high reliability in healthcare organizations. *Health Services Research*, 41(4 Pt 2), 1,599-617.

Radnor, Z.J., Holweg, M. and Waring, J. (2012). Lean in healthcare: The unfilled promise? *Social Science & Medicine*, 74(3), 364-71.

Raduma-Tomàs, M.A., et al. (2011). Doctors' handovers in hospitals: A literature review. *BMJ Quality & Safety*, 20, 128-33.

Rasmussen, J. (1997). Risk management in a dynamic society: A modeling problem, *Safety Science*, 27, 183-213. Online at http://sunnyday.mit.edu/16.863/rasmussen-safetyscience.pdf, accessed 18 April 2015.

Rasmussen, J. and Jensen, A. (1974). Mental procedures in real-life tasks: A case study of electronic troubleshooting, *Ergonomics*, 17, 293-307.

Reason, J.T. (1979). Actions not as planned: The price of automatization. In G. Underwood and R. Stevens (eds), *Aspects of Consciousness*. Vol. I, *Psychological Issues*. London: Academic Press.

Reason, J.T. (1990). *Human Error*. Cambridge: Cambridge University Press. (ジェームズ・リーズン著, 十亀洋訳『ヒューマンエラー 完訳版』, 海文堂出版, 2014 年)

Reason, J.T. (1993). The identification of latent organizational failures in complex systems. In J.A. Wise, D.V. Hopkin and P. Stager (eds), *Verification and*

Validation of Complex Systems: Human Factors Issues. Berlin: Springer Verlag.

Reason, J.T. (1997). *Managing the Risks of Organizational Accidents*. Aldershot, UK: Ashgate.（ジェームズ・リーズン著，塩見弘監訳『組織事故 起こるべくして起こる事故からの脱出』，日科技連出版，1999 年）

Reason, J.T. (2008). *The Human Contribution*. Farnham, UK: Ashgate.（ジェームズ・リーズン著，佐相邦英監訳『組織事故とレジリエンス 人間は事故を起こすのか、危機を救うのか』，日科技連出版社，2010 年）

Repenning, N.P. and Sterman, J.D. (2001). Nobody ever gets credit for fixing problems that never happened: Creating and sustaining process improvement. *California Management Review*, 43(4), 64-88. Online at http://web.mit.edu/nelsonr/www/Repenning=Sterman_CMR_su01_.pdf, accessed 18 April 2015.

Resar, R. (2007). Discussion about the conflation of quality and safety in health care (Personal communication, March, 2007).

Riegel, B., et al. (2009). State of the science: Promoting self-care in persons with heart failure: A scientific statement from the American Heart Association. *Circulation*, 120, 1,141-63. Online at http://circ.ahajournals.org/content/120/12/1141.full.pdf, accessed 18 April 2015.

Rittel, H. and Webber, M. (1973). Dilemmas in a general theory of planning, *Policy Sciences*, 4, 155-169. Online at http://www.uctc.net/mwebber/Rittel+Webber+Dilemmas+General_Theory_of_Planning.pdf, accessed 18 April 2015.

Rivard, P.E., Rosen, A.K. and Carroll, J.S. (2006). Enhancing patient safety through organizational learning: Are patient safety indicators a step in the right direction? *Health Service Research*, 41(4), 1,633-53.

Rizzo, J.R., House, R.J. and Lirtzman, S.I. (1970). Role conflict and ambiguity in complex organizations. *Administrative Science Quarterly*, 15(2), 150-63.

Roberts, K.H. (1990). Some characteristics of one type of high reliability organization. *Organization Science*, 1(2), 160-76.

Roberts, K.H., et al. (2005). A case of the birth and death of a high reliability healthcare organisation. *Quality and* Safety *in Health Care*, 14, 216-20. Online at http://www.ncbi.nlm.nih.gov/pmc/articles/PMC1744010/pdf/v014p00216.pdf, accessed 18 April 2015.

Roberts, K.H., Stout, S.K. and Halpern, J.T. (1994). Decision dynamics in two high reliability military organizations. *Management Science*, 40, 614-24.

Rochlin, G.I. (1999). Safe operation as a social construct. *Ergonomics*, 42(11), 1,549-60.

Rochilin, G.I., La Porte, T.R. and Roberts, K.H. (1987): Self-designing high reliability: Aircraft carrier flight operations at sea. *Naval War College Review*, 40(4), 76-90.

Rosenthal, M. (1995). *The Incompetent Doctor*. Buckingham: Open University Press.
Roshanov, P.S., et al. (2011). Computerized clinical decision support systems for chronic disease management: A decision-maker-researcher partnership systematic review. *Implementation Science*, 6, 92. Online at http://www.implementationscience.com/content/pdf/1748-5908-6-92.pdf, accessed 18 April 2015.
Rowley, E. and Waring, J. (eds.), (2011). *A Socio-Cultural Perspective on Patient Safety*. Farnham, UK: Ashgate.
Rudolph, J.W., Morrison, J.B. and Carroll, J.S. (2009). The dynamics of action-oriented problem solving: Linking interpretation and choice. *Academy of Management Review*, 34(4), 733-56. Online at http://people.brandeis.edu/~bmorriso/documents/DxProblemSolving2009.pdf, accessed 18 April 2015.
Runciman, W.B., et al. (2012a). CareTrack: Assessing the appropriateness of health care delivery in Australia. *Medical Journal of Australia*, 197(2), 100-105. Online at https://www.mja.com.au/system/files/issues/197_02_160712/run10510_fm.pdf, accessed 18 April 2015.
Runciman, W.B., et al. (2012b). Towards the delivery of appropriate health care in Australia. *Medical Journal of Australia*, 197(2), 78.
Ryder, M., et al. (2011). Multidisciplinary heart failure management and end of life care. *Current Opinion in Supportive and Palliative Care*, 4, 317-21.
Salas, E., et al. (2008). Does team training work? Principles for health care. *Academic Emergency Medicine*, 15(11), 1,002-9.
Salas, E., et al. (2006). Does crew resource management training work? An update, an extension, and some critical needs. *Human Factors*, 48(2), 392-412.
Sanne J.M. (2008). Incident reporting or storytelling? Competing schemes in a safety-critical and hazardous work setting. *Safety Science*, 46, 1,205-22.
Savoyant, A. and Leplat J. (1983), Statut et fonction des communications dans l'activité des équipes de travail. *Psychologie Française*, 28(3), 247-53.
Scarpello, J. (2010). After the abolition of the National Patient Safety Agency. *British Medical Journal*, 341, 1,005-6.
Schein, E. (2004). *Organizational Culture and Leadership*. San Francisco: Jossey-Bass.
Schmidt, D.C., Corsaro, A. and van't Hag, H. (2008). Addressing the challenges of tactical information management in net-centric systems with DDS. *Cross-Talk: The Journal of Defense Software Engineering* (March), 24-9. Online at https://www.dre.vanderbilt.edu/~schmidt/PDF/CrossTalk-2008-final.pdf, accessed 18 April 2015.

Schulman, P.R. (1993). Analysis of high reliability organizations: A comparative framework. In K.H. Roberts (ed.), *New Challenges to Understanding Organizations*. New York, NY: Macmillan.

Schulman, P.R. (2004). General attributes of safe organizations. *Quality and Safety in Health Care*, 13(Suppl. II), ii39–ii44. Online at http://www.ncbi.nlm.nih.gov/pmc/articles/PMC1765799/pdf/v013p0ii39.pdf, accessed 18 April 2015.

Schuur, J.D. and Venkatesh, A.K. (2012). The growing role of emergency departments in hospital admissions. *New England Journal of Medicine*, 367(5), 391-3.

Senge, P.M. (2006). *The Fifth Discipline: The Art and Practice of the Learning Organization*. Revised and updated. New York: Doubleday / Currency. (1990年発行の初版和訳書：ピーター・M. センゲ 著，守部信之ほか訳『最強組織の法則：新時代のチームワークとは何か』，徳間書店，1995年)

Shaw, C.D., Jelfs, E. and Franklin, P. (2012). Implementing recommendations for safer hospitals in Europe: Sanitas Project. *Eurohealth*, 18(2), 26-8. Online at http://www.euro.who.int/_data/assets/pdf_file/0007/169531/Eurohealth-Vol-18-No-2.pdf, accessed 18 April 2015.

Shojania, K., et al. (2007). How quickly do systematic reviews go out of date? A survival analysis. *Annals of International Medicine*, 147, 224-33.

Simon, H.A. (1947). *Administrative Behavior: A Study of Decision-Making Processes in Administrative Organization* (1st Edition). New York: Macmillan. (H.A. サイモン著，松田武彦・高柳暁・二村敏子訳『経営行動』，ダイヤモンド社，1965年)

Simon, H.A. (1955). A behavioral model of rational choice. *Quarterly Journal of Economics*, 69, 99-118.

Simon, H.A. (1956). Rational choice and the structure of the environment. *Psychological Review*, 63(2), 129-38.

Simon, H.A. (1979). Rational decision-making in business organizations. *American Economic Review*, 69, 493-513.

Skinner, C.A., et al. (2009). Reforming New South Wales public hospitals: An assessment of the Garling inquiry. *Medical Journal of Australia*, 190(2), 78-9.

Smetzer J. and Cohen, M. (1998). Lessons from the Denver medication error / criminal negligence case: Look beyond blaming individuals. *Hospital Pharmacy*, 33, 640-56.

Smircich, L. (1983). Concepts of culture and organizational analysts. *Administrative Science Quarterly*, 28(3), 339-58.

Smit, B. and Wandel, J. (2006). Adaptation, adaptive capacity and vulnerability. *Global Environmental Change: Human and Policy Dimensions*, 16(3), 282-92.

Snook, S.A. (2000). *Friendly Fire*. Princeton and Oxford: Princeton University

Press.
Solow, L. and Fake, B. (2010). *What Works for GE May Not Work for You*. New York, NY: Productivity Press.
Stacey, R.D. (1992). *Managing the Unknowable: Strategic Boundaries between Order and Chaos in Organizations*. San Francisco: Jossey-Bass.
Stewart, G.J. and Dwyer, J.M. (2010). Implementation of the Garling recommendations can offer real hope for rescuing the New South Wales public hospital system. *Medical Journal of Australia*, 190(2), 80.
Storey, N. (1996). *Safety-Critical Computer Systems*. Harlow: Pearson Education Limited.
Strachan, P.H., et al. (2009). Mind the Gap: Opportunities for improving end-of-life care for patients with advanced heart failure. *The Canadian Journal of Cardiology*, 25(11), 635-40.
Strauss, A.L. (1978). *Negotiations: Varieties, Contexts, Processes, and Social Order*. San Francisco: Jossey-Bass.
Strauss, A.L., et al. (1963). The hospital and its negotiated order. In E. Freidson (ed), *The Hospital in Modern Society*. London: Free Press of Glencoe (pp. 147-69).
Sutcliffe, K.M., Lewton, E. and Rosenthal, M.M. (2004). Communication failures: An insidious contributor to medical mishaps. *Academic Medicine*, 79(2), 186-94.
Sutcliffe, K.M. and Vogus, T.J. (2003). Organizing for resilience. In K.S. Cameron, and J.E. Dutton (eds), *Positive Organizational Scholarship: Foundations of a New Discipline*. London: Berrett-Koehler.
Syer, C.A., et al. (2003). Adaptive-creative versus routine-reproductive expertise in hypermedia design: An exploratory study. *Cognition, Technology & Work*, 5, 94-106.
Szalay, A. and Gray, J. (2006). 2020 computing: Science in an exponential world. *Nature*, 440(7,083), 413-14.
Szulanski, G. (2003). *Sticky Knowledge: Barriers to Knowing in the Firm*. London: Sage.
Tague, N.R. (2004). *The Quality Toolbox* (2nd Edition). Milwaukee: ASQ Quality Press, 390-92.
Tassaux, D., et al. (2008). Evolution des soins intensifs en Suisse: historique, situation actuelle et perspectives. *Revue Médicale Suisse*, 4(183), pp. 2,672-6.
The New York Times (2010). Factory Efficiency Comes to the Hospital (10 July). Online at http://www.nytimes.com/2010/07/11/business/11seattle.html?pagewanted=all&_r=0, accessed 18 April 2015.
Thomas, E., Sexton, J. and Helmreich, R. (2004). Translating teamwork behaviours from aviation to healthcare: Development of behavioural markers for

neonatal resuscitation. *Quality and Safety in Health Care*, 13, 57-64. Online at http://www.ncbi.nlm.nih.gov/pmc/articles/PMC1765791/pdf/v013p00i57.pdf, accessed 18 April 2015.

Thompson, R.F. and Spencer, W.A. (1996). Habituation: A model phenomenon for the study of neuronal substrates of behavior. *Psychological Review*, 73(1), 16-43.

Timmermans, S. and Berg, M. (2003). *The Gold Standard: The Challenge of Evidence-Based Medicine and Standardization in Health Care*. Philadelphia, PA: Temple University Press.

Travaglia, J.F., Westbrook, M.T. and Braithwaite, J. (2009). Implementation of a patient safety incident management system as viewed by doctors, nurses and allied health professionals. *Health*, 13(3), 277-96.

Tucker, A.L. (2010). *The Workaround Culture: Unintended Consequences of Organizational Heroes*. Harvard Business School Working Knowledge. Retrieved 8 November 2012, from http://hbswk.hbs.edu/item/6572.html?wknews=110810.

Tucker, A.L. and Edmondson, A.C. (2002). When problem solving prevents organizational learning. *Journal of Organizational Change Management*, 15(2), 122-37.

Tucker, A.L. and Edmondson, A.C. (2003). Why hospitals don't learn from failures: Organizatzonal and psychological dynamics that inhibit system change. *California Management Review*, 45(2), 55-72.

Ungar, M. (2006). *Strengths-based Counseling* for *At-risk Youth*. Thousand Oaks, CA: Corwin Press.

Ungar, M. (2008). Resilience across cultures. *British Journal of Social Work*, 38 (2), 218-35.

Valderas, J.M., Alonso, J. and Guyatt, G.H. (2008). Measuring patient-reported outcomes: Moving from clinical trials into clinical practice. *Medical Journal of Australia*, 189, 93-4.

Vershaffel, L., Torbeyns, J. and Van Dooren, W. (2009). Conceptualizing, investigating, and enhancing adaptive expertise in mathematics education. *European Journal of Psychology of Education*, XXIV(3), 335-59.

Vincent, C. (1993). The study of errors and accidents in medicine. In C. Vincent, M. Ennis and R. Audley (eds), *Medical Accidents*. Oxford: Oxford University Press. (安全学研究会訳『医療事故』所収, 松田晋哉訳「第2章 医療におけるエラーと事故の研究」, ナカニシヤ出版, 1998年)

Vincent, C. (2010). *Patient Safety* (2nd Edition). Oxford: Wiley Blackwell.

Vincent, C., et al. (2008). Is health care getting safer? *British Medical Journal*, 337(7,680), 1,205-7. Online at http://www.chfg.org/wp-content/uploads/2010/11/Is_healthcare_getting_safer.pdf, accessed 18 April 2015.

Vincent, C., Benn, J. and Hanna, G.B. (2010). High reliability in health care. *British Medical Journal*, 340, c84.

Vogus, T.J. (2004). In search of mechanisms: How do HR practices affect organizational performance? Doctoral dissertation. University of Michigan. Online at https://faculty.fuqua.duke.edu/seminarscalendar/Vogus_SP.pdf, accessed 18 April 2015.

Vogus, T.J. and Sutcliffe, K.M. (2007a). The safety organizing scale: Development and validation of a behavioral measure of safety culture in hospital nursing units. *Medical Care*, 45(1), 46-54.

Vogus, T.J. and Sutcliffe, K.M. (2007b). The impact of safety organizing, trusted leadership, and care pathways on reported medication errors in hospital nursing units. *Medical Care*, 45(10), 997-1,002.

Wachter, R. (2010). Patient safety at ten: Unmistakable progress, troubling gaps. *Health Affairs*, 29(1), 165-73.

Waldrop, M.M. (1992). *Complexity: The Emerging Science at the Edge of Order and Chaos*. New York: Simon and Shuster. (M. ミッチェル・ワールドロップ 著, 田中三彦・遠山峻征訳『複雑系』, 新潮社, 1996年, 文庫版2000年)

Walker, B., et al. (2004). Resilience, adaptability and transformability in social-ecological systems. *Ecology and Society*, 9(2), 5.

Walshe, K. (2003). *Regulating Healthcare: A Prescription for Improvement?* Maidenhead: Open University Press.

Waring, J. (2005). Beyond blame: The cultural barriers to medical incident reporting. *Social Science & Medicine*, 60, 1,927-35.

Waring, J. (2007a). Getting to the roots of patient safety. *International Journal of Quality in Healthcare*, 19(5), 257-8.

Waring, J. (2007b). Adaptive regulation or governmentality: Patient safety and the changing regulation of medicine. *Sociology of Health and Illness*, 29(2), 163-79.

Waring, J. (2010). Critical risk management: Moral entrepreneurship in the pursuit of patient safety. In G. Currie, et al. (eds), *Making Public Services Management Critical*, London: Routledge.

Waring, J., Harrison, S. and McDonald, R. (2007). A culture of safety or coping: Ritualistic behaviours in the operating department. *Journal of Health Services Research and Policy*, 12(1, Suppl. 1), 3-9.

Waring, J., McDonald, R. and Harrion, S. (2006). Safety and complexity: interdepartmental relationships as a threat to patient safety in the operating department. *Journal of Health, Organisation and .Management*, 20(3), 227-42.

Waring, J., et al. (2010). A narrative review of the UK Patient Safety Research Portfolio. *Journal of Health Services Research and Policy*, 15(1, Suppl. 2), 26-

32.
Wears, R.L. and Cook, R.I. (2010). Getting better at doing worse. *Annals of Emergency Medicine*, 56(5), 465-67.

Wears, R.L. and Perry, S.J. (2006). 'Free fall' - A case study of resilience, its degradation, and recovery, in an emergency department. Paper presented at the 2nd International Symposium on Resilience Engineering, Juan-les-Pins, France. Online at http://www.resilience-engineering-association.org/download/resources/symposium/symposium-2006(2)/Wears_et_al.pdf, accessed 18 April 2015.

Wears, R.L. and Webb, L.K. (2011). Fundamental or situational surprise: A case study with implications for resilience. Presented at the 4th Resilience Engineering Symposium. Sophia Antipolis, France, 8-10 June. In Nemeth, C.P. and Hollnagel, E. (eds) *Resilience Engineering in Practice, Volume 2: Becoming Resilient*, Farnham, UK: Ashgate (pp. 33-46).

Weick, K.E. (1979). *The Social Psychology of Organizing* (2nd Edition). New York: McGraw-Hill. (カール・E・ワイク著, 遠田雄志訳『組織化の社会心理学』[第2版], 文眞堂, 1997年)

Weick, K.E. (1987). Organizational culture as a source of high reliability. *California Management Review*, 29(2), 112-27.

Weick, K.E. (1995). *Sense-Making in Organizations*, London: Sage. (カール・E・ワイク著, 遠田雄志・西本直人訳『センスメーキング イン オーガニゼーション』, 文眞堂, 2001年)

Weick, K.E. (1998). Enacted sense-making in crisis situations. *Journal of Management Studies*, 25(4), 305-17.

Weick, K.E. (2011). Organizing for transient reliability: The production of dynamic non-events. *Journal of Contingencies and Crisis Management*, 19(1), 21-7.

Weick, K.E. and Roberts, K.H. (1993). Collective mind in organizations: Heedful interrelating on flight decks. *Administrative Science Quarterly*, 38(3), 357-81.

Weick, K.E. and Sutcliffe, K.M. (2006). Mindfulness and the quality of organizational attention. *Organization Science*, 17(4), 514-24.

Weick, K.E. and Sutcliffe, K.M. (2007). *Managing the Unexpected: Resilience Performance in an Age of Uncertainty* (2nd Edition). San Francisco, CA: Jossey-Bass. (2001年刊初版の和訳として:カールE.ワイク、キャスリーンM.サトクリフ著, 西村行功訳『不確実性のマネジメント—危機を事前に防ぐマインドとシステムを構築する—』, ダイヤモンド社, 2002年)

Weick, K.E., Sutcliffe, K.M. and Obstfeld, D. (1999). Organizing for high reliability: Processes of collective mindfulness. In B.M. Stave and L.I. Cummings (eds), *Research in Organizational Behavior*. Greenwich, CT: JAI Press (pp. 81-123).

Wellman, J., Jeffries, H. and Hagan, P. (2011). *Leading the Lean Healthcare Journey: Driving Culture Change to Increase Value.* New York, NY: Productivity Press.

Westrum, R. (1994). Thinking by groups, organizations and networks: A sociologist's view of the social psychology of science and technology. In W.R. Shadish and S. Fuller (eds), *The Social Psychology of Science.* NY: Guilford Press (pp. 329-39).

Westrum, R. (2006). A typology of resilience situations. In E. Hollnagel, D.D. Woods and N. Leveson (eds), *Resilience Engineering: Concepts and Precepts.* Aldershot, UK: Ashgate. (pp. 55-65.)（北村正晴監訳『レジリエンスエンジニアリング―概念と指針』所収 高橋信訳「第5章 レジリアンス状況の類型化」, 日科技連出版社, 2012年）

WHO Collaborating Centre for Patient Safety Solutions (2007). *Communication During Patient Hand-Overs, Patient Safety Solutions,* 1, 1-4. Online at http://www.who.int/patientsafety/solutions/patientsafety/PS-Solution3.pdf, accessed 19 April 2015.

Wiegmann, D.A. and Shappell, S.A. (1999). Human error and crew resource management failures in naval aviation mishaps: A review of US Naval Safety Center data, 1990-96. *Aviation, Space, and Environmental Medicine,* 70(12), 1,147-51.

Wildavsky, A. (1988). *Searching for Safety.* Berkeley, CA: University of California Press.

Wilson, R.M., et al. (1999). An analysis of the causes of adverse events from the Quality in Australian Health Care Study. *Medical Journal of Australia,* 170 (9), 411-15.

Windle, G., Bennett, K. and Noyes, J. (2011). A methodological review of resilience measurement scales. *BMC Health and Quality of Life Outcomes,* 9(8).

Woloschynowych, M., et al. (2005). The investigation and analysis of critical incidents and adverse events in healthcare. *Health Technologies Assessment,* 9 (19). Online at http://www.journalslibrary.nihr.ac.uk/_data/assets/pdf_file/0006/64995/FullReport-hta9190.pdf, accessed 19 April 2015.

Woods, D.D. (2003). *Creating Foresight: How Resilience Engineering Can Transform NASA's Approach to Risk Decision-Making. US* Senate Testimony for the Committee on Commerce, Science and Transportation, John. McCain, chair. Washington, D.C., 29 October 2003. Online at http://history.nasa.gov/columbia/Troxell/Columbia%20Web%20Site/Documents/Congress/Senate/OCTOBE~1/Dr.%20Woods.pdf, accessed 19 April 2015.

Woods, D.D. (2006). Essential characteristics of resilience. In E. Hollnagel, D.D. Woods and N. Leveson (eds), *Resilience Engineering: Concepts and Precepts.* Aldershot, UK: Ashgate (pp. 21-33).（北村正晴監訳『レジリエンスエンジニ

アリング─概念と指針』所収「第 2 章 レジリエンスの本質的特性」,日科技連出版社,2012 年)
Woods, D.D. (2010). Resilience and the ability to anticipate. In E. Hollnagel, et al. (eds), *Resilience Engineering in Practice: A Guidebook*, Farnham, UK: Ashgate.(北村正晴・小松原明哲監訳『実践レジリエンスエンジニアリング─社会・技術システムおよび重安全システムへの実装の手引き』所収「第 9 章 レジリエンスと予見能力」,日科技連出版社,2014 年)
Woods, D.D. and Branlat, M. (2011a). Basic patterns in how adaptive systems fail. In E. Hollnagel, et al. (eds), *Resilience Engineering in Practice: A Guidebook*. Farnham, UK: Ashgate.(同上書所収「第 10 章 適応システムが失敗する基本パターン」)
Woods, D.D. and Branlat, M. (2011b). How human adaptive systems balance fundamental trade-offs: Implications for polycentric governance architectures. In Hollnagel, E., Rugaud, E. and Besnard D. (eds) *Proceedings of the fourth resilience engineering symposium June 8-10, 2011*, Paris, France: Presses des Mines. (277-83)
Woods, D.D. and Hollnagel, E. (2006). *Joint Cognitive Systems: Patterns in Cognitive Systems Engineering*. Boca Raton, FL: CRC Press / Taylor and Francis Group.
Woods, D.D. and Shattuck, L.G. (2000). Distant supervision - Local action given the potential for surprise. *Cognition, Technology & Work*, I, 86-96.
World Alliance for Patient Safety (2005). WHO draft guidelines for adverse event reporting and learning systems. Online at http://www.who.int/patientsafety/events/05/Reporting_Guidelines.pdf, accessed 19 April 2015.
Wu, W., Lipshutz, K.M. and Pronovost, P.J. (2008). Effectiveness and efficiency of root cause analysis in medicine. *Journal of the American Medical Association*, 299, 685-7.
Zhao, L., et al. (2011). Herd behavior in a complex adaptive system. *Proceedings of the National Academy of Science USA*, 108(37), 15,058-63. Online at http://www.pnas.org/content/108/37/15058.full.pdf, accessed 19 April 2015.
Zimmerman, B. Lindberg, C. and Plsek, P. (1998). *Edgeware: Lessons from Complexity Science for Health Care Leaders*. Santa Fe, NM: Plexus Institute.

索引

・あ 行・

頭の中で考えた仕事
　（Work-As-Imagined）
　　　　166, 201, 246, 247, 266, 267
後知恵バイアス（hindsight bias）
　　　　29, 64, 80
意図しない結果
　（unintended consequences）
　　　　xxvii, 86, 197, 209

・か 行・

下位文化（サブカルチャー）
　　　　73, 81-83, 89-90
還元主義（者）の（reductionist）　64, 72
患者のエンパワーメント
　（patient empowerment）
　　　　215, 217, 218, 220
規制（regulation）
　　79, 131-137, 139, 141-143, 241, 242
救急医療（emergency care）80, 256, 262
共依存関係（co-dependency）　　166
協働による意思決定
　（shared decision making）215, 217-221
高信頼性組織（HRO）
　（high reliability organisation）　49, 97
効率と完璧性のトレードオフ（ETTO）
　（efficiency-thoroughness trade-off）
　　　　5, 19, 101
個人のレジリエンス
　（individual resilience）
　　　　217-219, 252, 253
コンプライアンス（compliance）
　　　　xxvii, 9, 40, 135, 137
根本原因分析（RCA）　　xxv, 86, 195,
　　200, 201, 203, 207-209, 211-213

・さ 行・

細心さ（mindfulness）　　　　　49, 54

自己組織化（self-organisation）　　70-73,
　　77, 78, 80, 89, 90, 111, 146, 231, 232
システム安全（system safety）
　　　　116, 189, 208, 224, 225, 230, 277
事前ケア計画（advance care planning）
　　　　253, 257, 263
質改善（quality improvement）
　　　　67, 207, 209
質向上（quality improvement）　67, 208
実際に行っている仕事（Work-As-Done）
　　　　204, 246, 247, 266, 267
実際の仕事（Work-As-Performed）　166
失敗の問題視
　（preoccupation with failure）　179, 180
社会文化的（sociocultural）
　　　　47, 48, 50, 52, 55, 57, 117
柔軟型（flexibility）　　　　　　123, 126
柔軟性（flexibility）　　105, 110, 115-117,
　　　　123, 130, 134, 136, 137,
　　　　164, 182, 241, 242
思慮に満ちた組織化
　（mindful organising）
　　　　171-173, 175-179, 182-185
心不全（HF）（heart failure）　　251-263
信頼性（reliability）　xxviii, 10, 14, 53, 54,
　　　127, 161, 163-165, 167, 230, 241
政策当局（policy-maker(s)）　　　　48
政策立案者（policy-maker(s)）
　　　72, 79, 86, 90, 131, 220, 280
創発（emergence）　70, 77, 80, 231-233
組織の（組織的）レジリエンス
　（organisational resilience）98, 101, 103,
　　　142, 238, 252, 253, 255, 256

・た 行・

第1の物語（first story）　21, 22, 25, 61
第2の物語（second story）
　　　　21, 25-28, 30, 61

313

中央集権（化） 134, 138-140, 142
トレードオフ 35, 61-65, 97, 98, 101, 105-108, 154, 163, 201, 210, 214, 269

・な行・
日常業務（everyday activity） xxx, 13
日常の診療業務（everyday activity） xxx
ノンコンプライアンス（不遵守）
（non-compliance）
41-43, 203-205, 274, 276
ノンリニア（non-linear） 51, 156, 211, 225, 229, 230, 232, 233, 236-238
ノンリニアリティ（non-linearity）
231, 233

・は行・
パフォーマンスの変動
（performance variability）
xxviii, 10, 14, 15, 18, 20, 63, 68, 210, 230, 267, 271
非線形性（non-linearity） 231, 233
必要多様性（requisite variety） 180, 181
日々の活動 （everyday activity）
239, 266
品質改善（quality improvement）197, 208
複雑系（complex system） 25, 29, 70, 96, 116, 117, 164, 197, 227, 230
複雑性（complexity）
xxvii, xxviii, xxx, 27, 41, 45, 73, 82, 89, 150, 151, 155, 241
複雑性科学（complexity science）
230, 233, 237
複雑適応システム
（complex adaptive system）xxvii, 59-61, 69-73, 75-78, 80-86, 88, 89, 94, 146, 148, 157, 196, 226, 227, 230, 240, 268

複雑で適応性のある社会技術システム
（complex adaptive socio-technical system）
224, 225, 229
複雑な社会技術システム
（complex socio-technical systems）
189, 224, 231, 278
分権化（decentralisation） 106, 134
分散化（decentralisation） 136, 153
変動（variability）xxviii, 14, 62, 123, 127, 128, 136, 149, 154, 205, 240, 241, 274

・や行・
用心深い相互関係（の持ち方）
（heedful interrelating） 178

・ら行・
ロボット手術（robotic surgery） 115, 117, 118, 120-126, 128-130, 203, 266

・A-Z・
CAS 69, 226-238, 268
PDCA（plan-do-check-act）
203, 208, 209, 210, 214
Safety-Ⅰ xxix, xxx, 3, 8-10, 12-15, 19, 47-50, 57, 66, 154, 170, 181, 184, 198, 203, 208, 209, 211, 224, 225, 237, 238, 240, 241, 247, 265-267, 271, 272, 274-276, 278-280
Safety-Ⅱ xxix, xxx, 3, 13-15, 19, 20, 47-50, 57, 65-68, 73, 127, 168, 180, 184, 198, 202, 210, 212, 239-241, 249, 265-268, 271, 272, 274, 276-278, 280
WAD 266-268, 271, 280
WAI 266-268, 271

訳者紹介

中島　和江（なかじま　かずえ）

大阪大学医学部附属病院中央クオリティマネジメント部教授・部長、医学博士。

　神戸女子薬科大学、大阪大学医学部、フルブライト奨学生としてハーバード公衆衛生大学院修士課程卒業。大阪大学医学部附属病院第二内科、市立豊中病院内科、ハーバードリスクマネジメントファンデーション損失予防部等を経て、2001年大阪大学医学部附属病院クオリティマネジメント部初代副部長、2007年同部長、2016年より現職。

　これまでに大阪大学医学部（医学科および保健学科）・歯学部・薬学部、東京大学、弘前大学、兵庫医科大学、兵庫医療大学、神戸薬科大学等で医療安全に関する教鞭をとる。

　International Forum on Quality & Safety in Healthcare 2013（London）、日本救急医学会総会、日本脳神経外科学会学術総会、日本整形外科学会学術総会、日本胸部外科学会学術集会総会、日本呼吸器外科学会総会、日本循環器学会学術集会等、国内外の学術集会や医療機関等で招待講演多数。

　受賞歴に、第8回日本e-learning大賞厚生労働大臣賞（2011年）、平成24年度「科研費」審査委員表彰（2012年）、第7回「新しい医療のかたち」賞（2013年）など。

　著書に『ヘルスケアリスクマネジメント（共著、医学書院、2000）』、『医療安全ことはじめ（共著、医学書院、2010）』、『有害事象の報告・学習システムのためのWHOドラフトガイドライン（監訳、へるす出版、2011）』『Resilient Health Care, Volume 2: The Resilience of Everyday Clinical Work（第8章著、Ashgate、2015）』など。

　これまでに、日本学術振興会特別研究員等審査会委員、国立大学医学部病院長会議常置委員会　組織の在り方問題小委員会　医療事故防止方策に関する作業部会委員、厚生労働省集中治療室における安全管理指針検討作業部会委員、日本医師会医療安全推進委員会委員、日本医療機能評価機構患者安全検討委員会委員、大阪府地方独立行政法人評価委員会委員などを務める。現在、日本救急医学会外部評価・審査委員会委員、JR東日本ヒューマンファクター検討会委員などを務める。

レジリエント・ヘルスケア
―複雑適応システムを制御する―

2015年11月19日　初版第1刷発行
2016年6月20日　初版第2刷発行

編著者　エリック・ホルナゲル　Erik Hollnagel
　　　　ジェフリー・ブレイスウェイト　Jeffrey Braithwaite
　　　　ロバート・ウィアーズ　Robert L. Wears

訳　者　中島　和江

発行所　大阪大学出版会
　　　　代表者　三成賢次
　　　　〒565-0871　大阪府吹田市山田丘2-7
　　　　　　　　　大阪大学ウエストフロント
　　　　電話(代表)　06-6877-1614　FAX　06-6877-1617
　　　　URL　http://www.osaka-up.or.jp

印刷・製本　(株)遊文舎

ⒸKazue Nakajima　2015　　　　　　　　　Printed in Japan
　　　　ISBN978-4-87259-535-2 C3047

Ⓡ〈日本複製権センター委託出版物〉